Ernährung des Intensivpatienten

Andreas Rümelin
Konstantin Mayer (Hrsg.)

Ernährung des Intensivpatienten

Mit 11 Abbildungen

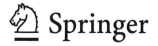
Springer

Herausgeber

PD Dr. Andreas Rümelin
Kliniken Wesermünde
Klinik für Anästhesiologie
Langener Straße 66
27607 Langen

Prof. Dr. Konstantin Mayer
Universtitätsklinikum Gießen u. Marburg
Zentrum für Innere Medizin
Medizinische Klinik II
Klinikstraße 36
35392 Gießen

Ergänzendes Material zu diesem Buch finden Sie auf http://extras.springer.com

ISBN-13 978-3-642-29772-4   ISBN 978-3-642-29773-1 (eBook)
DOI 10.1007/978-3-642-29773-1

Die Deutsche Nationalbibliothek verzeichnet diese Publikation in der
Deutschen Nationalbibliografie; detaillierte bibliografische Daten sind im Internet
über http://dnb.d-nb.de abrufbar.

Springer Medizin
© Springer-Verlag Berlin Heidelberg 2013

Planung: Ulrike Hartmann, Heidelberg
Projektmanagement: Dr. Astrid Horlacher, Heidelberg
Lektorat: Heike Böhmer-Seutemann, Heidelberg
Projektkoordination: Barbara Karg, Heidelberg
Umschlaggestaltung: deblik Berlin
Fotonachweis Umschlag: © carmakoma, fotolia.com
Satz: Fotosatz-Service Köhler GmbH, Reinhold Schöberl, Würzburg

Gedruckt auf säurefreiem und chlorfrei gebleichtem Papier

Springer Medizin ist Teil der Fachverlagsgruppe Springer Science+Business Media
www.springer.com

Vorwort

Liebe Leserin, lieber Leser,

dieses Taschenbuch soll Ihnen bei der Behandlung Ihrer Patienten auf der Intensivstation stets ein hilfreicher Ratgeber sein, jenseits der Therapie von Herz-Kreislauf- und Organfunktion.

Den Entschluss, Ihnen dieses Handbuch an die Hand geben zu wollen, fassten wir Herausgeber letztendlich, da wir große Unterschiede in der Aufgabenstellung der Ernährung von Gesunden und intensivbehandlungspflichtiger Patienten sehen.

Die hormonellen und konsekutiv metabolischen Veränderungen unserer Patienten führen gegebenenfalls – zusammen mit stattgehabten regionalen Perfusions- und Oxidationsstörungen – zu einem komplexen medizinischen Bild.

Stoffwechselwege, wie die Glukoneogenese, Lipolyse und Proteolyse, die die ausreichende Sicherstellung von Glukose als Energiequelle für die Zellverbände, die ausschließlich aus Glukose Energie gewinnen können, zur Aufgabe haben, werden überschießend stimuliert. Radikale, die vermehrt im Rahmen der oxidativen Phosphorylierung, durch Metallionen, den »Respiratory Burst« der Granulozyten oder der Aktivierung der Xanthinoxidase entstehen können, gefährden die Zellintegrität. Ebenso ist die Immunfunktion unserer Patienten beeinträchtigt und die Immunstimulation nicht sicher vorhersehbar gesteigert oder vermindert.

Einzelne Organfunktionen der Lunge, Leber oder Nieren können transitorisch beeinträchtigt sein, allen voran aber der Magen-Darm-Trakt, der mit dem lymphatischen System die größte zelluläre Immunkompetenz vorhält.

Wir therapieren die Gemengelage aus einer überschießenden katabolen Stoffwechsellage, vermehrten Radikalgenese und verminderten Immunfunktion zunehmend durch den gezielten Einsatz ausgesuchter Nährstoffkomponenten. So unterliegt beispielsweise die Aminosäure Glutamin als nichtessenzielle Aminosäure offensichtlich einem erhöhten Bedarf. Über die Auswahl der Fettsäuren lässt sich vielleicht die Immunstimulation beeinflussen und Mikronährstoffe wie Selen und andere verbessern unter anderem möglicherweise die körpereigene »Entsorgung« der Radikale vor allem im Pentosephosphatweg. Bedeutend ist nicht zuletzt auch der gezielte Einsatz von Insulin zur Vermeidung von Hyperglykämien.

Wir sind uns darüber im Klaren, dass wir Ihnen lediglich eine Momentaufnahme präsentieren können. Nahezu sehnsüchtig warten wir auf die Möglichkeit, unsere Konzepte weiterzuentwickeln, beispielsweise durch ein »Bed-Side-Monitoring« der Immunfunktion. Auch müssen sich neuere Ansätze, wie die therapeutische Kühlung schwer traumatisierter Patienten zur Verringerung der überschießenden hormonellen und metabolischen Stoffwechselreaktion, erst noch bewähren. Gespannt blicken wir zudem auf die Frage, ob wir die Erkenntnis, dass einzelne Nährstoffe die Hormonsekretion der hypothalamisch-hypophysären Achse beeinflussen, jemals klinisch nutzen können.

Mitgeben wollen wir Ihnen für Ihren klinischen Alltag, dass die Nährstoffzufuhr bei unseren intensivbehandlungspflichtigen Patienten einen therapeutischen Ansatz in sich trägt.

Wir bedanken uns bei allen Mitwirkenden für ihren unermüdlichen Einsatz, mit dem sie zum Gelingen dieses Buchprojektes beigetragen haben und wünschen der Leserin und dem Leser einen möglichst großen Nutzen aus unserem Taschenbuch.

Priv.-Doz. Dr. med. A. Rümelin
apl. Prof. Dr. med. K. Mayer
Langen und Gießen im Frühjahr 2013

Inhaltsverzeichnis

Autorenverzeichnis

- **Herausgeber**

Mayer, Konstantin, apl. Prof. Dr. med.
Universitätsklinikum Gießen und Marburg
Zentrum für Innere Medizin
Medizinische Klinik II
Klinikstraße 36
35392 Gießen

Rümelin, Andreas, Priv.-Doz. Dr. med.
Klinik für Anästhesiologie und operative Intensivmedizin
Seepark-Klinik Debstedt
DRK-Kliniken Wesermünde
Langener Straße 66
27607 Langen

- **Autoren**

de Abreu, Marcelo Gama, Prof. Dr. med.
Universitätsklinikum Carl Gustav Carus Dresden
An der Technischen Universität Dresden
Klinik und Poliklinik für Anästhesiologie und Intensivtherapie
Fetscherstraße 74
01307 Dresden

Angstwurm, Matthias, Priv.-Doz. Dr. med.
Medizinische Klinik der LMU München
Ziemssenstraße 1
80336 München

Berger, Mette, MD PhD, Prof.
University Hospital
Service of Adult Intensive Care Medicine & Burns Centre
Rue du Bugnon 46
1011 Lausanne
Schweiz

Druml, Wilfred, Univ.-Prof. Dr.
Universitätsklinik für Innere Medizin III
Abt. für Nephrologie und Akutdialyse
Währinger Gürtel 18–20
1090 Wien
Österreich

Fauth, Ulrich, Priv.-Doz. Dr. med.
Rotes Kreuz Krankenhaus Kassel
Klinik für Anästhesie und Intensivmedizin
Hansteinstraße 29
34121 Kassel

Felbinger, Thomas W., Priv.-Doz. Dr. med.
Städtisches Klinikum München
Klinik für Anästhesiologie und Intensivmedizin
Oskar-Maria-Graf-Ring 51
81737 München

Göters, Christiane, Priv.-Doz. Dr. med.
Universitätsklinikum Münster
Klinik für Anästhesiologie, operative Intensivmedizin und Schmerztherapie
Albert-Schweitzer-Campus 1, Gebäude A1
48161 Münster

Hardt, Philip D., Prof. Dr. med.
Universitätsklinikum Gießen und Marburg GmbH, Standort Gießen
Medizinische Klinik und Poliklinik III
Klinikstraße 33
35392 Gießen

Hecker, Matthias Priv.-Doz. Dr. med.
Universitätsklinikum Gießen und Marburg GmbH, Standort Gießen
Medizinische Klinik II
Klinikstraße 33
35392 Gießen

Heller, Axel R., Prof. Dr. med.
Universitätsklinikum Carl Gustav Carus Dresden
An der Technischen Universität Dresden
Klinik und Poliklinik für Anästhesiologie und Intensivtherapie
Fetscherstraße 74
01307 Dresden

Jochum, Frank, Priv.-Doz. Dr. med.
Ev. Waldkrankenhaus Spandau
Abteilung für Kinder- und Jugendmedizin
Stadtrandstraße 555
13589 Berlin

Koch, Thea, Prof. Dr. med.
Universitätsklinikum Carl Gustav Carus Dresden
An der Technischen Universität Dresden
Klinik und Poliklinik für Anästhesiologie und Intensivtherapie
Fetscherstraße 74
01307 Dresden

Nolopp, Matthias, Dr. med.
Klinikum St. Georg Leipzig
Klinik für Allgemein- und Visceralchirurgie
Delitzscher Straße 141
04129 Leipzig

Nomayo, Antonia, Dr. med.
Ev. Waldkrankenhaus Spandau
Abteilung für Kinder- und Jugendmedizin
Stadtrandstraße 555
13589 Berlin

Ockenga, Johann, Prof. Dr. med.
Klinikum Bremen Mitte
Medizinische Klinik II
St.-Jürgen-Straße 1
28177 Bremen

Paul, Norbert W., Univ.-Prof. Dr., M.A.
Johannes-Gutenberg-Universität Mainz
Institut für Geschichte, Theorie und Ethik der Medizin
Am Pulverturm 13
55131 Mainz

Pirlich, Matthias, Prof. Dr. med.
Evangelische Elisabeth Klinik Krankenhausbetriebs GmbH
Lützowstraße 24–26
10785 Berlin

Plauth, Mathias, Prof. Dr. med.
Städtisches Klinikum Dessau
Klinik für Innere Medizin
Auenweg 38
06847 Dessau

Pscheidl, Edgar, Prof. Dr. med.
Klinikum Landshut
Klinik für Anästhesiologie, operative Intensivmedizin u. spezielle Schmerztherapie
Robert-Koch-Straße 1
84034 Landshut

Richter, Hans-Peter, Dr. med.
Städtisches Klinikum München
Klinik für Anästhesiologie und Intensivmedizin
Oskar-Maria-Graf-Ring 51
81737 München

Roeb, Elke, Prof. Dr. med.
Universitätsklinikum Gießen und Marburg GmbH, Standort Gießen
Zentrum für Innere Medizin
Klinikstraße 33
35392 Gießen

Sanson, Edouard, Dr. med.
Klinikum Bremen Mitte
Medizinische Klinik II
St.-Jürgen-Straße 1
28177 Bremen

Weigand, Markus A., Prof. Dr. med.
Universitätsklinikum Gießen und Marburg GmbH, Standort Gießen
Klinik für Anästhesiologie und operative Intensivmedizin
Rudolf-Buchheim-Straße 7
35392 Gießen

Weimann, Arved, Prof. Dr. med.
Klinikum St. Georg Leipzig
Klinik für Allgemein- und Visceralchirurgie
Delitzscher Straße 141
04129 Leipzig

Weismüller, Katja, Dr. med.
Universitätsklinikum Gießen und Marburg GmbH, Standort Gießen
Klinik für Anästhesiologie und operative Intensivmedizin
Rudolf-Buchheim-Straße 7
35392 Gießen

Energiegewinnung

Edgar Pscheidl

Nahrung dient dem Körper als Energielieferant für physiologische Leistungen. Diese chemischen, physikalischen oder mechanischen Leistungen führen zu Aufbau oder Erhalt von Strukturen oder deren Funktion. Unter physiologischen Bedingungen laufen anabole und katabole Stoffwechselwege parallel ab und stehen im Gleichgewicht. Die oxidative Verwertung der Nährsubstrate (Kohlenhydrate, Fette, Aminosäuren) resultiert in der Bildung von energiereichen Phosphaten (Adenosintriphosphat, ATP). Dieses ATP kann dann ubiquitär verwendet werden.

1.1 Oxidative Energiegewinnung

Die Glukose hat normalerweise eine Schlüsselposition in der oxidativen Energiegewinnung. Unter aeroben Stoffwechselbedingungen können aus 1 mol Glukose 36 mol ATP und 2 mol Guanosintriphosphat (GPT) über den Zitratzyklus und die Atmungskette gebildet werden. Unter anaeroben Bedingungen mit der Bildung von Laktat sind dies nur noch 2 mol ATP. Bei der folgenden Synthese von Glukose aus Laktat über den Cori-Zyklus werden 6 mol ATP verbraucht. In der Summe liegt der Verbrauch also bei 4 mol ATP auf diesem Stoffwechselweg. Über Acetyl-CoA und den Zitratzyklus werden auch die Fette und die Aminosäuren zur Energiegewinnung herangezogen. Lediglich das Zentralnervensystem, das Nierenmark und die peripheren Blutzellen sind unbedingt auf Glukose angewiesen. Der Energiegehalt der einzelnen Nährsubstrate kann der ◻ Tab. 1.1 entnommen werden.

Eine dem Verbrauch übersteigende Zufuhr von Kohlenhydraten oder Proteinen führt nach Auffüllung der Glykogenspeicher zur Umwandlung und Speicherung als Fett. Diese Fettsäuren (FS) aus den Fettspeichern können nicht mehr in Glukose oder Aminosäuren zurückgewandelt werden.

Bei der Oxidation der Nährsubstrate werden bestimmte Mengen an O_2 verbraucht und CO_2 produziert. Das Volumenverhältnis von CO_2/O_2 bezeichnet man als den respiratorischen Quotienten (RQ). Für Glukose beträgt er 1, für Fett 0,71 und für Protein 0,8. Werden Kohlenhydrate im Überfluss zugeführt mit folgender Speicherung der überzähligen Kalorien im Fettgewebe, dann kann auch der RQ-Wert über 1,0 liegen.

1.1.1 Energiegehalt der Nährstoffspeicher

Der Energiegehalt der einzelnen Nährstoffspeicher ist unterschiedlich. So reichen die Glykogenspeicher maximal einen Tag, während die Fettreserven auch bei Normalgewichtigen auf mehrere Monate ausgelegt sind. Bei unzureichender Kohlenhydratzufuhr wird die Energiegewinnung größtenteils durch die Hydrolyse von Triglyzeriden über die Bereitstellung von freien Fettsäuren und Glyzerin bewerkstelligt. Durch die

☐ Tab. 1.1 Brennwert der Nährsubstrate		
Kohlenhydrate	17 kJ/g	4,1 Kcal/g
Fett	37 kJ/g	9,3 Kcal/g
Proteine	17 kJ/g	4,1 Kcal/g

resultierende Ketonkörperbildung besteht dann die Gefahr der Ketoazidose. Da einige Körperzellen auf Glukose als Energieträger angewiesen sind, werden im Rahmen der Glukoneogenese Laktat, Pyruvat und die glukoplastische Aminosäuren in Glukose umgewandelt. Dieser sinnvolle Mechanismus kann im Postaggressionsstoffwechsel nicht durch die Zufuhr von Kohlenhydraten durchbrochen werden und ist mit ein Grund für die Hyperglykämien bei schwerkranken Patienten (Bolder et al. 2007).

1.1.2 Gesamtenergieverbrauch

Die Kalkulation des Gesamtenergieverbrauches ist komplex und liefert meist nur Anhaltsdaten. Die Messung mittels direkter oder indirekter Kalorimetrie ist aufwendig und nur wenigen Spezialeinrichtungen vorbehalten (Grant 1994; Biolo et al. 2002). Der Grundumsatz bei Erwachsenen liegt bei ca. 25–30 kcal/kgKG und Tag. Für eine ausgeglichene Stickstoffbilanz kann ein täglicher Eiweißbedarf von 0,7–1 g/kgKG angesetzt werden (Hartl 1992). Der minimale Eiweißumsatz beträgt bei Erwachsenen 0,2–0,5 g Eiweiß kgKG und Tag und wird bei längerem Fasten erreicht (Gil et al. 1985). Da die Glykogenspeicher für maximal einen Tag ausreichen und die Fettgewebslipolyse nur etwa 20 % der benötigten Glukosemenge liefert, muss der Organismus dazu übergehen, glukoplastische Aminosäuren zur Glukosebildung zu verwenden (Nordenström et al. 1983). Dieses bedingt einen Abbau körpereigener Proteine und eine negative Stickstoffbilanz. Die Stickstoffbilanz ist der Unterschied zwischen zugeführtem Proteinstickstoff und ausgeschiedenem Stickstoff, der zum größten Teil über die Niere als Harnstoffstickstoff ausgeschieden wird. Eine positive Stickstoffbilanz mit vermehrtem Proteinbedarf ist bei Wachstum, Schwangerschaft und körperlichen Training mit Muskelzuwachs zu beobachten. Bei negativer Stickstoffbilanz fehlen den Zellen Aminosäuren zur Proteinsynthese mit der Folge, dass Proteine von Leber, Darm und Immunsystem abgebaut werden. Bei den Plasmaproteinen werden zuerst die mit einem hohen Umsatz (kurze Halbwertzeit) reduziert.

Literatur

Biolo G, Grimble G, Preiser JC et al. (2002) Position paper of the ESICM Working Group on Nutrition and Metabolism. Metabolic basis of nutrition in intensive care unit patients: ten critical questions. Intensive Care Medicine 28:1512–1520

Bolder U, Ebener C, Hauner H (2007) Leitlinie Parenterale Ernährung der DGEM; 5. Kohlenhydrate. Akt. Ernährungsmedizin 32 Suppl 1: S18–S21

Gil KM, Gump FE, Starker PM (1985) Splanchnic substrate balance in malnurished patients during parenteral nutrition. Am J Physiol 248:E409–E419

Grant JP (1994) Nutritional support in critically ill patients. Ann Surg 220:610–616

Hackl JM (1992) Leitfaden der parenteralen Ernährung. W. Zuckerschwendt Verlag München, S 3–75

Hartl WH, Jauch KW (1994) Postaggressionsstoffwechsel: Versuch einer Standortbestimmung. Infusionsther Transfusionsmed 21:30–40

Nordenström J, Carpentier YA et al. (1983) Free fatty acid mobilization and oxidation during total parenteral nutrition in trauma and infection. Ann Surg 198:725–735

Adaptation des Stoffwechsels

Edgar Pscheidl

Die klinische Ernährung von Patienten nach ausgedehnten Operationen, schweren Traumen und mit Sepsis stellt eine große Herausforderung an die Intensivmedizin dar. Die mit der Erkrankung verbundene Hypotension und regionale Minderversorgung der Gewebe ist mit einer Reihe von einschneidenden Veränderungen der verschiedenen endokrinen und metabolischen Systeme verbunden. Sowohl der Kohlenhydrat-, als auch der Protein- und Lipidstoffwechsel werden dadurch verändert. In der Tat sprechen fast alle Hormon- und Mediatorsysteme auf Trauma, Sepsis und Schock an.

2.1 Katabole Stoffwechselumstellung

Die meisten der aktivierten Hormonsysteme üben einen katabolen Effekt aus. Die Katecholamine, das Vasopressin, das Kortison und Glukagon wirken generell katabol. Das Wachstumshormon wirkt katabol im Glukose- und Fettstoffwechsel, anabol im Proteinstoffwechsel, während dem Insulin insgesamt eine anabole Wirkung zugeschrieben wird. Weitere wichtige Mediatoren sind aus aktivierten Makrophagen freigesetzte Substanzen, die Prostaglandine, Leukotriene und die Hormone der Schilddrüse. Die metabolische Reaktion des Körpers auf Trauma, größere Operationen oder Sepsis ist in der Frühphase relativ einheitlich. So können Zeichen einer Eiweißkatabolie, einer gesteigerten Harnstoffbildung, aber auch Hyperglykämie, Glukosurie, eine verminderte Insulinsensitivität sowie eine vermehrte Lipolyse beobachtet werden. Intensität und Dauer variieren jedoch je nach Krankheitsbild und -zustand. All dies ist darauf ausgerichtet, den Körper mit Energieträgern und Strukturbausteinen zu versorgen. Durch diese Mechanismen kann der Organismus auf eine Aggression reagieren und für kurze Zeit die metabolischen Anforderungen decken. Dieser Katabolismus ist primär sinnvoll, da er angelegte Reserven angreift, um vitale Stoffwechselfunktionen aufrecht zu erhalten. Im Gegensatz zum Hungerstoffwechsel sind Glykogenolyse, Glukoneogenese, Lipolyse und Proteinolyse jedoch durch das autonome Nervensystem und die Mediatoren fixiert und durch eine exogene Substratzufuhr nur bedingt beeinflussbar.

2.1.1 Phasen des Postaggressionsstoffwechsels

Nach Cuthbertson wird dieser Postaggressionsstoffwechsel in drei ineinander übergehende Phasen eingeteilt (Cuthbertson 1932). In der Aggressionsphase kommt es zu einem massiven Anstieg der antiinsulinären Hormone, Es herrscht ein absolutes Defizit an Insulin bei gleichzeitiger peripherer Insulinresistenz, die Glykogenolyse und die Glukoneogenese sind gesteigert und der Körper lagert vermehrt Flüssigkeit ein (Hartl u. Jauch 1994). Durch die Glukoneogenese kommt es zum Abbau von Proteinen und die Fettsäureoxidation ist erhöht (Nordenström et al. 1983). In dieser Situation ist eine klinische Ernährung nicht sinnvoll (Hackl 1992). Normalerweise folgt in Stunden bis wenigen Tagen die Postaggressionsphase. Die Insulinsekretion ist weiterhin unzureichend, aber bereits wieder stimulierbar. Durch die ablaufende Glukoneogenese schwindet die Muskelmasse, die Stickstoffbilanz ist negativ.

Hyperglykämien, trotz normaler oder erhöhter Insulinspiegel, sind sehr häufig bei traumatisierten oder septischen Patienten zu beobachten. Die hepatische Glukoseproduktion ist trotz der angestiegenen Glukosekonzentration vermehrt, die Glukoseoxidation ist limitiert. Diese weiter anhaltende periphere Glukoseverwertungsstörung ist primär sinnvoll, da dadurch sichergestellt wird, dass die in der Glukoneogenese synthetisierte Glukose für die Zellen reserviert bleibt, die darauf unbedingt angewiesen sind. Problematisch ist nur, dass dieses Missverhältnis zwischen der Glukoseneubildung und der oxidativen Verwertung auch bei einer Zufuhr von außen bestehen bleibt und weiter zu Hyperglykämien führt (Bolder et al. 2007; Biolo et al. 2002).

Die beeinträchtigte Glukoseoxidation führt bei einer inadäquaten Glukosezufuhr von außen zu einer vermehrten Lipogenese, ein sauerstoff- und energieverbrauchender Stoffwechselschritt. Diese Fettbildung findet zum großen Teil im Splanchnikusgebiet statt, einer Region, in der bei schwerkranken Patienten ein Sauerstoff- und Energiemangel herrscht. Neben dem im Vergleich zur Fettoxidation erhöhten respiratorischen Quotienten der Glukoseoxidation (vermehrte CO_2-Produktion) führt die Fettbildung aus Glukose zusätzlich zu einem Anfall von großen Mengen an CO_2. Dies kann bei Patienten mit einer grenzwertigen respiratorischen Funktion Probleme mit sich bringen.

Der begleitende Anstieg der Insulinsekretion bei Glukoseinfusionen oder die Insulinzufuhr von außen reduziert die endogene Freisetzung und Oxidation von freien Fettsäuren und vermindert dadurch den proteineinsparenden Effekt der Glukose. Die negativen Auswirkungen einer Glukoseinfusion sind direkt abhängig von der infundierten Menge. Bei nichtdiabetischen Patienten lässt sich durch die zusätzliche Zufuhr von Insulin bei erhöhten Serumglukosespiegeln die oxidative Verwertung nicht wesentlich steigern.

Die verminderte Aminosäurenaufnahme der Muskulatur bei zugleich gesteigertem Proteinabbau resultiert in einem gesteigerten Fluss von Aminosäuren aus der Peripherie zu den viszeralen Organen. Dies ist durchaus sinnvoll, da dadurch Akutphasenproteine für die Immunantwort und Wundheilung gebildet werden können (Gil et al. 1985).

Literatur

Biolo G, Grimble G, Preiser JC et al. (2002) Position paper of the ESICM Working Group on Nutrition and Metabolism. Metabolic basis of nutrition in intensive care unit patients: ten critical questions. Intensive Care Medicine 28: 1512–1520

Bolder U, Ebener C, Hauner H (2007) Leitlinie Parenterale Ernährung der DGEM; 5. Kohlenhydrate. Akt. Ernährungsmedizin 32 Suppl 1: S18–S21

Cuthbertson DP (1932) Observations on the disturbance of metabolism produced by injury to the limbs. Q.J.Med 1: 237–246

Gil KM, Gump FE, Starker PM (1985) Splanchnic substrate balance in malnurished patients during parenteral nutrition. Am J Physiol 248:E 409–E419

Grant JP (1994) Nutritional support in critically ill patients. Ann Surg 220:610–616

Hackl JM (1992) Leitfaden der parenteralen Ernährung. W. Zuckerschwendt Verlag München, S 3–75

Hartl WH, Jauch KW (1994) Postaggressionsstoffwechsel: Versuch einer Standortbestimmung. Infusionsther Transfusionsmed 21:30–40

Nordenström J, Carpentier YA et al. (1983) Free fatty acid mobilization and oxidation during total parenteral nutrition in trauma and infection. Ann Surg 198:725–735

Pathophysiologie des Magen-Darm-Traktes

Elke Roeb

Im Kapitel Pathophysiologie werden die wichtigsten ernährungsrelevanten Organstrukturen und deren vorrangige Störungen bei Intensivpatienten erläutert. Zunächst erfolgt eine funktionelle Beschreibung von Ösophagus und Magen sowie der Magen-Darm-Motilität. Die pharmakologische Beeinflussung der Motilität und besondere Merkmale der postoperativen Motilität werden ausführlich behandelt. Obstipation und intestinale Translokation gehören zu den häufigsten pathophysiologischen Störungen der Intensivpatienten, dennoch erscheinen die therapeutischen Optionen limitiert. Stressblutungen nach peptischen Läsionen können dagegen durch sorgfältige Prophylaxe verhindert oder zumindest deutlich reduziert werden. Die gestörte Darmperfusion ist durch die Ernährung des Intensivpatienten beeinflussbar. Unklar sind hingegen die Ernährungsempfehlungen bei Schockleber, da die enterale Ernährung oft gestört und die parenterale Ernährung mit hepatischen und cholestatischen Nebenwirkungen assoziiert ist.

3.1   Ösophagus

Hormonale und nervale Mechanismen kontrollieren die ösophageale Motilität und die Funktion des unteren Ösophagussphinkters. Der proximale Ösophagus wird durch den Nervus Vagus über nikotinerge Rezeptoren und der distale Ösophagus über muskarinerge Rezeptoren gesteuert. Die Relaxation der glatten zirkulären Muskulatur im Ösophagus erfolgt über Stickstoffmonoxid (NO) und das vasoaktive intestinale Peptid (VIP). Refluxfördernd sind Einflüsse, die den Druck des unteren Ösophagussphinkters senken. Hierzu gehören β-adrenerge Agonisten, Sildenafil, Sekretin, Progesteron, parakrine Einflüsse aber auch Schwangerschaft und fettreiche Kost.

3.2   Magen

Die exokrine Sekretion des Magens besteht aus Salzsäure, Pepsinogen, Mucos und Intrinsic Factor. Weiterhin wird Gastrin (aus G-Zellen) und Histamin (Mastzellen, ECL-Zellen) sowie Somatostatin (aus D-Zellen) ausgeschüttet. Die Störung der Magenentleerung zeigt sich in einem vermehrten gastralen Reflux (erkennbar bei liegender Magensonde). Ein Reflux von mehr als einem Liter zeigt an, dass die physiologische reflektorische Pylorusrelaxation gestört ist.

3.3   Magen-Darm-Motilität

Die gastrointestinale Motorik und Sekretion wird durch das autonome und enterische Nervensystem, Hormone, Zytokine und andere Transmitter geregelt. Jeden Tag passieren ca. 9 l Flüssigkeit den Magen-Darm-Trakt. Hiervon stammen 2 l aus der zugeführten Nahrung und 7 l aus der endogenen gastrointestinalen Sekretion. Im Jejunum erfolgt die Rückresorption der Elektrolyte mitsamt einem Großteil der wässrigen Flüssigkeit. Im proximalen Dünndarm funktioniert (aufgrund der erhöhten Mukosapermeabilität) der Austausch der Osmolarität zwischen Speisebrei und Blut schneller als im übrigen Darm. Im Ileum nimmt die Rückdiffusion von Wasser langsam ab und der Darminhalt konzentriert sich. Wasser- und fettlösliche Nahrungsbestandteile werden vorwiegend im proximalen Dünndarm resorbiert mit Ausnahme von Vitamin B_{12}, das ausschließlich im terminalen Ileum resorbiert wird. Ein Vitamin-B_{12}-Mangel kann zur perniziösen Anämie und sogar zur funikulären Myelose führen. Ein Zusammenhang mit Demenz und Neuropathien wird diskutiert. Verschiedene mukosale Erkrankungen, die das proximale Intestinum betreffen, münden daher in unterschiedlichen Mangelerscheinungen. Bei ausgedehnter Erkrankung des distalen Intestinums können eine bakterielle Überwucherung des Dünndarms und eine chronische Cholestase mit der Aufrechterhaltung einer adäquaten intraluminalen Gallensäurekonzentration interferieren und somit eine regelrechte Resorption fettlöslicher Vitamine stören. Frühe Stadien von Vitaminmangelerscheinungen sind klinisch nicht zu detektieren bis sie zu teils desaströsen Erkrankungen führen, z. B. die meist irreversible spinocerebelläre Degeneration bei Vitamin-E-Mangel.

3.3.1 Pharmakologische Beeinflussbarkeit der Motilität

Die häufig eingesetzten Dopaminantagonisten Metoclopramid (MCP) und Domperidon stimulieren sowohl die ösophageale als auch die gastrische und duodenale Motilität. MCP ist ein Dopaminantagonist. Neben seiner peripheren Wirkung, Beschleunigung der Magenperistaltik und Erhöhung der Öffnungsfrequenz des Pylorus, führt MCP zu zentralen, manchmal auch neuroleptischen Nebenwirkungen, da es die Blut-Hirn-Schranke teilweise überwindet. Die Wirkung von MCP bei postoperativer Übelkeit ist allerdings umstritten (Wallenborn 2009). Domperidon verhindert die Bindung von Dopamin an den D_2-Dopaminrezeptor und lindert durch diese zentrale Wirkung Übelkeit, Brechreiz und Erbrechen. Der positive Einfluss dieses Piperidinderivates auf Motilitätsstörungen ist bislang nicht verstanden. Neben einer Erhöhung des Prolaktinspiegels ist vor allem die Verlängerung der QT-Zeit mit dem Risiko einer ventrikulären Arrhythmie eine relevante Nebenwirkung von Domperidon in der Intensivmedizin. Zu den zahlreichen motilitätsbeinflussenden Hormonen, deren Konzentration bei Schwerkranken verändert vorliegt, gehören zudem Ghrelin, Motilin, Cholezystokinin, Peptid YY und Inkretine (Deane 2010). ◻ Abb. 3.1 gibt eine Übersicht.

Wirksame Substanzgruppen zur symptomatischen Behandlung von Diarrhöen sind nach wie vor Opiate und Opioide (z. B. Loperamid). Die Wirkungsweise erfolgt hier ausschließlich lokal im Darm durch Unterdrückung der Peristaltik. Bei gleich-

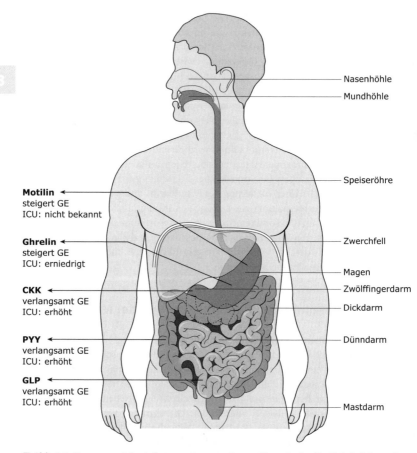

Motilin
steigert GE
ICU: nicht bekannt

Ghrelin
steigert GE
ICU: erniedrigt

CKK
verlangsamt GE
ICU: erhöht

PYY
verlangsamt GE
ICU: erhöht

GLP
verlangsamt GE
ICU: erhöht

Nasenhöhle
Mundhöhle

Speiseröhre

Zwerchfell

Magen
Zwölffingerdarm
Dickdarm

Dünndarm

Mastdarm

🔲 **Abb. 3.1** Hormone mit Beeinflussung der gastralen und intestinalen Motilität bei Gesunden und Intensivpatienten (ICU). Dargestellt sind die Hormoneffekte bei Gesunden und bei kritisch Kranken. Cholezystokinin (*CCK*) und Peptid YY (*PYY*) werden als Antwort auf eine enterale Nahrungsaufnahme ausgeschüttet und spielen eine wichtige Rolle bei der gastralen Entleerung. Glucagon-like Peptid wird im distalen Dünndarm und Kolon freigesetzt. Es fungiert als Enterogastron (Marathe 2011). *CCK* Cholecystokinin, *GE* gastrische Entleerung, *GLP* Glucagon-like Peptid, *ICU* Intensivstation, *PYY* Peptid YY. (Adaptiert nach Spornitz 2010)

◘ Tab. 3.1 Substanzen die tonussteigernd und tonusmindernd agieren. (Schölmerich u. Sewing 2003)

Tonus- und Motilitätssteigernd	Tonus- und Motilitätsmindernd
β-adrenerge Rezeptor-Antagonisten	$β_2$-adrenerge Rezeptor-Agonisten
Cholinrezeptor-Agonisten	Calciumantagonisten
Domperidon	Cholezystokinin
Erythromycin	Cholinrezeptor-Antagonisten (Trizyklische Antidepressiva)
Gastrin	Diazepam
Metoclopramid	Dopamin
Motilin	Glucagon
Prostaglandin $F2_α$ ($PGF2_α$)	Nitrate
Prostaglandin E_2	Opiate
Serotonin/5-HT_4-Agonisten	Serotonin
	Theophyllin

zeitiger Einnahme von Verapamil, Ketoconazol oder HIV-Protenase-Inhibitoren kann die Blut-Hirn-Schranke überwunden werden und zentrale Nebenwirkungen wie Atemdepression können auftreten (Cheng 2010). ◘ Tab. 3.1 gibt eine Übersicht über Substanzen die tonus- bzw. motilitätssteigernd und tonus- bzw. motilitätsmindernd agieren.

3.3.2 Postoperative gastrointestinale Motilität

Nach abdominellen Operationen treten in aller Regel Übelkeit, Blähungen des Abdomens, fehlende Darmgeräusche oder Stuhlverhalt auf. Am Magen normalisiert sich die Motorik nach 6–12 h, am Kolon im Mittel erst nach drei Tagen. Zum Teil sind die Störungen der Motilität auf eine gestörte Koordination und nicht auf fehlende Aktivität zurückzuführen. Auch Elektrolytimbalancen, Hypoxämien und Hyperglykämien wirken sich negativ auf die Motilität von Magen und Intestinum aus. Erythromycin kann intravenös appliziert die Magenentleerung beschleunigen, auf den postoperativen Ileus hat es dagegen keinen Einfluss (Deane 2010).

3.4   Obstipation

Zu den häufigsten Funktionsstörungen des Dickdarmes gehört die Obstipation. Die chronische Obstipation des Intensivpatienten ist oft medikamentös induziert. Hierbei spielen Psychopharmaka, Sedative, aluminiumhaltige Antazida (Aluminiumsulfat), Opiate (Morphine), Eisenpräparate, entwässernde Diuretika, Antihypertensiva, Antiparkinsonmedikamente und Antiepileptika eine wichtige Rolle. Weitere Ursachen sind fehlende orale Ernährung, mangelnde Flüssigkeitszufuhr, Stoffwechselerkrankungen oder Störungen des Elektrolythaushaltes (häufig Kaliummangel), die fehlende körperliche Bewegung wirkt dabei begünstigend. Die therapeutisch einsetzbaren Gruppen beinhalten osmotische Laxanzien, hydragoge Substanzen und motilitätssteigernde Laxanzien wie Agonisten des Serotonin $5\text{-HT}_4\text{-Rezeptors}$. Die subkutane Applikation von Methylnaltrexon führt rasch zur Defäkation bei Patienten unter fortgeschrittener Intensivtherapie oder solchen mit opioidinduzierter Obstipation. Zugelassen ist die Substanz allerdings nur zur Behandlung der opioidinduzierten Obstipation bei erwachsenen Patienten in Palliativsituationen, die nicht ausreichend auf übliche Laxanzien ansprechen. Methylnaltrexon scheint eine zentrale Analgesie nicht zu tangieren und führt nicht zum Opioidentzug. Methylnaltrexoniumbromid kam 2008 als peripher wirksamer Antagonist am μ-Opioidrezeptor auf den deutschen Markt. Die empfohlene Dosis von Methylnaltrexoniumbromid beträgt je nach Körpergewicht 8 mg bzw. 12 mg jeden zweiten Tag. Nach einem Arzneimittelbrief von 2011 liegen die Kosten bei 55,11 € (12 mg/Inj.). Die in einer Studie von Thomas (Thomas et al. 2008) angegebene Defäkationsrate nach einmaliger Injektion von 48 % (Plazebo 15 %) entspricht in etwa auch unseren Erfahrungen.

3.5   Intestinale Translokation

Der Begriff der bakteriellen Translokation (Berg u. Garlington 1979) definiert die Passage von lebenden enteralen Bakterien aus dem Darmlumen durch die Mukosa in mesenteriale Lymphknoten und andere Organe. Von den mehr als 500 enteral nachweisbaren Keimen translozieren nur sehr wenige, besonders aerobe und fakultativ anaerobe gram-negative Bakterien wie E. coli, Enterobacteraceae, Pseudomonas aeruginosa, Enterokokken und Streptokokken. Es werden drei Hauptmechanismen für das Auftreten einer bakteriellen Translokation mit systemischer Streuung der translozierten Bakterien verantwortlich gemacht:

- Luminale Faktoren mit bakterieller Überwucherung, Ansammlung von nicht kommensalen Keimen mit unterschiedlicher Virulenz und Kolonisationsfaktoren.
- Störungen der physikalischen und sekretorischen Mukosabarriere, Veränderungen der bakteriellen Adhärenz durch unterschiedliche Konzentrationen an IgA, Galle, Mucinen und Chlorid. Die Erhöhung der Penetration wird begünstigt

durch oxidativen Stress, eine mukosale Azidose und eine ATP-Depletion. Bei drohender oder manifester Hypoxie sind insbesondere die Villi der Darmmukoa betroffen. Hier liegt die Sauerstoffsättigung niedriger als im arteriellen Blut. Ein Absinken der Durchblutung hat in der Villusregion rasch eine Azidose mit ATP-Depletion zur Folge. Davon betroffen sind vor allem Intensivpatienten mit hämorraghischem, septischem oder kardiogenem Schock.

Defekte in der Immunabwehr. Lokal spielen hierbei eine T-Zellaktivierung sowie die Ausschüttung von Chemokinen und Zytokinen eine Rolle. Das sogenannte »gut associated lymphatic tissue« (GALT) gehört zu den wichtigsten Abwehrmechanismen einer bakteriellen Translokation und stellt das größte immunologische Organ des Menschen dar. Systemisch ist die Aktivierung des retikuloendothelialen Systems in Leber und Milz von Bedeutung.

Als Marker für die Integrität der intestinalen Enterozyten kann der Biomarker Citrullin, eine nicht proteinogene α-Aminosäure herangezogen werden, die fast ausschließlich in Enterozyten synthetisiert wird (Peters 2011). Der mikrobiologische Nachweis von Bakterien im peripheren Blut entspricht einem weit fortgeschrittenen Krankheitsbild. Bei der spontanen bakteriellen Peritonitis der Leberzirrhotiker und der nekrotisierenden Pankreatitis gilt die bakterielle Translokation als gesicherter Pathomechanismus. Bei den Patienten mit Leberzirrhose nach spontaner bakterieller Peritonitis oder akuter Varizenblutung sollte entsprechend der Leitlinien eine selektive Darmdekontamination zur Prophylaxe erfolgen (Bernard 1999; Gerbes 2011).

3.6 Stressblutung peptische Läsionen

Die Schutzmechanismen des gesunden Magens beruhen auf einem funktionellen Gleichgewicht zwischen aggressiven (Säure, Pepsin, freie Sauerstoffradikale, endogene Mediatoren) und protektiven Faktoren (Mukus, Bikarbonat, Zellregeneration, Mukosadurchblutung, Radikalfänger). Stressblutungen entstehen heute nur noch selten durch Zunahme aggressiver Faktoren im Rahmen der Intensivtherapie, sondern vielmehr durch den Verlust protektiver Fähigkeiten der Magenmukosa. Hier sind Patienten mit einer Beatmungsdauer von mehr als 5 Tagen und mit Gerinnungsstörungen gefährdet. Schock und Hypotension stellen signifikante Risikofaktoren einer Stressblutung dar. Stressläsionen sind meist multiple Erosionen im Magenfundus und Corpus. Häufig finden sich die Läsionen bei hypaziden Patienten. Ein aktiv säureproduzierender Magen stellt nach heutigem Verständnis für die allgemeinen Intensivpatienten keinen pathologischen Zustand dar, sondern ist Indiz für eine ausreichende Durchblutung und Energiezufuhr (Tryba 2006). Der Schlüssel zur Prävention der intensivmedizinischen Komplikationen bei der Stressblutung liegt nicht im Einsatz spezifischer Medikamente, sondern in einem optimierten intensivmedizinischen Be-

◼ Tab. 3.2 Medikamente für die Säuresekretionshemmung im Magen.
(Schölmerich u. Sewing 2003)

Pharmakologische Gruppe	Wirkmechanismus
Antazida	Säureneutralisation, Absorbens für Pepsin und Gallensäuren
Histamin-H_2-Antagonisten	Kompetitive und reversible Hemmung von Histamin an die H_2-Rezeptoren der Parietalzellen
Pirenzepin	Parasympatholytikum, Hemmung der M_1-Rezeptoren von enterochromaffinartigen Zellen (Hemmung der Histaminausschüttung)
Prostaglandine (Misoprostol)	E_1-Prostaglandin, stimuliert Prostaglandinrezeptoren der Belegzellen, fördert Bikarbonat- und Schleimproduktion
Protonenpumpeninhibitoren (PPI)	Prodrug, irreversible Hemmung der H^+/K^+-ATPase in den Parietalzellen, Magensäureneutralisation

handlungskonzept (frühzeitige Volumensubstitution, Sicherstellung der Oxygenierung, Vermeidung von Infektionen, Optimierung der Kreislaufregulation, suffiziente Analgesie) (Tryba 2006). Eine Übersicht über Medikamente, die zu einer Säuresekretionshemmung im Magen führen, zeigt ◼ Tab. 3.2.

3.7   Gestörte Darmperfusion

Eine gestörte Perfusion des Verdauungstraktes tritt im Rahmen kritischer Erkrankungen bereits früh auf (Creteur 2006) und kann auch bei normalem systemischen Blutdruck, normaler Sauerstoffsättigung und unbeeinträchtigtem Herzzeitvolumen bestehen. Die Bestimmung der Perfusion der Magen-Darm-Mukosa ist klinisch mittels Magentonometrie (Graf 2000; Janssens 1998), kontrastmittelverstärkter oder Duplex-Sonographie (Gatt 2009) sowie Mehrzeilendetektor-Computertomographie (Kamimura 2008) prinzipiell möglich. Alle der genannten Verfahren sind technisch aufwendig, fehleranfällig und klinisch weder hinreichend validiert noch außerhalb wissenschaftlicher Fragestellungen etabliert. Unklar ist bislang auch, ob bzw. welche spezifischen therapeutischen Implikationen eine gestörte Magen-Darm-Perfusion nach sich ziehen sollte. Deshalb werden allgemein supportive Maßnahmen zur Verbesserung der Oxygenierung und des Blutflusses empfohlen, bei gleichzeitig weitestgehendem Verzicht auf Vasopressoren – soweit klinisch möglich (van Haren 2007). Eine schnell einsetzende Volumentherapie, ggf. ergänzt durch Dobutamin (bei septischen Patienten zusammen mit Noradrenalin), ist neben der frühen enteralen Ernährung der wichtigste Schritt zur Verbesserung der Oxygenierung im Splanchnikusgebiet (Gatt 2009).

3.8 Schockleber

Bei mehr als der Hälfte von kritisch kranken Patienten werden Funktionsstörungen der Leber nachgewiesen. Vermutlich spielt pathogenetisch die komplexe arterielle und venöse Versorgung hier eine wichtige Rolle. Sowohl Veränderungen im Splanchnikusgebiet, rechtsventrikuläre Störungen als auch eine Hypoxie beeinträchtigen strukturell und funktionell die Leberzellen. Hepatozytenschädigungen führen zu einem gestörten Glukosestoffwechsel mit verminderter Glukoneogenese und systemischem Energiemangel. Zudem ist die Entgiftungsfunktion der Leber vermindert, hinzu kommt eine weitere Beeinträchtigung durch die entstehende Cholestase. 5–10 Tage nach Einsetzten einer Intensivtherapie kommt es bei kritisch Kranken in aller Regel zur Sludgebildung in der Gallenblase. Parenteral ernährte Patienten wiesen nach 6 Wochen zu 100 % biliären Sludge auf. Die akalkulöse Cholezystitis, die mittels Sonographie in bis zu 90 % gesichert werden kann, ist eine häufige Ursache für Fieber, Leukozytose und Sepsis (Theodorou 2009).

Literatur

Bernard B, Grangé JD, Khac EN, Amiot X, Opolon P, Poynard T (1999) Antibiotic prophylaxis for the prevention of bacterial infections in cirrhotic patients with gastrointestinal bleeding: a meta-analysis. Hepatology 29(6): 1655–1661

Berg RD, Garlington AW (1979) Translocation of certain indigenous bacteria from the gastrointestinal tract to the mesenteric lymph nodes and other organs in a gnotobiotic mouse model. Infect Immun 23(2): 403–411

Cheng Z, Zhang J, Liu H, Li Y, Zhao Y, Yang E (2010) Central nervous system penetration for small molecule therapeutic agents does not increase in multiple sclerosis- and Alzheimer's disease-related animal models despite reported blood-brain barrier disruption. Drug Metab Dispos 38(8): 1355–1361

Creteur J (2006) Gastric and sublingual capnometry. Curr Opin Crit Care 12(3): 272–277

Deane A, Chapman MJ, Fraser RJ, Horowitz M (2020) Bench-to-bedside review: the gut as an endocrine organ in the critically ill. Crit Care 14(5): 228

Gatt M, MacFie J, Anderson AD, Howell G, Reddy BS, Suppiah A, Renwick I, Mitchell CJ (2009) Changes in superior mesenteric artery blood flow after oral, enteral, and parenteral feeding in humans. Crit Care Med. 37(1): 171–176

Gerbes AL, Gülberg V, Sauerbruch T et al. (2011) German S 3-guideline »ascites, spontaneous bacterial peritonitis, hepatorenal syndrome«. Z Gastroenterol 49(6): 749–779

Graf J, Königs B, Mottaghy K, Janssens U (2000) In vitro validation of gastric air tonometry using perfluorocarbon FC 43 and 0.9% sodium chloride. Br J Anaesth 84(4): 497–499

van Haren FM, Sleigh JW, Pickkers P (2007) Gastrointestinal perfusion in septic shock. Anaesth Intensive Care 35(5): 679–694

Janssens U, Graf J, Koch KC, Hanrath P (1998) Gastric tonometry: in vivo comparison of saline and air tonometry in patients with cardiogenic shock. Br J Anaesth 81(5): 676–680

Kamimura K, Oosaki A, Sugahara S, Mori S (2008) Survival of three nonocclusive mesenteric ischemia patients following early diagnosis by multidetector row computed tomography and prostaglandin E1 treatment. Intern Med 47(22):2001–2006

Marathe CS, Rayner CK, Jones KL, Horowitz M (2011) Effects of GLP-1 and incretin-based therapies on gastrointestinal motor function. Exp Diabetes Res: 279530

Müller-Lissner S (2009) Obstipation – Pathophysiologie, Diagnose und Therapie, DOI 10.3238/arztebl.2009.0424

Peters JH, Beishuizen A, Keur MB et al..(2011) Assessment of small bowel function in critical illness: potential role of citrulline metabolism. J Intensive Care Med 26(2):105–110

Schölmerich J, Sewing F (2003) Arzneimitteltherapie in der Gastroenterologie. Wissenschaftliche Verlagsgesellschaft, Stuttgart, S 17–30

Spornitz U (2010) Anatomie und Physiologie. Lehrbuch und Atlas für Pflege- und Gesundheitsfachberufe. 6., überarb. und erw. Aufl. Springer, Berlin Heidelberg

Thomas J, Karver S, Cooney GA et al. (2008) Methylnaltrexone for opioid-induced constipation in advanced illness. N Engl J Med 358(22): 2332–2343

Theodorou P, Maurer CA, Spanholtz TA et al. (2009) Acalculous cholecystitis in severely burned patients: incidence and predisposing factors. Burns May; 35(3): 405–411

Tryba M (2006) Stressblutungsprophylaxe. In: Eckard J, Forst H, Burchardi H (Hrsg) Intensivmedizin, Bd. 5, X–6, S 1–19

Venkatasubramanian J, Rao MC, Sellin JH (2010) Intestinal electrolyte absorption and secretion. In: Sleisenger und Fordtran's (Hrsg) Gastrointestinal and Liver disease. Saunders, Philadelphia, 9. Auflage, Kapitel 99

Wallenborn J, Eberhart L, Kranke P (2009) Postoperative Übelkeit und Erbrechen – Alles beim Alten in der Pharmakotherapie von PONV? Anästhesiol Intensivmed Notfallmed Schmerzther 44: 296–305

Ernährungsstatus

Edouard Sanson, Johann Ockenga

Der Ernährungsstatus ist Grundlage und Ausdruck der Gesundheit und charakterisiert den Zustand des Organismus in Hinblick auf die Körperzusammensetzung (Muskelmasse, Fett- bzw. fettfreie Masse) als auch der ausreichenden Verfügbarkeit von Mikronährstoffen und Spurenelementen (z. B. Vitamin B_1, Folsäure oder Kalzium). Die Ermittlung des Ernährungsstatus hat auf der einen Seite das Ziel eine bestehende oder drohende Mangelernährung zu detektieren und auf der anderen Seite eine eingeleitete Ernährungstherapie zu überwachen und ggf. zu modifizieren. Neben der Detektion einer Fehlernährung im Sinne einer Unter- bzw. Mangelernährung hat auch die strukturierte Charakterisierung der Überernährung bei stetig steigendem Anteil an adipösen Patienten einen wichtigen Stellenwert. Beide – Unter- und Mangelernährung und Adipositas – haben spezifische Implikationen nicht nur auf die Ernährungstherapie, sondern auch auf andere Therapiebereiche in der Intensivmedizin wie z. B. Beatmungsformen und Weaning oder Pharmakokinetik. Die idealen Marker zur Bestimmung des Ernährungsstatus sollten überall verfügbar, reproduzierbar, nicht aufwendig und kostengünstig sein, dabei möglichst spezifisch den Ernährungsstatus und dessen Schwankungen wiedergeben. Es sei hier schon vorweggenommen, dass es diese idealen Marker so nicht gibt. In der Intensivmedizin stellt die Ernährungstherapie in Form einer klinischen Ernährung eine wesentliche Säule im gesamten multimodalen Therapiekonzept dar. Die Erhebung des Ernährungszustandes unter Berücksichtigung des klinischen Krankheitsverlaufs und der bestehenden krankheitsspezifischen Probleme bildet dabei die Basis zur korrekten Indikationsstellung für die künstliche Ernährung und deren Therapieüberwachung im Verlauf.

4.1   Rolle des Ernährungsstatus bei der Ernährungstherapie

Grundziel der Ernährungstherapie ist zunächst, eine kontinuierliche negative Energiebilanz zu vermeiden und damit einer Mangelernährung vorzubeugen ▶ Kap. 5. Eine bereits bei Aufnahme des Patienten detektierte Mangelernährung sollte die Einleitung einer adäquaten Ernährungstherapie nach sich ziehen. Es wäre allerdings falsch, den Inhalt einer Ernährungstherapie auf eine reine Energiesubstitution zu reduzieren. Neben einer inadäquaten Energiespeicherung muss berücksichtigt werden, dass auch ein Substratmangel – z. B. bei einem übergewichtigen Patienten – als Fehlernährung oder Mangelernährung bezeichnet wird. Eine besondere Rolle spielt zudem der krankheitsassoziierte Gewichtsverlust, der durch eine verminderte Nahrungsaufnahme oder einen nicht kompensierten erhöhten Verbrauch zustande kommt. In der Beschreibung des Ernährungsstatus haben sich aus diesen Überlegungen heraus mehrere Bezeichnungen etabliert. Es existierte lange kein Konsens in der Nomenklatur von Ernährungsdefiziten (Klein et al. 1997). Dies betrifft insbesondere die Mangelzustände, die mit Fehl- oder Mangelernährung umschrieben werden. Der Begriff »Mangelernährung« lässt eine große Interpretationsbreite zu und wird häufig als

Sammelbegriff sowohl für Substrat- als auch Energiedefizite verwendet. Die Deutsche Gesellschaft für Ernährungsmedizin (DGEM) hat daher 2003 einen Versuch unternommen die Begriffe zu ordnen und schlägt folgende Definition vor (Pirlich et al. 2003).

■ **Unterernährung:**
▬ Verringerte Energiespeicher

■ **Mangelernährung:**
▬ Krankheitsassoziierter Gewichtsverlust
▬ Eiweißmangel (Verringerung des Körpereiweißbestandes)
▬ Spezifischer Nährstoffmangel (Defizite an essenziellen Nährstoffen wie Vitaminen, Mineralstoffen, Spurenelementen, Wasser, essenziellen Fettsäuren)

Neben den genannten Begriffen finden sich weitere Beschreibungen von Fehlernährungen wie z. B. Kwashiorkor, Anorexie, Kachexie, Wasting oder Marasmus, auf die hier nicht näher eingegangen werden soll. Die Erhebung des Ernährungsstatus sollte bei bestehenden oder voraussehbaren Mangelzuständen eine adäquate Therapie nach sich ziehen. Schaut man sich die Prävalenz einer bestehenden Mangel- oder Unterernährung im Krankenhaus und die daraus entstehenden Konsequenzen an, wird die Bedeutung der Statuserhebung nochmals verdeutlicht:

Eine Untersuchung von 1.886 Patienten in deutschen Krankenhäusern ergab, dass jeder vierte Patient eine Mangelernährung aufweist (Pirlich et al. 2006). Neben dieser hohen Prävalenz der Mangelernährung ist im Verlauf der intensivmedizinischen Behandlung von einer Verschlechterung des Ernährungszustandes durch den zumeist in der Akutphase bestehenden katabolen Hypermetabolismus auszugehen.

Eine bei Aufnahme bestehende Mangel- oder Unterernährung hat eine prognostische Bedeutung. So ist ein niedriger Body-Mass-Index (BMI) bzw. eine Mangelernährung bei Aufnahme mit einer geringeren Überlebenswahrscheinlichkeit, einer höheren Gefahr von infektiösen und nichtinfektiösen Komplikationen, einer schlechteren Wundheilung und einer verlängerten mechanischen Ventilation assoziiert (Akkinusi et al. 2008; Correia et al. 2003; Alberda et al. 2009; Bassali et al. 1981; Barton 1994; Haydock et al. 1987; Pichard et al. 2004; Goiburu et al. 2006). Mangel- und unterernährte Patienten bei Aufnahme gehören damit unabhängig von ihrer zugrunde liegenden Erkrankung zu einer Risikogruppe. Untersuchungen zum Outcome von adipösen Patienten zeigen, dass entgegen vieler Vermutungen adipöse Patienten keine erhöhte Mortalität aufweisen (Akkinusi et al. 2008; Sakr et al. 2008; Westerly et al. 2011; Martino et al. 2011). Das – noch nicht geklärte – Phänomen der protektiven Wirkung der Adipositas bezogen auf die Krankenhausletalität, wird in der Literatur häufig als »Adipositas-Paradoxon« beschrieben (Hutagalung 2011). Eine erhöhte Morbidität ist hingegen mit der Adipositas assoziiert. So ist eine bestehende Adipositas mit einer verlängerten Beatmungsdauer und einem verlängerten Aufenthalt auf der Intensivstation verbunden (Martino et al. 2011). Neben der häufig erschwerten Intubation spielen bei der Beatmung Faktoren wie der erhöhte intraabdominelle Druck, das obstruktive Schlafapnoesyndrom sowie das Adipositas-Hypoventilationssyndrom insbesondere beim Weaning eine bedeutende Rolle. Es ist unbestritten, dass Patienten mit zunehmender Adipositas eine höhere Ressourcenbindung mit sich bringen. Zur adäquaten Versorgung sehr adipöser Patienten sind häufig spezielles Equipment wie z. B. Krankenhausbetten, Bettwagen, Mobilisationsstühle etc. notwendig (Westerly et al. 2011). Eine Erhebung des Ernährungsstatus bei Aufnahme zur Detektion dieser Risikopatienten ist unerlässlich. Die Bedeutung der frühzeitigen Integration der Ernährungstherapie als Bestandteil des Gesamttherapiekonzeptes und nicht nur als erwägenswerte additive Therapieoption wird hierdurch deutlich.

4.2   Methoden zur Überprüfung des Ernährungsstatus

Grundlage für die Erhebung des Ernährungsstatus ist eine sorgfältige Eigen- oder Fremdanamnese sowie körperliche Untersuchung. Anamnestisch sollte ein besonderes Augenmerk auf einen etwaigen krankheitsassoziierten Gewichtsverlust gelegt werden. Zur Beurteilung dessen sollte neben der Einschätzung der täglichen Essgewohnheiten/Kalorieneinnahme die Dynamik einer Gewichtsabnahme (Gewichtsverlust über eine Zeitspanne von z. B. 3 Monaten) erfragt werden. In der körperlichen Untersuchung können bereits Anzeichen von Makro- oder Mikronährstoff-Mangelzuständen erkannt werden. Klassische Zeichen eines ausgeprägten Proteinmangels sind z. B. eine Auszehrung der faszialen temporalen Muskeln, eine Atrophie der Extremitätenmuskel insbesondere der Handmuskeln sowie tiefe intrakostale- oder supraklavikuläre Gruben bei reduziertem abdominellen Fettdepot. Die Beurteilung von Haut, Haaren und Nägeln kann Hinweise auf bestimmte Mikronährstoffe geben (◘ Abb. 4.1, ◘ Abb. 4.2, ◘ Abb. 4.3).

Zur weiteren Erhebung des Ernährungsstatus steht eine Vielzahl von mehr oder minder im Alltag brauchbaren Tools zur Verfügung. Leider finden die meisten Tools gerade bei kritisch kranken Patienten in der Intensivmedizin ihre Limitation. Die Spannbreite der Methoden zur Charakterisierung des Ernährungszustandes reichen von der in vivo Neutronenaktivierungsanalyse, radiologischen Ansätzen wie der Bestimmung der Fett- und Muskelmasse mittels Schnittbildgebung oder Bioimpedanzanalyse über klinische Scoringsysteme bis hin zur Anthropometrie, der Bestimmung des BMI oder der Bestimmung einzelner biologischer Parameter. Bedauerlicherweise sinkt meist mit der Alltagstauglichkeit häufig die wissenschaftliche Aussagekraft der gemessenen Ergebnisse. Gemeinsam ist diesen Methoden, dass durch die Messergebnisse Rückschlüsse auf den gesamten Ernährungszustand gezogen werden. Insbeson-

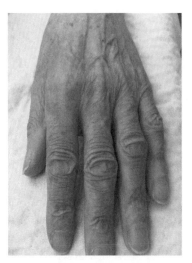

◘ **Abb. 4.1** Atrophie des Handmuskels

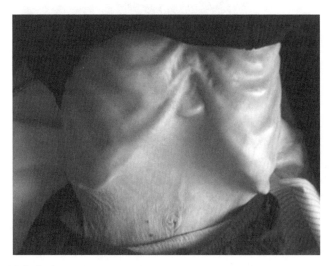

◘ **Abb. 4.2** Kachexie

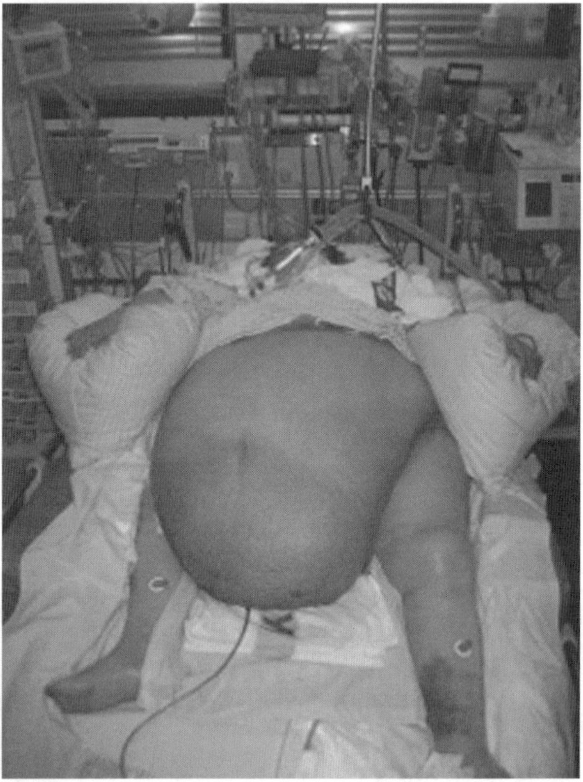

Abb. 4.3 Adipositas Grad III

dere die Bestimmung einzelner biologischer Parameter, wie z. B. von Albumin oder Kreatinin decken meist nur einzelne Aspekte einer Mangel- oder Unterernährung auf, sodass sie als allgemeines Screeninginstrument ungeeignet sind ◘ Abb. 4.4.

4.2.1 Bioimpedanzmessung (BIA)

Bei der bioelektrischen Impedanzanalyse erfolgt die Abschätzung der Körperzusammensetzung durch Messung des Widerstands gegen einen zugeführten, schwachen elektrischen Wechselstrom (NH Conference 1996) Zur Bestimmung der Körperzusammensetzung hat diese Methode aufgrund der Einfachheit der Durchführung eine

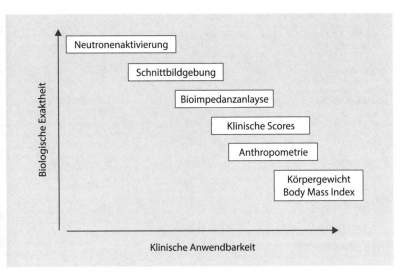

□ **Abb. 4.4** Wissenschaftliche Aussagekraft im Verhältnis zur klinischen Anwendbarkeit bzw. Umsetzbarkeit von verschiedenen Methoden zur Charakterisierung des Ernährungszustandes

breite Anwendung gefunden. Ihre Aussagekraft ist in der Intensivmedizin jedoch wegen rapider Flüssigkeitsverschiebungen deutlich eingeschränkt, sodass sie in der Akutphase von Erkrankungen kaum anzuwenden ist. Bei stabilem Hydratationsstatus in der postakuten Phase kann sie jedoch prinzipiell angewandt werden und hat dann den besonderen Wert in der interindividuellen Verlaufsbeurteilung.

4.2.2 Anthropometrie

Mittels Anthropometrie werden anhand von Messungen an standardisierten Körperstellen indirekt Rückschlüsse auf die Körpermuskel- und Fettmasse geschlossen. Die Messungen können als Bestimmung von Umfängen oder von Hautfaltendicke erfolgen. Eine der hierbei am häufigsten gebräuchlichen Lokalisationen stellt die Umfangsmessung des Oberarms oder der Trizepshautfaltendicke dar. Diese Methode zur Feststellung des Ernährungsstatus hat sich in der Intensivmedizin wohl aus Praktikabilitätsgründen kaum durchgesetzt. Zum einem ist es nicht möglich nach einer Volumentherapie mit Einlagerung von Flüssigkeit sinnvolle Werte zu generieren, zum anderen ist die Messung bei im Bett liegenden, z. T. sedierten Patienten nur schwer durchführbar.

◘ Tab. 4.1 Gewichtsklassifikation des Erwachsenen anhand des BMI nach WHO (Stand 2004)

Kategorie	BMI (kg/m^2)	
Starkes Untergewicht	<16	Untergewicht
Mäßiges Untergewicht	16,00–16,99	
Leichtes Untergewicht	17,00–18,49	
Normalgewicht	18,50–24,99	Normalgewicht
Präadipositas	25,00–29,99	Übergewicht
Adipositas Grad I	30,00–34,99	Adipositas
Adipositas Grad II	35,00–39,99	
Adipositas Grad III	>40	

4.2.3 Body-Mass-Index

Der Body-Mass-Index (BMI) bezieht das Körpergewicht auf die Körperoberfläche und kann als grobes Instrument zur Klärung des Ernährungszustandes dienen (◘ Tab. 4.1). Die Korrelation mit der Körpermuskelmasse ist mäßig gut - insbesondere bei Patienten mit hoher Fettmasse sowie bei derangiertem Flüssigkeitshaushalt. Gerade bei kritisch kranken Patienten mit hohen Volumenschwankungen kann dies problematisch werden. Nach wie vor wird der BMI zur Klärung des Ernährungsstatus aufgrund seiner Einfachheit vielfach eingesetzt, wobei die exakte Bestimmung des Körpergewichtes beim bettlägerigen Patienten bereits aufwendig ist (z. B. Bettwaage).

4.2.4 Biologische Parameter

Bestimmung von Vitaminen und Spurenelementen

Die Serumkonzentration von Vitaminen, Enzymen und Spurenelementen spiegelt nur schlecht den genauen Haushalt wider. Bei Verdacht eines Substratmangels kann eine Bestimmung dieser Parameter durchaus sinnvoll sein. Eine Kontrolle in regelmäßigen Abständen im Sinne eines Monitoring wird jedoch nicht empfohlen.

■ **Tab. 4.2** Ideal 24 Std Urin Kreatininwerte für Erwachsene nach Bistrian. (Bistrian 1977)

Männer		Frauen	
Größe (cm)	Urin-Kreatinin (mg/24 h)	Größe (cm)	Urin-Kreatinin (mg/24 h)
157,5	1288	147,3	830
160,0	1325	149,9	851
162,6	1359	152,4	875
165,1	1386	154,9	900
167,6	1426	157,5	925
170,2	1467	160,0	949
172,7	1513	162,6	977
175,3	1555	165,1	1006
177,8	1596	167,6	1044
180,3	1642	170,2	1076
182,9	1691	172,7	1109
185,4	1739	175,3	1141
188,0	1785	177,8	1174
190,5	1831	180,3	1206
193,0	1891	182,9	1240

Kreatinin-Größen-Index

Die Bestimmung des Ernährungszustandes durch Erhebung des Kreatinin-Größen-Index erfolgt durch Messung des Kreatinins im 24-Stunden-Sammelurin. Grundlage des Verfahrens ist die Hypothese, dass die Menge des ausgeschiedenen Kreatinins mit der Muskelmasse korreliert und diese damit widerspiegelt. Die Methode weist jedoch etliche Fehlerquellen auf, da die Kreatininausscheidung von einer Vielfalt an Faktoren wie z. B. der Nierenfunktion, dem Vorliegen von Traumata, Infektionen, der Körpertemperatur oder dem Anteil der aufgenommenen fleischhaltigen Nahrung abhängig ist. Die Interpretation der Werte kann nach Bistrian (Bistrian 1977) erfolgen. Hierbei wird der gemessene Wert in Relation zum idealen Wert gesetzt (■ Tab. 4.2). Der ideale Wert ist abhängig von dem Geschlecht und der Körpergröße. Ein Kreatinin-Größen-Index von unter <80 % wird hierbei als mäßiger, ein Wert <60 % wird als schwerer Muskelmassenverlust definiert.

Kreatinin-Größen-Index: (gemessenes Kreatinin : ideales Kreatinin) × 100

Serumalbumin

Das Serumalbumin wird oftmals als Parameter zur Beurteilung des Ernährungszustandes, insbesondere des Proteinhaushaltes, hinzugezogen. Hierbei korreliert ein Wert <35 g/l mit einem relevanten Verlust der Körperzellmasse (Proteinspeicher). Zudem ist ein erniedrigtes Serumalbumin mit einem schlechteren Outcome und einem erhöhten Infektionsrisiko bei hospitalisierten Patienten assoziiert (Schneider et al. 2007; Behrendt 1999; Sungurtekin et al. 2008). Jedoch wird die Höhe des Serumalbuminspiegels zum einen durch eine reduzierte hepatische Albuminsynthese im Rahmen der Akutphasereaktion, zum anderen durch eine erhöhte Permeabilität der Gefäße und damit Austritt des Serum Albumins in den extrazellulären Raum stark beeinflusst. Bei der Erhebung des Ernährungsstatus sollte die Bestimmung des Serumalbumins daher nicht als alleinige Methode eingesetzt werden. Denn bei schwerwiegenden intensivmedizinischen Krankheitsbildern wie z. B. Verbrennungen oder Sepsis sowie bei krankheitsassoziierten Flüssigkeitsverschiebungen ist seine Aussagekraft erheblich eingeschränkt. Das Serumalbumin eignet sich aufgrund seiner langen Halbwertszeit von ca. 20 Tagen zudem nur bedingt als Verlaufsparameter für eine Ernährungstherapie. In ◘ Tab. 4.3 sind verschiedene Möglichkeiten zur Abschätzung bestimmter Mangelzustände zusammenfassend aufgeführt. Bei näherer Betrachtung wird deutlich, dass diese häufig angewandten Tools zur Erfassung einer Mangelernährung bei kritisch kranken Patienten oft nicht sinnvoll eingesetzt werden können, bzw. durch krankheitsspezifische Veränderungen wie z. B. Hydratationsstatus oder krankheitsbedingte Organversagen nur eine sehr eingeschränkte Aussagekraft haben.

4.2.5 Klinische Scores

Es existiert ferner eine Vielzahl von klinischen Scores zur Einschätzung des Ernährungsstatus. Grundbaustein der meisten Scores ist die anamnestische Erörterung eines krankheitsassoziierten Gewichtsverlustes. Das Prinzip liegt darin, dass durch Hinzuziehen weiterer Parameter Fehlerquoten reduziert werden sollen. Die meisten der Scores finden ihre Anwendung ausschließlich als Screeninginstrument; für eine Verlaufsbeobachtung, d. h. z. B. für das Monitoring einer Ernährungstherapie, sind sie nicht geeignet. Problematisch ist – insbesondere in der Intensivmedizin –, dass neben nicht immer erhebbaren anamnestischen Angaben, häufig auch erhebliche Schwankungen von Laborparametern wie z. B. Albumin vorkommen. Zudem kann das

◘ Tab. 4.3 Parameter zur Erfassung einer Unter- oder Mangelernährung. Mod. nach Pirlich und Schneider (Pirlich et al. 2003; Schneider et al. 2007)

Unterernährung	Body-Mass-Index, Trizepshautfalte (THF)	BMI <18,5 bzw. 20 bei geriatrischen Patienten
Mangelernährung (Krankheitsassoziierter Gewichtsverlust)	Gewichtsverlust	10 % in 6 Monaten 5 % in 3 Monaten
Mangelernährung (Eiweißmangel)	Serumalbumin	Kleiner 35 g/l Korrelation mit Verlust der Körperzellmasse und der Krankheitsaktivität
Mangelernährung (Eiweißmangel)	Kreatinin-Größen Index	80 % moderater Muskelmassenverlust 60 % schwerer Muskelmassenverlust
Mangelernährung (spezifischer Nährstoffmangel)	Knochendichte, Vitaminspiegel, Funktionsteste	z. B. 10. P. Knochendichte bzw. Vitaminspiegel

Körpergewicht bei vielen Patienten, die z. T. erheblichen Volumenschwankungen ausgesetzt werden, nicht adäquat verwertet werden. Ein Verlauf des Körpergewichtes im Laufe einer kurzen Krankheitsphase spiegelt im Wesentlichen den Hydratationsstatus des Patienten bzw. dessen Schwankungen wider. Nachfolgend sind zwei klinische Scores aufgeführt, die zum Teil von der Europäischen Gesellschaft für Ernährungsmedizin und Stoffwechsel empfohlen werden.

Subjective Global Assessement (SGA) (Detsky et al. 1987)

Im Gegensatz zu vielen anderen Scores ist der 1987 von Detsky (Detsky et al. 1987) entwickelte Score kein numerischer Score, sondern eine subjektive Einschätzung des Ernährungsstatus. Der subjektive Gesamteindruck, der sich aus anamnestischen Daten und der körperlichen Untersuchung ergibt, wird in die Kategorien A (gut ernährt), B (Verdacht auf eine Mangelernährung) und C (schwer mangelernährt) eingeteilt. Schwerpunkt der Evaluation ist der krankheitsassoziierte Gewichtsverlust, wobei die Dynamik des Gewichtsverlustes von Bedeutung ist. Zur Klärung der Frage, ob der SGA sich als sinnvolles Tool erweist, um eine Malnutrition und das Outcome von Patienten auf einer Intensivstation zu detektieren, wurden 124 Patienten bei Aufnahme auf einer interdisziplinären Intensivstation untersucht(Sungurtekin et al. 2008). Im Ergebnis zeigte sich eine signifikante Korrelation vom SGA zu dem Alter, Körperge-

◘ **Tab. 4.4** Nutritional Risk Hauptscreening-2002 (NRS 2002). (Kondrup et al. 2003a,b)

Hauptscreening				
Störung des Ernährungs-zustands	Punkte		Krankheitsschwere	Punkte
Keine	0		Keine	0
Mild Gewichtsverlust >5 % / 3 Mo. oder Nahrungszufuhr <50–75 % des Bedarfs in der Vorwoche	1	+	Mild z. B. Schenkelhalsfraktur, chronische Erkrankungen besonders mit Kompli-kationen: Leberzirrhose, COPD, chronische Hämo-dialyse, Krebsleiden, Diabetes	1
Mäßig Gewichtsverlust >5 % / 2 Mo. oder BMI 18,5–20,5 kg/m^2 und reduzierter Allgemeinzu-stand oder Nahrungszufuhr 25–50 % des Bedarfs in der Vorwoche	2		Mäßig z. B. große Bauchchirurgie, Schlaganfall, schwere Pneumonie, hämatologi-sche Krebserkrankung	2
Schwer Gewichtsverlust >5 % / 1 Mo. (>15 % in 3 Mo.) oder BMI <18,5 kg/m^2 und reduzierter Allgemeinzustand oder Nahrungszufuhr 0–25 % des Bedarfs in der Vorwoche	3		Schwer z. B. Kopfverletzung, Knochenmarktransplanta-tion, Intensivpflichtige Patienten (APACHE-II>10)	3
		+	Jünger als 70 Jahre	0
			70 Jahre oder älter	1

Score >3: Ein Ernährungsplan sollte aufgrund der Ernährungsrisiko erstellt werden
Score <3: Wöchentliches screening empfohlen. Bei z. B. großer Operation wird ein präventiver Ernährungsplan empfohlen

wicht, Serumalbumin, dem APACHE-II- und SAPS-II-Score sowie zu der Mortalität. Diese Daten unterstützen eine bereits von Goiburu et al. (2006) durchgeführte Untersuchung an Trauma-Patienten einer Intensivstation, bei der gezeigt werden konnte, dass eine Malnutrition – bestimmt durch den SGA – eine hohe Prävalenz bei Aufnahme auf einer traumatologischen Intensivstation hat. Zudem zeigte sich in der Untersuchung, dass eine Malnutrition bei traumatologischen Patienten einen unabhängigen Risikofaktor für Morbiditättät, Mortalität sowie einen verlängerten Krankenhausaufenthalt darstellt.

Nutritional Risk Screening-2002 (NRS 2002) (Kondrup et al. 2003a,b)

Der Nutritional Risk Screening-2002 wird von der Europäischen Gesellschaft für klinische Ernährung und Stoffwechsel (ESPEN) empfohlen. Ziel des NRS-2002 ist es, eine Malnutrition und das Risiko einer im Krankenhaus erworbenen Malnutrition zu detektieren. Hierbei wird der Test in zwei Kategorien unterteilt. In einem »Vorscreening« wird anhand von vier einfachen Fragen das Risiko einer bestehenden oder sich entwickelnden Mangelernährung herausgefunden (BMI, Gewichtsverlust über die letzten 3 Monate, verminderte Nahrungsaufnahme in den letzten Wochen und Krankheitsschwere). Im »Hauptscreening« wird je nach Score, der sich aus dem Alter, dem vorangegangenen Gewichtsverlust oder dem BMI sowie der Krankheitsschwere ergibt, entschieden, ob eine Ernährungstherapie notwendig ist. ◘ Tab. 4.4

Vorscreening
- Ist der Body-Mass-Index <20,5 kg/m^2?
- Hat der Patient in den letzten 3 Monaten an Gewicht verloren?
- War die Nahrungszufuhr in der vergangenen Woche vermindert?
- Ist der Patient schwer erkrankt (z. B. Intensivtherapie)?
- Wird eine dieser Fragen mit »**Ja**« beantwortet wird mit dem Hauptscreening fortgefahren
- Werden alle Fragen mit »**Nein**« beantwortet, wird wöchentlich neu gescreent
- Wenn für den Patienten z. B. eine größere Operation geplant ist soll ein präventiver Ernährungsplan verfolgt werden, um dem einen assoziiertes Risiko vorzubeugen

4.3 Zusammenfassung

Eine Bestimmung des Ernährungsstatus sollte bei allen Patienten nach Aufnahme auf einer Intensivstation durchgeführt und dokumentiert werden. Während des Intensivaufenthaltes und darüber hinaus sollte der Ernährungsstatus regelmäßig reevaluiert werden. Ziel ist es, eine bestehende oder drohende Fehlernährung möglichst frühzeitig zu detektieren und/oder einer Mangel/Unterernährung therapeutisch entgegenzuwirken, bzw. die aktuelle Ernährungstherapie den Veränderungen im Verlauf anzupassen, um so die Prognose der Patienten zu verbessern. Zudem hat eine bei Aufnahme auf der Intensivstation bestehende Malnutrition eine prognostische Relevanz, sodass hier besondere Risikopatienten erkannt werden können. Die Erhebung des Ernährungsstatus stellt insbesondere beim kritisch kranken Patienten eine Herausforderung dar. Aufgrund von krankheitsbedingten starken Gewichtsschwankungen und metabolischen Veränderungen wird zur Erhebung des Ernährungsstatus von der Bestimmung einzelner Parameter abgeraten. Zur Minimierung der Fehlerquote werden Scores und bei begründetem Verdacht die Untersuchung einzelner Laborparameter empfohlen. Ein besonderes Augenmerk sollte auf einem krankheitsbedingten Gewichtsverlust liegen.

Literatur

Akinnusi ME, Pineda LA, El Sohl AA (2008) Effect of obesity on intensive care morbidity and mortality: A meta-analysis. Crit Care Med 36: 151–158

Alberda C, Gramlich L, Jones N, Jeejeebhoy K, Day AG, Dhaliwal R, Heyland DK (2009) The relationsship between nutritional intale and clinical outcomes in critically ill patients: results of an international multicenter observational study. Intensive Care Med 35: 1728–1737

Barton R (1994) Nutritional support in critical illness. Nutr Clin Pract 9: 127–139

Bassali Hr, Deitel M (1981) Effects of nutrition support on weaning patients off mechanical ventilators. JPEN J Parenter Enteral Nutr 5: 161–163

Behrendt (1999) Klinisch relevante Parameter zur Beurteilung des Ernährungszustandes. Akt Ernähr Med 24: 14

Bistrian BR (1977) Nutritional assessement and therapy of protein-calorie malnutrition in the hospital. J Am Diet Assoc 393–316

Correia MI, Waitzberg DL (2003) The impact of malnutrition on morbidity, mortality, length of hospital stay and costs evaluated through a multivariate model analysis. Clin Nutr 22: 235–239

Detsky AS, McLaughlin JR, Baker JP, Johnston N, Whittaker S, Mendelson RA, Jeejeebhoy KN (1987) What is subjective global assessment of nutritional status? J Parentera Enteral Nutr 11: 8–13

Ferguson RP, O'Connor P, Crabtree B et al. (1993) Serum albumin and prealbumin as predictor of clinical outcomes of hospitalized elderly nursing home residents. J Am Geriat Soc 42: 545

Goiburu ME, Goiburu MM, Bianco H, Díaz JR, Alderete F, Palacios MC, Cabral V, Escobar D, López R, Waitzberg DL (2006) The impact of malnutrition on morbidity, mortality and length of hospital stay in trauma patients. Nutr Hosp 21: 604–610

Haydock Da, Hill GL (1987) Improved wound healing response in surgical patients receiving intravenous utrition. Br J Surg 74: 320–323

Hutagalung R, Marques J, Kobylka K, Zeidan M, Kabisch B, Brunkhorst F, Reinhart K, Sakr Y (2011) The obesity paradox in surgical intensive care unit patients. Intensive Care Med 37(11): 1793–1799

Klein S, Kinney J, Jeejeebhoy K, Alpers D, Hellerstein M, Murray M, Twomey P (1997) Nutrition support in clinical practice: review of published data and recommendations for future research directions. Summary of a conference sponsored by the National Institutes of Health, American Society for Parenteral and Enteral Nutrition, and American Society for Clinical Nutrition. Am J Clin Nutr 66: 683–706

Kondrup J, Allison SP, Elia M, Vellas, Plauth M (2003a) Educational and Clinical Practice Committe, European Society of Parenteral and Enteral Nutrition (ESPEN). ESPEN guidlines for nutrition screening 2002. Clin Nutr 22: 415–421

Kondrup J, Rasmussen HH, Hamberg O, Stanga Z (2003b) Ad Hoc ESPEN Working Group. Nutritional Risk Screening (NRS 2002): a new method based on an analysis of controlled clinical trials. Clin Nutr 22: 321–336

Martino JL, Stapleton RD, Wang M, Day AG, Cahill NE, Dixon AE, Suratt BT, Heyland DK (2011) Extrem obesity and outcomes in critically ill patients. Chest 140(5): 1198–1206

NIH Conference (1996) Bioelectrical impedance analysis in body composition measurement: National Institute of Health Technology Assessment Conference Statement. Am J Clin Nutr 64: 624S–532S

Pichard C, Kyle UG, Morabia A, Perrier A, Vermeulen B, Unger P (2004) Nutritional assessment: lean body mass depletion at hospital admission is associated with increased length of stay. Am J Clin Nutr 79: 613–618

Pirlich M, Schütz T, Norman K, Gastell S, Lübke HJ, Bischoff SC, Bolder U, Frieling T, Güldenzoph H, Hahn K, Jauch KW, Schindler K, Stein J, Volkert D, Weimann A, Werner H, Wolf C, Zürcher G, Bauer P, Lochs H (2006) The german hospital malnutrition study. Clin Nutr 25: 563–572

Pirlich M , Schwenk A, Müller MJ, Ockenga J, Schmidt, S, Schütz T, Selberg O, Volkert D (2003) DGEM-Leitlinie Enterale Ernährung: Ernährungsstatus. Aktuel Ernaehr Med 1: S10–S25

Sakr Y, Madl C, Filipescu D, Moreno R, Groeneveld J, Artigas A, Reinhart K, Vincent JL (2008) Obesity is associated with increased morbidity but not mortality in critically ill patients. Intensive Care Med 34(11): 1999–2009

Schneider A, Momma M, Manns MP (2007) Indikation zur künstlichen Ernährung. Internist 48: 1066–1075

Sungurtekin H, Sungurtekin U, Oner O, Okke D (2008) Nutrition assessment in critically ill patients. Nutr Clin Pract 23: 635–641

Westerly BD, Dabbagh O (2011) Morbidity and mortality characteristics of morbidly obese patients admitted to hospital and intensive care units. J Crit Care 26(2): 180–185

Kalorienbedarf

Johann Ockenga, Edouard Sanson

Voraussetzung für die Einleitung einer Ernährungstherapie ist eine möglichst exakte Ermittlung des aktuellen Kalorienbedarfs. Diese ohnehin nicht einfache Aufgabe stellt beim kritisch kranken Patienten aufgrund der im Krankheitsverlauf oft schnell wechselnden metabolischen Situation eine besondere Herausforderung dar. Der Energiebedarf ist dabei regelmäßig neu zu evaluieren und an die Krankheitsphase und an vorliegende Stressfaktoren anzupassen. Die Ernährung des kritisch kranken Patienten muss als ein integraler Therapiebestandteil im multimodalen intensivmedizinischen Therapiekonzept verstanden werden und ist für das Outcome relevant. Ähnlich wie bei jeder anderen Therapieform ist es daher wichtig, Zielkriterien zu definieren, die es zu erfüllen gilt. Der ermittelte Kalorienbedarf stellt hierbei eine der notwendigen Größen zur Definition dieser Zielkriterien dar.

5.1   Bedeutung der exakten Bestimmung des Energiebedarfs

Die Bedeutung einer möglichst exakten Bestimmung des Energiebedarfs liegt in der Erkenntnis, dass eine fehlgesteuerte Ernährungstherapie Auswirkungen auf Morbidität und Mortalität hat (Thibault et al. 2010; Strack et al. 2009) Entgegen früher angenommener Vermutungen lässt sich die stressbedingte Katabolie (endogene Substratmobilisation) des kritisch kranken Patienten nicht durch eine Hyperalimentation durchbrechen. Diese führt vielmehr zu Komplikationen und ist z. B. assoziiert mit hepatischer Dysfunktion, Infektionen und einer verlängerten Beatmungszeit (Dhaliwal et al. 2004; McClave et al. 1998; Grau et al. 2007). Andererseits ist eine Hypoalimentation ebenfalls mit Komplikationen wie Infektionen, verzögerte Rekonvaleszenz (Rubinson et al. 2004), verlängerter Beatmungszeit (Dvir et al. 2006; Villet et al. 2005) und Tod (Alberda et al. 2009) assoziiert.

Die Erkenntnis einer notwendigen bedarfsadaptierten Ernährungstherapie führt unweigerlich zu der Frage, wie der Kalorienbedarf bemessen werden sollte. Prinzipiell liegt das Konzept darin, dass der Energiebedarf sich an dem Energieverbrauch orientiert, um eine negative Energiebilanz zu vermeiden (◘ Abb. 5.1). Bei einer negativen Energiebilanz werden vermehrt körpereigene Substanzen insbesondere Strukturproteine (Muskulatur) und Fettmasse abgebaut und verbraucht.

> **Folgende Begriffe sind zur Beschreibung des Energieverbrauchs von Bedeutung:**
> - **Ruheumsatz:** Energieverbrauch pro Tag zur Deckung der basalen Lebensfunktionen (z. B. Kreislauf, Atmung) bei körperlicher Ruhe, Indifferenztemperatur und nüchternem Zustand
> - **Gesamtumsatz:** Ruheumsatz plus die durch körperliche Aktivität zusätzlich verbrauchten Kalorien

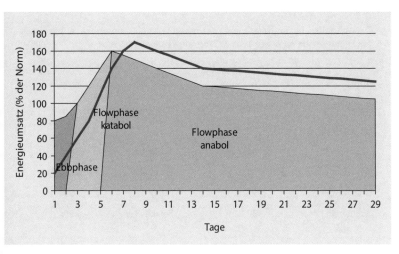

■ **Abb. 5.1** Phasen der metabolischen Antwort auf ein Trauma. (Nach Cuthbertson 1942; adaptiert nach Kreymann et al. 2007)

Beim gesunden Menschen macht der Ruheumsatz ungefähr 60–75 % des Gesamtumsatzes aus (McArdle et al. 1996). Beim sedierten und beatmeten stabilen Patienten kann der Ruheumsatz dem Gesamtumsatz nahezu gleichgestellt werden (Fung et al. 2000). Zur Klärung des Gesamtumsatzes beim kritisch kranken Patienten sind dagegen verschiedene Aspekte zu berücksichtigen. Neben verschiedenen physiologischen Faktoren, die wie in ■ Tab. 5.1 aufgeführt Einfluss auf die verbrauchte Energie nehmen, muss man die Krankheitsphase des Patienten mit einbeziehen.

Wichtig ist das Verständnis, dass der Kalorienbedarf des kritisch kranken Patienten keine feste, sondern eine dynamische Größe darstellt, die sich in den Erkrankungsphase ändert. Wie Cuthbertson u. Moore vereinfacht in ihrem bereits vor Jahrzehnten entwickelten Phasenmodell beschrieben haben (■ Abb. 5.2), steht am Anfang eine kurze »Ebbphase« mit einem erniedrigten Energieumsatz. Daran schließt sich eine hypermetabolische Phase (»Flowphase«) an, die ihrerseits aus einer katabolen Phase, die der Synthese von z. B. Akutphaseproteinen dient, und einer anabolen Erholungsphase besteht. Erschwerend kommt ferner hinzu, dass nicht nur der Kalorienverbrauch im Verlauf variiert, sondern auch die endogene Substratmobilisation z. B. durch vermehrte Proteolyse in der Muskulatur und/oder Lipolyse im Fettgewebe. Diese Prozesse werden moduliert durch Stresshormone und proinflammatorische Mediatoren wie z. B. Zytokine. Es besteht bei hoher endogener Substratmobilisation das Risiko, dass eine zusätzliche exogene Substratzufuhr dann die Gefahr einer Hyperalimentation birgt (■ Abb. 5.2b). Möglicher Ausdruck dieser Veränderungen sind Hyperglykämie,

☑ Tab. 5.1 Veränderung des Sauerstoffverbrauchs und Ruheumsatzes in Abhängigkeit von Einflussfaktoren. (Singer P, ESICM 22nd anual congress 2009)

	Zunahme um bis zu		Abnahme um bis zu
Fieber	13 % /°C	Hypothermie	13 %/°C
Schüttelfrost	100 %	Curare	60 %
Besuch	40–60 %	Analgesie	50 %
Vermehrte Atemarbeit	25 %	Beatmung	20–30 %
Ernährung	9 %	Hungern	10 %
Dobutamin	30 %	Betablocker	25 %

erhöhter Harnstoff oder Hypertriglyzeridämie. Eine fortdauernde zu geringe exogene Kalorien- und Proteinzufuhr führt andererseits zu einer Hypoalimentation (☑ Abb. 5.2c), welche ebenfalls mit negativen Folgen für den Patienten assoziiert ist.

Die endogene Substratmobilisation ist auch die Ursache dafür, dass der durch Ermittlung des Gesamtumsatzes errechnete Energiebedarf bei kritisch kranken Patienten nicht zwangsläufig die optimale zuzuführende Energiemenge darstellt. In einer viel beachteten Studie konnte gezeigt werden, dass eine späte parenterale Ernährung im Vergleich zu einer frühen hochkalorischen Ernährung bei kritisch kranken Patienten mit einem geringeren Komplikationsrisiko wie zum Beispiel Infektionsrisiko verbunden war (Caesar et al. 2011). Ferner konnten die Patienten in der Gruppe der späten parenteralen Ernährung früher entlassen werden. Eine Reduktion der Mortalität wurde nicht beobachtet. Andererseits konnte in aktuellen Untersuchungen gezeigt werden, dass es durch individualisierte, dem klinischen Verlauf angepasste Ernährungstherapie oder auch eine permissive Hypoalimentation möglich war, die Morbidität und z. T. die Mortalität zu senken. (Arabi et al. 2011; Heidegger et al. 2012). Hier sind in Zukunft weitere Studien zu erwarten.

5.2 Bestimmung des Kalorienbedarfs

Zur Bestimmung des Energiebedarfs stehen zahlreiche Methoden zur Verfügung. Leider sinkt die biologische Exaktheit der gemessenen Werte mit der Alltagstauglichkeit der Methode (☑ Abb. 5.3). Die Referenzmethode zur Bestimmung des Energiebedarfs beim kritisch kranken Patienten besteht in der Messung des Energieverbrauchs mittels

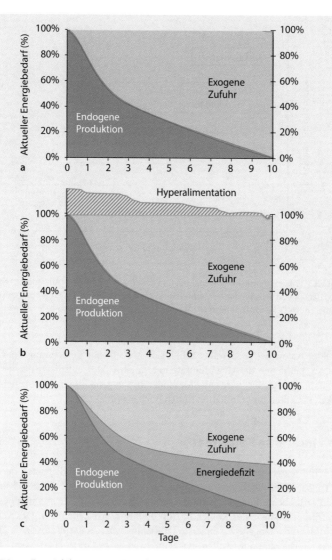

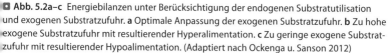 **Abb. 5.2a–c** Energiebilanzen unter Berücksichtigung der endogenen Substratutilisation und exogenen Substratzufuhr. **a** Optimale Anpassung der exogenen Substratzufuhr. **b** Zu hohe exogene Substratzufuhr mit resultierender Hyperalimentation. **c** Zu geringe exogene Substratzufuhr mit resultierender Hypoalimentation. (Adaptiert nach Ockenga u. Sanson 2012)

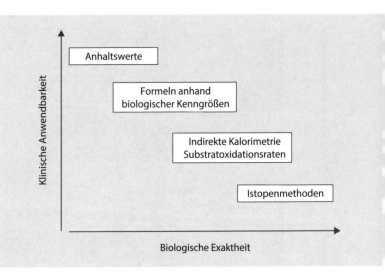

◘ Abb. 5.3 Wissenschaftliche Aussagekraft im Verhältnis zur klinischen Anwendbarkeit bzw. Umsetzbarkeit von verschiedenen Methoden zur Charakterisierung des Ernährungszustandes. (Adaptiert nach Ockenga u. Sanson 2012)

indirekter Kalorimetrie. Bewährt haben sich Modelle zur Berechnung des Gesamtumsatzes, bei denen der Grundumsatz mit einem Faktor entsprechend der Krankheitsphase multipliziert wird. Alle Methoden haben gemeinsam, dass sie bei kritisch kranken Patienten ihre Limitation finden (Ockenga et al. 2012).

5.2.1 Indirekte Kalorimetrie

Bei der indirekten Kalorimetrie wird unter der Annahme, dass Sauerstoff der universelle Treibstoff für die Kalorienverbrennung ist, anhand des verbrauchten Sauerstoffs auf die verbrauchte Energie geschlossen. Notwendig ist die Bestimmung des Sauerstoffverbrauchs sowie der Kohlendioxidproduktion pro Zeiteinheit. Das Verhältnis von Kohlendioxidabgabe zur Sauerstoffaufnahme wird als Respiratorischer Quotient bezeichnet. Die Methode ist allerdings zeitaufwendig, bedarf einer gewissen Expertise und einer besonderen technischen Ausstattung. Ferner ist sie ausschließlich bei beatmeten Patienten mit einem FIO2 kleiner 0,6–0,7 anwendbar.

Aus Gründen der Praktikabilität haben sich daher Ernährungsgleichungen zur Abschätzung des Energieverbrauchs im Alltag durchgesetzt. Zur Bestimmung des

Gesamtumsatzes wird hierbei der Ruheumsatz meist mit einem bedarfsadaptierten Multiplikationsfaktor verbunden. Der Bedarf orientiert sich an der jeweiligen Krankheitsphase. So verbraucht ein Patient in der Sepsis mehr Kalorien als ein Patient mit stabilen Organfunktionen (Kreymann et al. 2007).

5.2.2 Standardenergieumsatz

Eine pragmatische, aber häufige Herangehensweise ist eine Berechnung des Energiebedarfs, bei welcher der Standardruheenergieumsatz mit einem Multiplikationsfaktor versehen wird:

- Lebensalter 20–30 Jahre: 25 kcal/kg KG
- Lebensalter 30–70 Jahre: 22,5 kcal/kg KG
- Lebensalter> 70 Jahre: 20 kcal/kg KG
- Permissive Hypoalimentation in der Ebb-Phase: Standardruheenergieumsatz ×0,5
- Adaptierte Alimentation in der anabolen Flowphase: Standardruheenergieumsatz ×1–1,5

5.2.3 Harris-Benedict-Gleichung

Eine nach wie vor häufig angewandte Gleichung ist die aus dem Jahre 1919 stammende Gleichung nach Harris Benedict. Hierbei wird der durchschnittliche Ruheumsatz von gesunden Patienten basierend auf Körpergröße, Körpergewicht, Alter und Geschlecht ermittelt.

- Ruheumsatz Mann (kcal/Tag) = 66+(13,7×W)+(5,0×H)-(6,8×A)
- Ruheumsatz Frau (kcal/Tag) = 665+(9,6×W)+(1,8H)-(4,7×A)

(A=Alter in Jahren, H=Körpergröße in cm, W=Gewicht in kg)

Es ist allerdings zu bedenken, dass die Probanden im Durchschnitt um die 30 Jahre alt waren und die Konstitution der Bevölkerung von 1919 anders war als die der heutigen modernen westlichen Welt.

5.2.4 Ireton-Jones-Gleichung

Diese Gleichung bezieht neben dem Alter, dem Gewicht und dem Geschlecht auch die Faktoren Übergewicht (BMI> 27) sowie Verbrennungen und Traumata mit ein.

- Spontane Atmung: 629-11(A)+25(W)–609(O)
- Bei beatmeten Patienten: 1784-11(A)+5(W)+244(S)+239(T)+804(B)

A=Alter in Jahren, W=Gewicht in kg, O=Übergewicht (Ja=1/Nein=0), T=Trauma (Ja=1/Nein=0), B=Verbrennungen (Ja=1/Nein=0)

5.2.5 Mifflin St. Jeor

Mit der Mifflin-St.-Jeor-Gleichung lässt sich der Ruheumsatz von Erwachsenen zwischen 19 und 78 Jahren lediglich auf der Basis von anthropometrischen Parametern errechnen.

- Ruheumsatz Frau: $(9,99'W)+(6,25'H)-(4,92'A)-161$
- Ruheumsatz Mann: $(9,99'W)+(6,25'H)-(4,92'A)+5$

(A=Alter in Jahren, H=Körpergröße in cm, W=Gewicht in kg)

5.2.6 Faisy/Fagon

Es gibt Hinweise, dass die Gleichung nach Faisy/Fagon bei beatmeten Patienten genauer ist als die Harris-Benedict-Formel, da sie neben anthropometrischen Daten auch die Beatmung und die Temperatur berücksichtigt. Die Gleichung setzt sich wie folgt zusammen:

Ruheumsatz (kcal/Tag) = 8 × Körpergewicht + 14 × Körpergröße
+ 32 × Minutenvolumen + 94 × Körpertemperatur – 4834

5.2.7 Penn-State (2003)

(Harris-Benedict-Gleichung×0,85) + (175×Tmax) + (32×VE) – 6,433
Tmax = höchste Körpertemperatur in °C der letzten 24 h,
VE = Minutenvolumen (l/min)

5.3 Zusammenfassung

In der täglichen Praxis geht es darum, ein praktikables Modell zu verwenden, welches sowohl den Bedürfnissen des Patienten als auch der klinischen Anwendbarkeit gerecht wird. Die Mehrzahl der Intensivstationen wird sicherlich nach der »Daumenregel« verfahren. Frankenfield et al. (2009) untersuchten an 202 kritisch kranken Patient einer Intensivstation die Genauigkeit von 17 verschiedenen Schätzformeln. Als genau galt der errechnete Wert, wenn er nicht mehr als ±10 % vom mittels indirekter Kalorimetrie gemessenen Werte abwich. Dabei erwies sich die Penn-State-Gleichung mit 64 % der errechneten Werte innerhalb des oben genannten Intervalls als am genauesten. Die Harris-Benedict-Gleichung schnitt mit lediglich 18 % der Werte innerhalb dieses Bereichs deutlich schlechter ab (Frankenfield et al. 2009). Weitere Untersuchungen konnten ebenfalls zeigen, dass der durch die Näherungsgleichungen ermittelte Energiebedarf meist mehr als 10 % von den mittels indirekter Kalorimetrie gemessenen Werten abweicht (Walker u. Heuberger 2009). Es gilt jedoch zu berücksichtigen, dass auch bei Messungen mittels indirekter Kalorimetrie nur Näherungswerte erhoben werden. Dies liegt daran, dass die Messungen meist über einen geringen Zeitraum (z. B. 30 min) durchgeführt und die Werte auf 24 h hochgerechnet werden (Pirat et al. 2009).

Die Limitationen der Methoden zur Ermittlung des Kalorienbedarfs verbunden mit der zusätzlichen Schwierigkeit, die ermittelte Energiemenge dem betroffenen Patienten tatsächlich zu verabreichen, stellt sicherlich einen der Hauptgründe für die häufige Vernachlässigung der Kalorienberechnung im Alltag dar.

Aktuelle Untersuchungen zeigen, dass das Outcome der Patienten durch eine an der Messung des Umsatzes orientierte Energiegabe kombiniert mit einer ausreichenden Proteinzufuhr, positiv beeinflusst werden kann. Unter Berücksichtigung dieser Erkenntnis sollte ein »Blindflug« in der Frage der zu ersetzenden Kalorienmenge vermieden werden.

Die optimale Empfehlung kann daher nur lauten, eine möglichst genaue Messmethode anzuwenden. Die indirekte Kalorimetrie bleibt bei entsprechender Ausstattung die Methode der Wahl. Bei Vorhandensein der Möglichkeit einer indirekten Kalorimetrie fällt es schwer, diese nicht einzusetzen und sich stattdessen mit Gleichungen der benötigten Kalorienzahl zu nähern.

Unter Berücksichtigung der großen Spannbreite der Messungsgenauigkeit stellt sich bezüglich der Anwendung der oben aufgeführten Gleichungen die Frage, ob der Aufwand dem Patienten einen Benefit bringt. Sollte die indirekte Kalorimetrie nicht zur Verfügung stehen, erscheint eine durch Anwendung des »Standardenergieumsatzes« an die Krankheitsphase adaptierte Energiebestimmung angemessen.

Für die konkrete Umsetzung und Festlegung der Ernährungsform sind abschließend die Kenntnis weiterer Informationen über die metabolische Situation (z. B. die Kreislaufsituation, Glukose-, Harnstoff- und Triglyzeridserumkonzentrationen) zur Abschätzung der Katabolie und damit der endogenen Substratmobilisation und Möglichkeiten der Gesamtsubstratutilisation notwendig. Da hier bisher kein global validierter Algorithmus existiert, ist letztendlich die klinische Erfahrung unter Berücksichtigung der dargestellten Parameter (z. B. Blutglukosespiegel, Serum Triglyzerid- und Harnstoffkonzentration) und Zielgrößen des Therapeuten gefragt, um die optimalen Kalorien und Substratzufuhr festzulegen.

Literatur

Alberda C, Gramlich L, Jones N, Jeejeebhoy K, Day AG, Dhaliwal R, Heyland DK (2009) The relationship between nutritional intake and clinical outcomes in critically ill patients: results of an international multicenter observational study. Intensive Care Med 35: 1728–1744

Arabi YM, Tamim HM, Dhar GS, Al-Dawood A, Al-Sultan M, Sakkijha MH, Kahoul SH, Brits R (2011) Permissive underfeeding and intensive insulin therapy in critically ill patients: a randomized controlled trial. AM J Clin Nutr 93: 569–577

Casaer MP, Mesotten D, Hermans G, Wouters PJ, Schetz M, Meyfroidt G, Cromphaut S, Ingels C, Meersseman P, Muller J, Vlasselaers D, Debaveye Y, Desmet L, Dubois J, Ssche A, Vanderheyden S, Wilmer A, van den Berghe G (2011) Early versus late parenteral nutrition in critically ill adults. N Engl J Med 365: 506–517

Cuthbertson FD (1942) Post-shock metabolic response. Lancet: 433–437

Dhaliwal R, Jurewitsch B, Harrietha D, Heyland DK (2004) Combination enteral and parenteral nutrition in critically ill patients: harmful or beneficial? A systematic review of the evidence. Intensive Care Med 30:1666–1671

Dvir D, Cohen J Singer P (2006) Computerized energy balance and complications in critically ill patients: an observational study. Clin Nutr 25: 37–44

Faisy C, Guerot E, Diehl, JL, Labrousse J, Fagon JY (2003) Assessment oft the resting energy expendure in mechanically ventilated patients. Am J Clin Nutr 78: 241–249

Flanebaum L, Choban PS, Sambucco S, Verducci J, Burge JC (1999) Comparison of indirect calorimetry, the Fick method, and prediction equations in estimating the energy requirements of critically ill patients. Am J Clin Nutr 69: 461–466

Frankenfield D, Smith S, Cooney RN (2004) Validation of 2 approches to predicting resting metabolic rate in critically ill patients. JPEN J Parenter Enteral Nutr 28: 259–264

Frankenfield DC, Coleman A, Alam S, Cooney RN. (2009) Analysis of estimation methods for resting metabolic state in critically ill adults. JPEN J Parenter Enteral Nutr 33: 27–36

Fung EB (2000) Estimating energy expenditure in critically ill children and adults. AACN Clinical issues 11: 480–497

Grau T, Bonet A, Rubio M, Mateo D, Farré M, Acosta JA, Blesa A, Monteo JC, de Lorenzo AG, Mesejo A (2007) Working group on nutrition and metabolism of the spanish scociety of criticall care. Liver dysfunction associated with arificial nutrition in critically ill patients. Crit Care 11: R10

Harris JA, Benedict FG (1918) A Biometric study of human basal metabolism. Proc Natl Acad Sci USA 4: 370–373

Heidegger CB, Berger MM, Graf S, Zingg W, Dormon P, Costanza MC, Thibault R, Pichard C (2012) Optimisation of the energy provision with supplemental parenteral nutrition in critically ill patients: a randomised controlled clinical trial. Lancet; Dec 3, Epub ahead of print

Heyland DK, Dhaliwal R, Drover JW, Gramlich L, Dodek P (2003) Canadian clinical practice guidelines for nutrition support in mechanically ventilated, critically ill adult patients. JPEN J Parenter Enteral Nutr 27: 355–373

Ireton-Jones CS, Jones JD (2002) Improved equations for predicting enegie expendure in patients: The Ireton-Jones equation. Nutr Clin Pract 17: 29–31

Kreymann KG, De Heer G, Felbinger T, Kluge S, Nierhaus A, Suchner U, Meier RF (2007) Nutrition of critically ill patients in intensive care. Internist 48 (10): 1084–1092

McArdle WD, Katch FI, Katch VI (1996) Exercise physiology. 1996

McClave Sa, Lowen CC, Kleber MJ, Nicholson JF, Jimmerson SC, McConnel JW, Jung LY (1998) Are Patients fed appropriately according to their caloric requirements? JPEN J Parenter Enteral Nutr 22: 375–381

Mifflin MD; St Jeor ST, Hill LA, Scott BJ, Daugherty SA, Koh YO (1990) A new predictive equation for resting energy expendure in healthy individuals. Am J Clin Nutr 51: 241–247

Moore FD, Olesen KH, McMurrey JD, Parker HV, Ball MR, Boyden CM (1963) The body cell mass and its supporting environment: body composition in health and disease. Philadelphia PA Saunders

Ockenga J, Sanson E (2012) Wie viel »Ernährung« braucht der kritisch kranke Patient? Aktuel Ernahrungsmed 37: 22–27

Pirat A, Tucker AM, Taylor KA, Jinnah R, Finch CG, Canada TD, Nates JL (2009) Comparision of measured versus predicted energy requirements in critically ill cancer patients. Respir Care 54: 487–494

Rubinson L, Diette GB, Song X, Brower RG, Krishnan JA (2004) Low caloric intake is associated with nosocomial bloodstream infections in patients in the medical intensive care unit. Crit Care Med 32: 350–357

Singer P, Anbar R, Cohen J, Shapiro H, Shalita-Chesner M, Lev S, Grozovski E, Theilla M, Frishman S, Madar Z (2011) The Tight Calorie Controll Study (TICACOS): a prospective, randomized, controlled pilot study of nutritional support in critically ill patients. Intensive Care Med 37: 601–609

Strack van Schijndel RJ, Weijs PJ, Koopmanns RH, Sauerwein HP, Beishuizen A, Girbes AR (2009) Optimal Nutrition during the periode of mechanical ventilation decreases mortality in critically ill long term female patients: a prospective observational cohort. Crit Care 13: R132

Thibault R, Pichard C (2010) Nutribual and clinical outcome in intensive care patients. Curr Opin Nutr Metab Care 13: 177–183

Villet S, Chiolero RL, Bollmann MD, Revelly JP, Cayeux R N MC, Delarue J, Berger MM (2005) Negative impact of hypocaloric feeding and energy balance on clinical outcome in ICU patients. Clin Nutr 24: 502–509

Wallker RN, Heuberger RA (2009) Predictive equations for energy needs fort he critically ill. Repir Care 54: 487–494

Glukose

Katja Weismüller, Markus A. Weigand, Matthias Hecker

Der Glukosestoffwechsel hat eine zentrale Bedeutung für den Organismus. Er ist fein reguliert und Störungen dieser Regulation können schwerwiegende Folgen haben. Beim Intensivpatienten beeinflussen insbesondere inflammatorische Mechanismen den Glukosemetabolismus und rufen typische Veränderungen desselben hervor. Die therapeutischen Konsequenzen dieser pathologischen Stoffwechselsituation des Intensivpatienten werden kontrovers diskutiert.

6.1   Physiologie des Glukosemetabolismus

Kohlenhydratpolymere werden nach enteraler Aufnahme zunächst in Oligomere und dann erst membrangebunden zu Monomeren gespalten. Die so entstandenen Monosaccharide Glukose, Galaktose und Fruktose werden dann von intestinalen Epithelzellen resorbiert. Die Aufnahme von Glukose und Galaktose erfolgt durch »sodium dependent glucose transporter 1« (SGLT 1), welcher den Na^+-abhängigen Influx vermittelt. Osmotisch gekoppelt kann hierdurch eine große Menge Wasser (bis zu 5 l/Tag) resorbiert werden. Der Ausstrom von Glukose aus intestinalen Epithelzellen erfolgt entlang des Konzentrationsgradienten der basolateralen Membran über den Glukose-Carrier Glukosetransporter 2 (GLUT 2), welcher nicht Na^+-abhängig die erleichterte Diffusion vermittelt. Prinzipiell ist an dieser Stelle auch eine Umkehr der Flussrichtung bei entsprechendem Konzentrationsgefälle, z .B. in Phasen zwischen den Nahrungsaufnahmen, möglich.

Über den Pfortaderkreislauf erreicht die Glukose die Leber und wird hier insulinunabhängig über GLUT 2 in die Hepatozyten aufgenommen. Durch das Enzym Glukokinase wird in der Leber organspezifisch die Entstehung von Glukose-6-Phosphat katalysiert. Die Glukokinase hat einen deutlich höheren K_m-Wert und somit eine höhere Substrataffinität als das Enzym Hexokinase, das den gleichen Schritt in anderen Zellen, z. B. Muskelzellen, katalysiert. Somit können auch große Glukosemengen phosphoryliert werden. Die Glukokinase wird im Gegensatz zur Hexokinase auch nicht durch Glukose-6-Phosphat inhibiert. Hierdurch wird Glukose aus dem Diffusionsgleichgewicht der Zelle unabhängig von der Konzentration des Reaktionsproduktes entfernt und der Einstrom von Glukose bleibt immer möglich. Einige Organe, wie Gehirn und Erythrozyten, sind auf Glukose als Energielieferant angewiesen.

Glukose-6-Phosphat steht im Zentrum des Glukosestoffwechsels und bildet den Ausgangspunkt für verschiedene Stoffwechselwege. Hierzu gehören Glykolyse, Glykogensynthese und Pentosephosphatweg.

Die Glykolyse ist der Hauptweg zur Verwertung von Glukose mit den Endprodukten Pyruvat, das bei aerober Glykolyse in die oxidative Phosphorylierung eingeht, oder Laktat, das bei anaerober Glykolyse entsteht. Alle Reaktionen der Glykolyse sind grundsätzlich reversibel, außer den Reaktionen, die durch die Schlüsselenzyme Glukokinase, Fruktose-6-Phosphat-Kinase und Pyruvat-Kinase katalysiert werden. Im

Rahmen der Glukoneogenese, die vorrangig in der Leber mit dem Ausgangsprodukt Laktat stattfindet, sind hier Umgehungsreaktionen mit eigenen Schlüsselenzymen nötig. Nur so ist eine bedarfsgerechte Regulation von Glykolyse und Glukoneogenese möglich, da sonst der Substratfluss allein durch Konzentrationsgefälle determiniert würde. Die Schlüsselenzyme der Glykolyse und Glukoneogenese unterliegen hierbei regulatorischen Einflüssen. Insulin induziert die Proteinbiosynthese glykolytischer Schlüsselenzyme, während der Anstieg von zyklischem Adenosinmonophosphat (cAMP) durch Glukagon- oder Katecholaminwirkung die Enzymwirkung durch Phosphorylierung inhibiert. Umgekehrt inhibiert Insulin die Schlüsselenzyme der Glukoneogenese und der cAMP-Anstieg sowie Glukokortikoide wirken induzierend.

Glykogen ist ein verzweigtes Polysaccharid, dessen Synthese von Glukose-6-Phosphat ausgeht. Die Glykogensynthese ist der wichtigste Speichermechanismus für Glukose. Nach einer kohlenhydratreichen Mahlzeit kann die Leber bis zu 100 g Glykogen pro kg Gewebe speichern. Nach einer Hungerperiode von 12–18 Stunden sind die Glykogenvorräte fast vollständig entleert. Die Glykogensynthese mit dem Schlüsselenzym Glykogensynthase ist nicht umkehrbar, deshalb wird die Glykogenolyse durch andere Enzyme katalysiert. Das Schlüsselenzym ist hier die Glykogenphosphorylase. Auch hier erfolgt die enzymatische Regulation über cAMP. Insulin induziert die Glykogensynthese während Glukagon und Katecholamine den Glykogenabbau über die Proteinkinase A fördern.

Im Pentosephosphatweg wird keine Energie gewonnen, sondern es entstehen ausgehend von Glukose-6-Phosphat Pentosen (v. a. D-Ribose) zur Synthese von Nukleinsäuren und Nukleotiden sowie NADPH, das Coenzym für reduktive Synthesen.

In Muskel- und Fettzellen wird Glukose durch erleichterte Diffusion insulinabhängig mittels GLUT 4 aufgenommen. Die Umwandlung von Glukose in Glukose-6-Phosphat wird hier durch die Hexokinase katalysiert, die durch ihr Produkt gehemmt wird. So wird eine Glukose-Überladung des Muskels vermieden. Bei guter Versorgung mit Kohlenhydraten kann auch die Muskelzelle Glykogen bilden, welches allerdings nur zur Deckung des eigenen Bedarfes genutzt werden kann, da die Glukose-6-Phosphatase zur Umwandlung von Glukose-6-Phosphat in Glukose im Gegensatz zur Leber in der Muskulatur nicht gebildet wird.

Insulin wird in den β-Zellen der Langerhans-Inseln des Pankreas gebildet. Steigt der Blutglukosespiegel, wird das in den Granula gespeicherte Insulin freigesetzt. Bleibt hiernach der Blutglukosespiegel weiter erhöht, erfolgt nach 20–30 min die Ausschüttung neusynthetisierten Insulins. Die biologische Halbwertszeit des Insulins beträgt ca. 3–5 min, die rezeptorgebunden Halbwertszeit jedoch ca. 40 min. Der Insulin-Rezeptor hat eine Tyrosinkinase-Aktivität und vermittelt Wirkungen auf die Glukose-Aufnahmen in Fett- und Muskelzellen durch GLUT 4 und den Glukosestoffwechsel durch Induktion und Inhibition der entsprechenden Schlüsselenzyme (Rehner u. Daniel 2002).

6.2 Pathophysiolgie des Glukosemetabolismus

Wird der Organismus akutem Stress, z. B. durch Infektion oder Trauma, ausgesetzt, kommt es zu einer inflammatorischen Reaktion. Hierbei werden Zytokine, Mediatoren und Hormone kaskadenartig freigesetzt. Kortikoide und Katecholamine wirken auf die entsprechenden Schlüsselenzyme des Glukosestoffwechsels ein und führen so direkt zu einem Anstieg der Blutglukose. Gleichzeitig kommt es durch Stimulation α-adrenerger Rezeptoren durch Katecholamine und möglicherweise auch direkte Wirkung von Zytokinen zu einer inadäquat verminderten Insulinfreisetzung aus den β-Zellen des Pankreas. Außerdem tritt eine Insulinresistenz durch Hemmung der Phosphorylierung am Insulinrezeptor durch Tumornekrosefaktor α (TNFα) auf. Umgekehrt wirkt eine Hyperglykämie selbst proinflammatorisch. Hinzu kommt, dass je nach Schwere des Krankheitsbildes deutliche Reduktionen des Blutflusses in den verschiedenen Geweben mit nachfolgender lokaler, regionaler oder globaler Hypoxie auftreten. Die Metabolisierung der intrazellulären Glukose erfolgt in dieser Situation dann stärker anaerob. Es entwickelt sich also eine endogene Hyperglykämie, die im Wesentlichen als adaptiv betrachtet werden muss. Aus diesem Grund stellt sich kritisch die Frage, ob diese akute endogene Hyperglykämie auf die gleiche Art und Weise und mit den gleichen Blutzucker-Zielwerten behandelt werden muss wie die chronisch exogene Hyperglykämie des Diabetes mellitus (Losser et al. 2010).

6.3 Glukosemetabolismus des kritisch Kranken

In zwei klinischen Untersuchungen (van den Berghe et al. 2006; van den Berghe et al. 2001) an chirurgischen und internistischen Patienten konnte gezeigt werden, dass Patienten, deren Blutzucker mit durchaus erheblichen Insulingaben niedrig (80–110 mg/dl) gehalten wurde, ein besseres Überleben, weniger Nierenschädigungen, schnelleres Weaning vom Respirator und eine frühere Entlassung von der Intensivstation zeigten. Bei der Interpretation dieser Untersuchungen muss jedoch beachtet werden, dass den untersuchten Patienten bereits direkt ab Aufnahme auf der Intensivstation eine parenterale Ernährung verabreicht wurde, wenn die enterale Aufnahme als nicht ausreichend erachtet wurde (tägliches Energieziel in dieser Studie von van den Berghe: 22–30 kcal/kg KG). Hypoglykämien traten in der Gruppe mit intensiver Insulintherapie signifikant häufiger auf und waren mit einer erhöhten Letalität vergesellschaftet. Wegen schwerer Hypoglykämien wurde auch die VISEP-Studie an septischen Patienten abgebrochen, ohne Unterschiede hinsichtlich des Outcomes aufgrund der strengen Glukoseeinstellung zu zeigen (Brunkhorst et al. 2010). Zu einem anderen Ergebnis kam eine multinationale Studie (NICE-SUGAR Study Investigations 2009). Hier wurde in der konventionell behandelten Patientengruppe mit Insulingabe ab einem BZ >180 mg/dl ein Überlebensvorteil nach 90 Tagen gesehen. Beatmungszeiten und Verweildauer auf der Intensivstation unterschieden sich in den beiden Gruppen nicht. Jedoch verursachte auch hier die intensive Insulintherapie signifikant mehr Hypoglykämien. Die Ernährung der Patienten erfolgte bei dieser multizentrischen Studie je nach den lokalen Gewohnheiten und war deutlich hypokalorischer als in den beiden Untersuchungen, die den Vorteil der intensiven Insulintherapie zeigen.

Bei Diabetikern scheinen niedrige Blutzuckerwerte bei gleichzeitig hohem HbA1c mit erhöhter Letalität im Rahmen einer Intensivtherapie assoziiert zu sein (Egi et al. 2011). Eine Adaptation an höhere Glukosewerte könnte diesem Phänomen zugrunde liegen, jedoch müssen diese Ergebnisse zunächst vorsichtig interpretiert werden, da es sich um eine retrospektive Untersuchung handelt.

Wie stark der Blutzuckerwert als eine Momentaufnahme der metabolischen Situation maßgeblich ist, ist aktuell Gegenstand der Diskussion. Retrospektive und prospektive Untersuchungen legen nahe, dass möglicherweise die Schwankungsbreite des Blutzuckers eher Rückschlüsse auf das Letalitätsrisiko bei Intensivpatienten zulässt (Eslami et al. 2011).

Insgesamt scheint es, dass hinsichtlich ihrer Akuterkrankung und Komorbiditäten sich unterscheidende Patientengruppen auch eine differenzierte Therapie hinsichtlich des Glukosestoffwechsels verlangen.

6.4 Therapieprinzipien

Kritisch kranke Patienten, die nicht unter Diabetes mellitus leiden, sollten demnach bei einer ihrer metabolischen Situation (Postaggressionsstoffwechsel) angepassten Ernährungstherapie nur einer geringen Insulinzufuhr bedürfen. Steigt hier der Insulinbedarf, liegt möglicherweise eine Hyperalimentation mit Glukose in Bezug auf die aktuelle Stoffwechsellage des Patienten vor. Die adäquate Therapie ist dann die Reduktion der Energie- und insbesondere der Glukosezufuhr. Schwieriger ist es, den kritisch kranken Diabetiker metabolisch einzuschätzen. Grob kann man sich hier möglicherweise am üblichen, täglichen Bedarf an Verzögerungsinsulin orientieren, um den akzeptablen Insulinbedarf abzuschätzen. Um Hypoglykämien und damit einhergehende nachteilige Folgen für den Patienten zu vermeiden sollte aufgrund der aktuellen Datenlage (NICE-SUGAR Study Investigators 2009) erst ein Blutglukosewert von mindestens 180 mg/dl zur Insulingabe führen. Wesentlich bleibt auch hier die zeitnahe und repetitive Kontrolle des Blutzuckerwertes, um Entgleisungen zu verhindern. Lokal definierte, feste Standards zu zeitlichen Intervallen der Kontrolle können dabei hilfreich sein. In Zukunft könnten hier eventuell auch computerisierte Systeme zur Steuerung des Blutzuckers vermehrt Anwendung finden.

Literatur

van den Berghe G, Wouters P, Weekers F, Verwaest C, Bruyninckx F, Schetz M, Vlasselaers D, Ferdinande P, Lauwers P, Bouillon R (2001) Intensive insulin therapy in critically ill patients. N Engl J Med 345: 1359–1367

van den Berghe G, Wilmer A, Hermanns G, Meersseman W, Wouters P, Milants I, van Wijngaerden E, Bobbaers H, Bouillon R (2006) Intensive insulin therapy in the medical ICU. N Engl J Med 354: 450–461

Brunkhorst F, Engel C, Bloos F, Meier-Hellmann A, Ragaller M, Weiler N, Moerer O, Gründling M, Oppert M, Grond S, Olthoff D, Jaschinski U, John S, Rossaint R, Welte T, Schäfer M, Kern P, Kuhnt E, Kiehntopf M, Hartog C, Natanson C, Löffler M, Reinhart K (2010) Intensive insulin therapy an pentastarch resuscitation in severe sepsis. N Engl J Med 358: 125–139

Egi M, Bellomo R, Stachowski E, French C, Hart G, Taori G, Hegarty C, Bailey M (2011) The interaction of chronic and acute glycemia with mortality in critically ill patients with diabetes. Crit Care Med 39: 105–111

Eslami S, Taherzadeh Z, Schultz M, Abu-Hanna A (2011) Glucose variability measures and their effect on mortality: A systematic review. Intensive Care Med 37: 583–593

NICE-SUGAR Study Investigators (2009) Intensive versus conventional glucose control in critically ill patients. N Engl J Med 360: 1283–1297

Losser M, Damoisel C, Payen D (2010) Bench-to-bedside review: Glucose and stress conditions in the intensive care unit. Crit Care 14: 231–242

Rehner G, Daniel H (2002) Biochemie der Ernährung. Spektrum Akademischer Verlag, Heidelberg, Berlin

Aminosäuren

Christiane Goeters

Im menschlichen Organismus sind Aminosäuren mit wichtigen Funktionen verbunden. Sie sind Bausteine von Strukturproteinen, Hormonen, Mediatoren, Enzymen und Funktions- bzw. Transportproteinen. Aminosäuren dienen als Substrat der Energiegewinnung. Darüber hinaus haben bestimmte Aminosäuren Funktionen als Neurotransmitter. Pharmakodynamische Wirkungen mit Modulation des Immunsystems und Stimulation der Proteinsynthese können durch einige Aminosäuren hervorgerufen werden.

7.1   Ernährungsphysiologische Systematik

Aufgrund dieser vielfältigen Funktionen ist die Aufrechterhaltung der Aminosäurehomöostase für die Funktionen des menschlichen Organismus unabdingbar. Die exogene Zufuhr von Protein bzw. Aminosäuren ist notwendig, da nicht alle Aminosäuren endogen synthetisiert oder in ausreichendem Maße bereitgestellt werden können. Um 1950 definierte W. Rose acht nicht entbehrliche (essenzielle) Aminosäuren: Valin, Lysin, Isoleucin, Leucin, Phenylalanin, Threonin, Methionin, Tryptophan.

 Folgende Aminosäuren stehen unter definierten pathophysiologischen Bedingungen nicht ausreichend zur Verfügung, sodass sie als bedingt nicht entbehrliche Aminosäuren eingestuft werden: Arginin, Zystein, Glutamin, Histidin, Serin, Taurin, Tyrosin.

Lediglich Alanin, Glycin, Asparagin, Aspartat, Glutamat, Prolin gelten als entbehrlich (nichtessenziell).

7.2   Aminosäurehomöostase

Aminosäureimbalancen spielen dann eine Rolle, wenn physiologische Regelmechanismen z. B. aufgrund von Mangelernährung, Organinsuffizienzen (insbesondere Leber- und Niereninsuffizienz), aber auch angeborenen genetischen Defekten im Aminosäurestoffwechsel gestört sind. Ebenso kann eine exogene Zufuhr von Substraten – auch wenn sie eine wichtige therapeutische Maßnahme ist – Imbalancen mit negativen Auswirkungen auf den Organismus erzeugen. Plasmaaminosäurespiegel reflektieren nicht zwangsläufig die Veränderungen in anderen Körperkompartimenten (z. B. Blutzellen, Muskulatur), sodass eine differenzierte und auf die jeweilige klinische Situation bezogene Betrachtungsweise notwendig ist.

7.3 Parenterale Aminosäurezufuhr

Kristalline Aminosäurelösungen werden sicher und effizient seit nunmehr fast 50 Jahren in der klinischen Routine zur parenteralen Ernährung eingesetzt. Jedoch liegen wissenschaftliche Untersuchungen, die die heutigen Qualitätskriterien (prospektiv randomisierte Doppelblindstudien an großen Patientenkollektiven) und Standards in der Ernährungstherapie (z. B. Blutzuckerhomöostase, Insulintherapie) berücksichtigen, nicht vor. Die einzige Ausnahme bilden die Untersuchungen zur Glutaminsubstitution (Heyland et al. 2010). Die Zusammensetzung der heute verfügbaren Aminosäurelösungen orientiert sich an der Zusammensetzung hochwertiger Proteine (Kartoffel, Ei) und dem durch Rose definierten Bedarf an essenziellen Aminosäuren (38–45 %). Galenische Aspekte (Löslichkeit und Stabilität der Einzelkomponenten) sind wesentliche Einflussfaktoren. Gültige Empfehlungen fußen auf der enteralen Aufnahme von Proteinen bzw. Aminosäuren. Eine ideale Zusammensetzung parenteraler Aminosäurelösungen ist weder bekannt noch erreicht.

7.3.1 Aminosäurebedarf

Unter ausgeglichenen Stoffwechselbedingungen werden beim gesunden Erwachsenen ca. 12–18 % der Energie in Form von Protein oral aufgenommen. Es wird ein Proteinbedarf von 0,8 g/kg/Tag angenommen.

> **Praxistipp**
>
> Klinische Leitlinien zur parenteralen Ernährung kataboler Patienten empfehlen eine Aminosäurezufuhr von 1,2–1,5 g/kg und Tag (Singer et al. 2009; Stein et al. 2007).

Eine Steigerung der Proteinzufuhr >2 g/kg/Tag ist mit einer vermehrten Thermogenese und Harnstoffproduktionsrate verbunden. Zur optimalen Verwertung der zugeführten Aminosäuren sollten ausreichend Kohlenhydrate und Fette als Energieträger zugeführt werden. Empfohlen werden ein Stickstoff-Kalorien-Verhältnis von 1:13–1:170 g N/kcal bzw. 1:2–1:27 g AS/kcal (Singer et al. 2009; Stein et al. 2007).

7.3.2 Zufuhr von bedingt unentbehrlichen Aminosäuren

Histidin

Histidin kann endogen nicht synthetisiert werden, wird jedoch beim Erwachsenen aus endogenen Speichern in ausreichendem Maße mobilisiert. Es ist Bestandteil der meisten Aminosäurelösungen und wird bei Urämie sowie in der Pädiatrie als unentbehrlich eingestuft. Darüber hinaus haben Zystein, Tyrosin und Glycin bei Früh- und Neugeborenen aufgrund eingeschränkter Synthesekapazitäten essenziellen Charakter.

Glutamin

Glutamin gilt als klassisches Beispiel für eine bedingt unentbehrliche Aminosäure. Im Stressstoffwechsel übersteigt der Verbrauch die endogene Synthesekapazität. Aufgrund der zentralen Bedeutung der Aminosäure im Stoffwechsel kann der Mangel mit weitreichenden Folgen u. a. auf die Proteinsynthese, Zellreplikation und Immunabwehr verbunden sein. Neben einer schlechten Löslichkeit zerfällt Glutamin in wässriger Lösung zu Pyroglutamat und ist aus diesem Grunde in vielen Aminosäurelösungen nicht enthalten. Erst seit dem Einsatz von Dipeptiden (Alanyl-Glutamin bzw. Glycyl-Glutamin) ist eine unproblematische Substitution im klinischen Alltag möglich. In den letzten 20 Jahren wurde Glutamin in klinischen und experimentellen Arbeiten intensiv untersucht und gilt als eines der am besten untersuchten Substrate in der Ernährung (Heyland et al. 2010). Im Gegensatz zum Glutamat, das als Geschmacksverstärker Einsatz findet und unerwünschte Nebenwirkungen hervorrufen kann, wurden unter der Applikation von Glutamin (bis 40 g/Tag) bei sehr unterschiedlichen Patientenkollektiven und trotz Organfunktionsstörungen keine unerwünschten Effekte beobachtet (Yarandi et al. 2011). Die Ergebnisse der vorliegenden klinischen Studien zum Glutamin sind kontrovers. Unterschiede bezüglich der Patientenkollektive, der Dosis und Applikationsdauer sowie des Studienaufbaus müssen bei der Interpretation berücksichtigt werden. Bei kritisch kranken Patienten konnten verschiedene Outcomeparameter (Mortalität, Aufenthaltsdauer, Infektionen, Blutzuckerprofil) durch die parenterale Glutamingabe relevant beeinflusst werden (Clinical Practical Guidelines Updates 2009; Dechelotte et al. 2006; Goeters et al. 2002; Grau et al. 2011). Trotz der sehr guten Datenlage bedarf es weiterer Untersuchungen, um Dosierungsstrategien für spezielle Patientenpopulationen im Sinne einer Therapieoptimierung zu definieren.

Praxistipp

Die deutsche und europäische Leitlinie zur parenteralen Ernährung empfehlen bei kritisch Kranken, die einer parenteralen Ernährung bedürfen, eine Ergänzung der Aminosäurezufuhr mit 0,2–0,26 g/kg/Tag Glutamin entsprechend 0,3–0,4 g/kg/Tag Dipeptid (Singer et al. 2009; Stein et al. 2007).

Arginin

Die Aminosäure **Arginin** entsteht endogen als Produkt des Harnstoffzyklus und nimmt ähnlich wie das Glutamin eine Schlüsselstellung in Prozessen ein, die im Organismus für den Erhalt, das Wachstum, die Reproduktion und Immunität verantwortlich sind. Arginin dient als Substrat für die Produktion von NO, das eine entscheidende Rolle bei lokalen und systemischen Veränderungen der Entzündung spielt. Der gezielte Einsatz von Arginin als therapeutisches Agens bleibt kontrovers, weil bei der Komplexität des Wirkprofils und entsprechend der Ausgangssituation unerwünschte Effekte z. B. Verstärkung einer Entzündungsreaktion oder Vasoplegie in Betracht gezogen werden müssen. Parenterale Aminosäurelösungen enthalten einen relativ hohen Anteil an Arginin. Es fehlen die wissenschaftlichen Daten, um Arginin als Supplement zur parenteralen Ernährung gezielt einzusetzen (Stein et al. 2007; Yarandi et al. 2011). Die enterale Substitution mit Arginin wird durch eine lokale Metabolisation im Dünndarm und gastrointestinale Unverträglichkeitsreaktionen bei hohen Dosen begrenzt.

Weitere Substrate

Substrate wie α-Ketoglutarat und verzweigtkettige Aminosäuren wurden in klinischen Studien eingesetzt, um die Proteinökonomie zu verbessern. Insbesondere Leucin kann in pharmakologischen Dosen die Insulinsekretion, Proteinsynthese und -abbau beeinflussen, sodass der therapeutische Einsatz beim Diabetes mellitus und Sarkopenie diskutiert wird (van Loon 2012). Die Langzeitergebnisse einer Leucin-Supplementierung sind enttäuschend (van Loon 2012) Therapeutisch induzierte Aminosäureimbalancen könnten ein Erklärungsmechanismus für diese Ergebnisse sein (van Loon 2012). Insgesamt reicht die wissenschaftliche Datenlage nicht aus, um Aminosäurelösungen angereichert mit den aufgeführten Substraten zu empfehlen (Stein et al. 2007). Zum Einsatz von Speziallösungen z. B. mit einem erhöhten Anteil an verzweigtkettigen Aminosäuren beim Leberversagen, sei auf die Folgekapitel verwiesen.

Literatur

Clinical Practice Guidelines updates (2009) http://www.criticalcarenutrition.com. Zugegriffen: 13.07.2012

Dechelotte P, Hasselmann M, Cynober L et al. (2006) L-alanyl-L-glutamine dipeptide-supplemented total parenteral nutrition reduces infectious complications and glucose intolerance in critically ill patients: the French controlled, randomized, double-blind, multicenter study. Crit Care Med 34: 598–604

Goeters C, Wenn A, Mertes N et al. (2002) Parenteral L-alanyl-L-glutamine improves 6-month outcome in critically ill patients. Crit Care Med 30: 2032–2037

Grau T, Bonet A, Minambres E et al. (2011) The effect of L-alanyl-L-glutamine dipeptide supplemented total parenteral nutrition on infectious morbidity and insulin sensitivity in critically ill patients. Crit Care Med 39: 1263–1268

Heyland DK, Heyland J, Dhaliwal R et al. (2010) Randomized trials in critical care nutrition: look how far we‹ve come! (and where do we go from here?). JPEN J Parenter Enteral Nutr 34: 697–706

Singer P, Berger M, Van den Berghe G et al. (2009) ESPEN Guidelines on Parenteral Nutrition: intensive care. Clin Nutr 28: 387–400

Stein J, Böhles H-J, Blumenstein I et al. (2007) Aminosäuren. Aktuel Ernähr Med 32: 13–S17

van Loon LJ (2012) Leucine as a pharmaconutrient in health and disease. Curr Opin Clin Nutr Metab Care 15: 71

Yarandi SS, Zhao VM, Hebbar G et al. (2011) Amino acid composition in parenteral nutrition: what is the evidence? Curr Opin Clin Nutr Metab Care 14 :75–82

Fette

Axel R. Heller, Thea Koch

Die Bedeutung von Lipiden und Fettsäuren im Organismus ist aufgrund ihrer Multifunktionalität hoch. Neben den Aufgaben als kompakte Energieträger und Transporter für die fettlöslichen Vitamine A, D, E und K, beeinflussen sie maßgeblich die Membranfluidität, sowie die Aktivität von Membranrezeptoren und von Signalwegen. Entsprechend kann durch die Auswahl bestimmter Lipide und Fettsäuren auf immunologische Abläufe auch therapeutisch Einfluss genommen werden (Heller 2008). Neben Modifikationen in der Synthese von Prostaglandinen, Leukotrienen und Lipoxinen kann die Auswahl von Fetten auch ein günstiges Profil von Resolvinen und Protektinen hervorrufen sowie auf die Genregulation antihyperinflammatorisch einwirken (Adolph et al. 2009; Heller 2008).

8.1   Grundlagen

Fette und die aus ihnen freigesetzten Fettsäuren sind ein integraler Bestandteil der Ernährung des Intensivpatienten. Sowohl im Rahmen enteraler als auch parenteraler Ernährungskonzepte sollten Fette im Allgemeinen 25–40 % der Nichtproteinenergiezufuhr decken. Bei kritisch Kranken werden Fettsäuren als primäre Energiequelle von Hepatozyten, Myokard und Skelettmuskel utilisiert. Die maximale Oxidationsrate des Organismus von 1,2–1,7 mg/kg/min limitiert dabei allerdings die Zufuhr von Triglyceriden auf 0,7–1,3 g/kg/Tag, bei hohem Energiebedarf bis 1,5 g/kg/Tag. Dabei sollten die Serumtriglyceride regelmäßig kontrolliert werden. Bei Konzentrationen über 400 mg/dl (> 4,6 mmol/l) sollte die Zufuhr gedrosselt und ab > 1000 mg/dl (> 11,4 mmol/l) unterbrochen werden (Adolph et al. 2009).

Abhängig von ihrer Kettenlänge werden kurz- mittel- und langkettige Fettsäuren unterschieden. ◻ Tab. 8.1 zeigt die Verteilung der physiologischen Aufgaben der unterschiedlichen Fettsäuren in Abhängigkeit von ihrer Kettenlänge.

Eine Reihe mehrfach ungesättigter Fettsäuren können vom menschlichen Organismus nicht de novo synthetisiert werden und sind somit essenziell zuzuführen, da mit einer Defizienz an essenziellen Fettsäuren innerhalb einer Woche zu rechnen ist (Adolph et al. 2009). Linolsäure und α-Linolensäure sollten dementsprechend z. B. 2,5 % bzw. 0,5 % des Tagesenergiebedarfs abdecken.

Durch ihre hohe Energiedichte von 9,3 kcal/g erlauben Fette in der Ernährung eine effiziente Kalorienzufuhr mit kleinen Volumina. Aufgrund ihrer Osmolalität (270–345 mosm/l) können 20 %ige Lipidemulsionen auch periphervenös appliziert werden. Zur Vermeidung der Autooxidation ungesättigter Fettsäuren ist handelsüblichen Lipidemulsionen Vitamin E zugesetzt.

Ein Ernährungsregime unter Einschluss von Fetten vermeidet gleichzeitig die exzessive Glukosezufuhr und reduziert damit das Hyperglykämierisiko, insbesondere bei gleichzeitig bestehender Insulinresistenz. Entsprechend kann eine Erhöhung des Fett/Glukoseverhältnisses bei tendenziell hyperglykämischen Patienten sinnvoll sein (Adolph et al. 2009). Beim Intensivpatienten wird hierdurch auch einer Steatosis-

◻ Tab. 8.1 Kettenlängen der Fettsäuren und zugeordnete metabolische Bedeutung

Kettenlänge (C-Atome)	Fettsäuren	Funktion
< 8	Kurzkettige Fettsäuren	Energiebereitstellung
8–14	Mittelkettige Fettsäuren (MCT)	Energiebereitstellung
≥ 16	Langkettige Fettsäuren (LCT)	
	gesättigt/einfach ungesättigt	Energie-/Strukturfunktion
	mehrfach ungesättigt (Omega 3/6)	Struktur-/Signalfunktion

hepatis auf der Basis einer hyperglykämiebedingt gesteigerten Lipogenese entgegengewirkt. Ebenso wird der respiratorische Quotient des Patienten durch Steigerung des Fettanteils in der Nahrung abgesenkt, sodass bei gleichem Sauerstoffverbrauch ein geringerer CO_2-Anfall besteht und der Patient folglich mit einem geringeren Atemminutenvolumen auskommt. Obwohl in der Vergangenheit immer wieder diskutiert, stellen Lipidemulsionen bei korrekter Anwendung heute kein Infektionsrisiko dar (Adolph et al. 2009). Bei parenteraler Ernährung sollte die Infusionsdauer der Tagesdosis mindestens 12 Stunden betragen. Kontraindikationen liegen vor bei bestehender Hyperlipidämie, schwerer metabolischer Azidose oder schwerer Koagulopathie (≥ DIC III°).

8.1.1 Entwicklung der Lipidemulsionen

Aufgrund des zunehmenden Wissens um die Bedeutung der Lipide und Fettsäuren wurden die klinisch angewendeten Präparationen seit ihrer Einführung in den 1960er-Jahren immer weiterentwickelt. Die erste Generation von Lipidemulsionen bestand vollständig aus langkettigen Fettsäuren (LCT) aus Sojabohnenöl, die abhängig von Dosis und Infusionsgeschwindigkeit auch ungünstige Interaktionen mit der Bakterienabwehr zeigten (Fischer et al. 1980). In den 1980er-Jahren kam die zweite Generation von Lipidemulsionen als Mischung mittelkettiger Fettsäuren (MCT) mit LCTs aus Sojabohnenöl auf den Markt. MCTs sind nicht nur besser löslich und besser durch Lipasen hydrolysierbar als Sojabohnenöl, sie werden zudem auch schneller im Organismus oxidiert, nicht als Körperfett gespeichert und verhalten sich immunneutraler. Ähnlich immunneutral verhält sich Olivenöl. Zusammen mit den immunmodulierenden Omega-3-Fettsäuren aus Fischöl wurde aus den bisherigen Konzepten die dritte Generation von Lipidemulsionen entwickelt. Diese reduzieren den Omega-6-LCT-

Gehalt auf das essenzielle Minimum (ca. 30 %) und füllen die verbleibenden Lipid-
anteile mit MCT, Omega-3-Fettsäuren aus Fischöl und mit Olivenöl auf.

8.2   Immunmodulation durch Fettsubstrate

Sind beim kritisch Kranken Mindesttherapieziele in Beatmung und Hämodynamik
erreicht, so können supportive Maßnahmen wie spezifische Ernährungskonzepte den
Therapieerfolg maßgeblich mitbestimmen (Adolph et al 2009; Jones et al. 2008). Eine
Möglichkeit immunmodulatorisch in die Balance der komplexen Abläufe einzu-
greifen, ist die Berücksichtigung von Drittgenerations-Lipidpräparationen mit reduziertem Anteil von Omega-6-Sojabohnenöl. Hintergrund der Reduktion des Omega-
6-Anteils ist die Beobachtung, dass Omega-6-Fettsäuren wie Arachidonsäure im
Rahmen der Immunaktivierung in proinflammatorische Metabolite wie Thrombo-
xan A_2, oder Leukotrien B_4 umgesetzt werden. Diese können die Immunreaktion im
Sinne einer Hyperinflammation oder aber auch einer verminderten Bakterizidie beeinflussen (Fischer et al. 1980; Mayer et al. 2003).

Vor diesem Hintergrund wird die strikte Trennung zwischen Ernährung und
Pharmakotherapie bei Fettsäuren zunehmend aufgehoben. In diesem Zusammenhang
können spezifische Fettsubstrate wie Eicosapentaensäure oder Docosahexaensäure
aus Hochseefisch als Pharmakonutrienzien bezeichnet werden. Über ihre Doppel-
funktion als Ernährungssubstrate und als Pharmaka können diese Fettsäuren die Ausprägung der systemischen Entzündungsreaktion (SIRS) (Gadek et al. 1999) und die
Inzidenz septischer Komplikationen vermindern (Jones 2008) ◙ Abb. 8.1.

8.2.1   Omega-3-Fettsäuren

Abseits von polypragmatischen Immunnutritionsmischungen scheinen Omega-
3-Fettsäuren für sich ein erfolgversprechendes Substrat zu sein. Sowohl bei septischen
(Heller et al. 2006; Kreymann et al. 2006) als auch bei postoperativen Patienten (Braga
et al. 2009; Chen et al. 2010; Weimann et al. 2006) sind Omega-3-Fettsäuren wie
Eicosapentaensäure oder Docosahexaensäure wirksam. Omega-3-Fettsäuren greifen
konkurrierend zu Omega-6-Fettsäuren in die Synthesewege zahlreicher pro-inflam-
matorischer Prostaglandine und Leukotriene ein (Heller 2008). In diesem Zusammenhang wurden bei postoperativen Patienten verminderte Komplikationsraten gefunden
(Chen et al. 2010). Die Ursache hierfür muss in einer verbesserten Mikroperfusion
(Weitzel et al. 2009) und Leberfunktion sowie einer Dämpfung der hyperinflammato-
rischen Immunlage gesucht werden (Chen et al. 2010). Obwohl Laborexperimente
keine eindeutigen Aussagen über die Beeinflussung der Thrombozytenaggregation
machen konnten, muss aus bisherigen klinischen Untersuchungen abgeleitet werden,

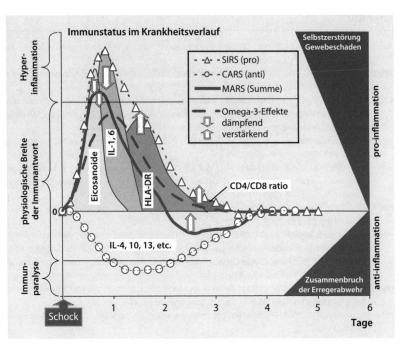

Abb. 8.1 Klinische Ziele der Pharmakonutrition mit Omega-3-Fettsäuren. Überschießende Teilreaktionen können gedämpft werden (Eicosanoide, Interleukine),schwache Abwehrmechanismen werden gestärkt (HLA-DR, CD4/ CD8-ratio). Die Summenkurve des »Mixed Antagonistic Response Syndrome« (MARS, durchgezogene Linie) wird durch Omega-3-Fettsäuren in Amplitude und Phase gedämpft (dicke gestrichelte Linie); »Systemic Inflammatory Response Syndrome« (SIRS), »Compensatory Anti-inflammatory Response Syndrome« (CARS). (Adaptiert nach Heller 2008)

dass Omega-3-Fettsäuren keine perioperativen Gerinnungsprobleme, selbst bei Leberchirurgie hervorrufen (Heller et al. 2002; Heller et al. 2011). Für die Verwendung von Omega-3-Fettsäuren in der Intensivmedizin wurde in einer Metaanalyse mit mittlerweile fünf Studien mit insgesamt 554 Patienten eine signifikante Mortalitätsreduktion durch Fischöl gezeigt (RR 0,67 CI$_{95\ \%}$ 0,51–0,87) (Jones 2008).

Literatur

Adolph M, Heller AR, Koch T et al. (2009) Lipid emulsions - Guidelines on Parenteral Nutrition, Chapter 6. Ger Med Sci 7:Doc22

Braga M, Ljungqvist O, Soeters P et al. (2009) ESPEN Guidelines on Parenteral Nutrition: surgery. Clin Nutr 28: 378–386

Chen B, Zhou Y, Yang P et al. (2010) Safety and efficacy of fish oil-enriched parenteral nutrition regimen on postoperative patients undergoing major abdominal surgery: a meta-analysis of randomized controlled trials. JPEN J Parenter Enteral Nutr 34: 387–394

Fischer GW, Hunter KW, Wilson SR et al. (1980) Diminished bacterial defences with intralipid. Lancet 2:819–820

Gadek JE, DeMichele SJ, Karlstad MD et al. (1999) Effect of enteral feeding with eicosapentaenoic acid, gamma-linolenic acid, and antioxidants in patients with acute respiratory distress syndrome. Enteral Nutrition in ARDS Study Group. Crit Care Med 27: 1409–1420

Heller AR (2008) Pharmaconutrition with omega-3 fatty acids: status quo and further perspectives. Mini Rev Med Chem 8: 107–115

Heller AR, Fischer S, Rössel T et al. (2002) Impact of n-3 fatty acid supplemented parenteral nutrition on haemostasis patterns after major abdominal surgery. Br J Nutr 87 Suppl 1: S95–101

Heller AR, Rossler S, Litz RJ et al. (2006) Omega-3 fatty acids improve the diagnosis-related clinical outcome. Crit Care Med 34: 972–979

Heller A, Denz A, Martin K et al. (2011) Effekte eines metabolisch optimierten Fast Track Konzepts in der Allgemeinchirurgie (MOFA). Anästh Intensivmed 52: 429

Jones NE, Heyland DK (2008) Pharmaconutrition: a new emerging paradigm. Curr Opin Gastroenterol 24:215–222

Kreymann KG, Berger MM, Deutz NE et al. (2006) ESPEN Guidelines on Enteral Nutrition: Intensive care. Clin Nutr 25: 210–223

Mayer K, Fegbeutel C, Hattar K et al. (2003) Omega-3 vs. omega-6 lipid emulsions exert differential influence on neutrophils in septic shock patients: impact on plasma fatty acids and lipid mediator generation. Intensive Care Med 29: 1472–1481

Weimann A, Braga M, Harsanyi L et al. (2006) ESPEN Guidelines on Enteral Nutrition: Surgery including organ transplantation. Clin Nutr 25: 224–244

Weitzel LR, Mayles WJ, Sandoval PA et al. (2009) Effects of pharmaconutrients on cellular dysfunction and the microcirculation in critical illness. Curr Opin Anaesthesiol 22: 177–183

Vitamine und Spurenelemente in der Ernährung kritisch kranker Patienten

Matthias Angstwurm

Verschiedene Mineralien werden zu mehr als 250 mg je Tag aufgenommen, darunter Natrium, Chlorid, Kalium, Kalzium, Phosphat und Magnesium. Weniger als 20 mg je Tag werden von Chrom, Kupfer, Fluor, Jod, Eisen, Mangan, Molybdän, Selen und Zink benötigt. Jedes dieser Elemente trägt weniger als 0,01 % zum Körpergewicht bei. Die so definierten Spurenelemente werden als Kofaktoren oft im katalytischen Zentrum von multiplen Enzymreaktionen benötigt. Der genaue Bedarf an Mikronährstoffen (Vitamine und Spurenelemente) ist bereits bei Gesunden nur ungenügend bekannt. Oft spiegeln die gemessenen Konzentrationen in Serum oder Plasma nicht Konzentrationen in den Zellen oder Organen wider. Die Deutsche Gesellschaft für Ernährung (DGE) empfiehlt daher eine Mindestmenge an Vitaminen und Spurenelementen, die täglich mit der Nahrung zu sich genommen werden soll, damit Gesunde nicht einen mikronährstoffbedingten Mangel erleiden. Diese minimale Zufuhr entspricht nicht notwendigerweise der Menge, die für eine optimale Funktion, z. B. der Vitamine, erforderlich ist. Die Deutsche Gesellschaft für Ernährungsmedizin (DGEM) spricht Empfehlungen zur Substitution von Makro – und Mikronährstoffen bei Erkrankungen aus. Hierfür wird – mangels konkreter Daten – zu den Empfehlungen der DGE für etliche Vitamine ein »Zuschlag« für den unterstellten erhöhten Bedarf bei Erkrankung hinzugerechnet. Auch diese Empfehlungen haben lediglich das Ziel, eine Mangelerkrankung zu verhindern. Unbekannt ist, wie hoch der tatsächliche Bedarf – speziell bei antioxidativ wirkenden Mikronährstoffen – für eine »optimale« Funktion bei schwer erkrankten Patienten ist. Dies wird zudem dadurch erschwert, dass z. B. die physiologischen Bindeproteine bei schwer erkrankten Patienten nicht in normaler Konzentration gefunden werden, sondern mit zunehmender Dauer und Schwere der Erkrankung verringert sind. Auch die Bestimmung von Spurenelementen ist bei schwer kranken Patienten außerhalb von Studien nicht hilfreich, um einen relevanten Mangel oder Überschuss zu erkennen. In Abhängigkeit vom Schweregrad der Erkrankung werden sehr rasche Veränderungen im Serum gefunden, die nicht auf einen Mangel im Körper schließen lassen, wie dies z. B. bei Eisen oder Selen bei Infektionen bekannt ist. Allgemein sind daher die Messungen von Spurenelementen oder Vitaminen in der akuten Phase einer Erkrankung nur mit großer Vorsicht zu interpretieren. Aus den Befunden im Serum kann nicht auf die Veränderungen in den Organen geschlossen werden, die zudem von Organ zu Organ und Spurenelement zu Spurenelement unterschiedlich sind. Im Folgenden werden ausgewählte Vitamine und Spurenelemente vorgestellt.

9.1   Vitamine

> Vitamin B spielt eine entscheidende Rolle im Energiestoffwechsel der Zellen. Daher sind bei einem Mangel an Vitamin B vor allem Gehirn und Herz gefährdet.

Vitamin B_2 (Riboflavin) oder Vitamin B_6 (Pyridoxin) sind wie Thiamin (Vitamin B_1) wasserlöslich und werden über die Nieren ausgeschieden. Die Speicher im Körper haben eine relativ geringe Größe. Die Spiegel dieser Vitamine sind daher vor allem von der Zufuhr über die Nahrung abhängig. Ob die Substitution von Vitamin B_2 oder B_6 einen Einfluss auf den Verlauf einer Kardiomyopathie oder Erkrankungen der Intensivmedizin haben, wird derzeit untersucht und scheint fraglich (Keith 2009). Am besten untersucht ist Vitamin B_1.

9.1.1 Vitamin B_1 (Thiamin)

In seiner aktiven Form als Thiamin-Pyrophosphat ist Vitamin B_1 – gemeinsam mit Magnesium – ein wichtiges Co-Enzym bei der Energieproduktion (Glykolyse und Zitronensäurezyklus). Vor allem in sehr stoffwechselaktiven Geweben (Herzmuskel, Skelettmuskeln und Nervenzellen) spielt Thiaminpyrophosphat in der Energiegewinnung, im Stoffwechsel der Neurotransmitter wie Acetylcholin, Serotonin, Aspartat, Glutamat und GABA sowie im Stoffwechsel der Kollagensynthese und der verzweigtkettigen Aminosäuren wie Leucin, Valin und Isoleucin eine wichtige Rolle. Ein Mangel an Thiamin führt zu einer Laktatazidose, da die Pyruvatdehydrokinase zu Beginn des Krebszyklus Thiamin als Kofaktor benötigt. Die physiologische Halbwertszeit beträgt nur 14 Tage, sodass ohne Zufuhr Mangelerscheinungen auftreten können.

Alkoholkrankheit und Thiamin

Alkohol hemmt die Aufnahme von Thiamin in die Zellen, sodass der chronische Alkoholabusus mit einem Mangel an Vitamin B_1 assoziiert ist. Es wird durch verschiedene Gesellschaften empfohlen, frühzeitig Thiamin in einer Dosierung von 100 mg zu verabreichen (AWMF 2008), insbesondere bei Patienten mit Alkoholabusus, um einer Wernicke Enzephalopathie vorzubeugen. Grundsätzlich sollte bei allen Patienten mit einem mäßigen bis schweren Entzugssyndrom Flüssigkeit ersetzt und routinemäßig Thiamin (oral 50–100 mg/Tag) gegeben werden (APA 2002; SIGN 2002; AWMF 2008). Hypoglykämische Patienten mit chronischem Alkoholkonsum, die mit Glukose i. v. substituiert werden, sollten daher Thiamin i. v. erhalten, um eine akute Wernicke-Enzephalopathie zu vermeiden (Thomsen et al. 2002).

Kardiomyopathie

Ebenfalls gibt es Einzelfallberichte einer durch Thiaminmangel ausgelösten Kardiomyopathie (Seligman 1991; Haninnen 2006) oder einer diabetischen Ketoazidose (Clark 2006). Interventionsstudien zu Thiamin bei Patienten mit chronischer Herzinsuffizienz zeigen eine Verbesserung der kardialen Funktion.

Interventionsstudien

Interventionsstudien auf der Intensivstation sind nicht bekannt. Es gibt jedoch Hinweise darauf, dass sich ohne ausreichende Substitution ein Thiaminmangel entwickeln kann, der mit einer Laktatazidose assoziiert ist (Donnino 2010).

 Bei kritisch kranken Patienten sind antioxidative Mikronährstoffe vielfach erniedrigt.

9.1.2 Vitamin C (Ascorbinsäure)

Vitamin C hat nicht nur als Antioxidans vielfältige Funktionen bei kritisch kranken Patienten. Es wird für die Synthese von Katecholaminen und Kortikoiden (Bahr 1996) als Kofaktor benötigt. Gerade die Nebenniere oder auch die neutrophilen Leukozyten oder Endothelzellen haben einen 40- bis 80-fach höheren Gehalt an Vitamin C als im Serum physiologischerweise vorhanden ist. Ob allerdings die erniedrigten Spiegel im Serum bei intensivbehandlungspflichtigen Patienten eine Aussage zur Organkonzentration von Vitamin C – speziell in der Nebenniere – erlauben, ist unbekannt.

Wirkung von Vitamin C bei Patienten der Intensivstation

In vitro und in Tiermodellen ist belegt, dass Vitamin C antioxidativ wirkt. Daher wird Vitamin C z. B. in der Herzchirurgie verwendet, um einen Reperfusionsschaden zu vermeiden (Nathens et al. 2002; Tangney et al. 1998). Möglicherweise kann eine Substitution oder eine pharmakologische Dosierung von Vitamin C für Patienten günstig sein. Vitamin C induziert im Endothel die Aktivität der NO-Synthetase und kann die physiologische Reaktivität der Gefäße wieder herstellen (Wu 2002; Zhou 2012). Dies ließ sich an einem humanen Modell einer induzierten E.-coli-Sepsis zeigen, in dem das Vitamin C einen günstigen Einfluss auf die lokale Perfusion am Arm hatte (Pleiner 2002). Der Effekt einer parenteralen Gabe von Vitamin C ist sowohl kurzfristig als auch länger anhaltend: Ascorbinsäure reichert sich rasch in den Endothelzellen an, vermindert die freien Sauerstoffradikale und stimuliert durch Tetrahydrobiopterin die NO-Synthase. Der länger anhaltende Effekt kommt durch eine verminderte NADPH Oxidierung (Wilson 2009). Zudem wird die Synthese von Zytokinen wie TNF, IL-1 oder -Gammainterferon verringert (Härtel 2004).

Konzentration von Vitamin C auf der Intensivstation

Vitamin C im Plasma ist innerhalb von 24 Stunden nach einem Trauma erniedrigt (Schorah 1996), vor allem bei Patienten, die ein Multiorganversagen entwickeln (Borelli 1996). Bei 84 % der postoperativen Patienten treten am ersten postoperativen Tag erniedrigte Vitamin-C-Konzentrationen im Plasma (Rümelin et al. 1999) als Folge einer gesteigerten Metabolisierung (Rümelin et al. 2005 a) auf.

Substitution

Die enterale Aufnahme von Vitamin C ist abhängig von spezifischen Transportmechanismen und damit auf etwa 500 mg/Tag begrenzt. Eine systemische Wirkung von Vitamin C kann damit nur sicher erreicht werden, wenn sie parenteral verabreicht wird. In klinischen Studien waren bis zu 3000 mg/Tag erforderlich, um normale Plasmaspiegel zu erreichen (Long 2003; Rümelin et al. 2005b). In einer weiteren Untersuchung wurde 66 mg/kg (!) Vitamin C substituiert, um bei Patienten mit Verbrennungen einen Benefit in der Gefäßpermeabilität zu zeigen (Kahn 2011). Inwieweit auch prooxidative Nebenwirkungen bei diesen Dosierungen in vivo auftreten, ist unbekannt.

> **Bei intensivbehandlungspflichtigen Patienten kann die parenterale Gabe von hoch dosiertem Vitamin C eine sinnvolle pharmakologische Intervention sein, die jedoch durch klinische Studien bislang nicht ausreichend belegt ist.**

9.1.3 Kombination von Vitamin C und Vitamin E

Es gibt mehrere Studien, die nahelegen, dass die Kombination von Vitamin C und E Erfolg versprechend bei kritisch kranken Patienten sein könnte. Beide Vitamine ergänzen sich bei der Reduktion von Sauerstoffradikalen. Die Radikale werden über eine Reaktionskette an Glutathion abgegeben, das über die Glutathionperoxidase regeneriert werden kann, wenn ausreichend Selen zur Verfügung steht. Eine Dosierung von 3-mal 1000 mg Ascorbinsäure parenteral und 3-mal 1000 U Tocopherol per os reduzierte z. B. das Risiko eines Multiorganversagens bei Traumapatienten oder nach einer großen Operation (Giladi 2011).

9.1.4 Vitamin D

Die Synthese von aktivem Vitamin D ist von der Sonnenlichtexposition abhängig. Die Halbwertszeit von 25(OH) Vitamin D beträgt 15 Tage. Daher haben gerade schwer kranke Patienten ein grundsätzliches Risiko, einen Mangel an aktiven Vitamin D zu erleiden. Aktives Vitamin D erhöht die intestinale Absorption von Kalzium und vermindert den Verlust von Kalzium über die Niere. Daher ist Vitamin D mit dem Knochenstoffwechsel assoziiert und reguliert die Freisetzung von Parathormon. Vitamin D hat aber auch multiple Effekte auf das Immunsystem (Diane et al. 2010; Michael et al. 2012; Amrein et al. 2012), die Entzündungsreaktion, oder die Funktion von Endothelzellen. So ist bekannt, dass Vitamin D die Synthese von Cathelicidin fördert, das nach neuen Untersuchungen die Clostridium-difficile-Infektion (Hing 2012) beeinflusst. Aber auch Atemwegsinfektionen wie Influenza können möglicherweise, durch das angeborene unspezifische Immunsystem (Rigo 2012) stimuliert, durch aktives Vitamin D behandelt (van der Does 2012) und der Gebrauch an Antibiotika reduziert werden. Klinische Studien auf der Intensivstation gibt es dazu jedoch noch nicht. Ein Mangel an Vitamin D wird mit chronischen Erkrankungen wie Diabetes und autoimmunen Erkrankungen assoziiert. In einer Beobachtungsstudie sind 25(OH)D Spiegel unter 30 ng/ml vor einem Krankenhausaufenthalt mit einer erhöhten Mortalität assoziiert. Spezielle Interventionsstudien auf der Intensivstation existieren nicht. Allgemein gilt:

 Vitamine sollten bei intravenöser Gabe in einer Kurzinfusion über 30 Minuten gegeben werden, da viele Vitamine durch Licht inaktiviert werden.

9.2   Spurenelemente

9.2.1 Selen

Wirkungsweise von Selen

In mindestens 25 verschiedenen Proteinen mit zum Teil bisher unbekannter Funktion ist Se-Cystein als 21. Aminosäure im katalytischen Zentrum aktiv. Neben der Funktion in Dejodinasen, die Schilddrüsenhormone metabolisieren, ist die antioxidative Wirkung von vier Glutathionperoxidasen und der Thioredoxinreduktase bekannt, die zudem an der Genomaktivierung beteiligt ist. Die Serumkonzentration von Selen spiegelt v. a. Selenoprotein P (SelP) wider, das – von der Leber gebildet – die Oberfläche des Endothels auskleidet und dieses direkt beeinflusst. Neben einer antioxidativen Wirkung hat SelP auch eine Transportfunktion.

Selenspiegel bei Patienten der Intensivstation

Bereits zu Beginn einer schweren Erkrankung ist die Konzentration von Selen im Blut regelhaft erniedrigt (Angstwurm 1999). Dies ist belegt für Patienten mit Infektionen, nach Polytrauma, herzchirurgischen Operationen oder Pankreatitiden und Verbrennungen. Aus diesen Selenspiegeln kann nicht auf einen absoluten Selenmangel geschlossen werden, da nach Tiermodellen eine Umverteilung des Selens aus der Leber in Organe stattfindet und der Spiegel umso niedriger ist, je schwerer der Patient erkrankt ist. Die Substitution mit Selen normalisiert SelP. Somit kann bei akuten Erkrankungen der niedrige Spiegel an SelP eine verminderte Verfügbarkeit von Selen in der Leber widerspiegeln. In wieweit eine Normalisierung des Selenspiegels über einen Anstieg von SelP zu einer Verbesserung von Morbidität und Mortalität von Patienten mit schweren Infektionen führen kann, wird derzeit in Studien überprüft (z. B. Angstwurm 2007) und zeigt einen möglichen Benefit.

Substitution von Selen

Derzeit ist folgende Feststellung zur Gabe von Selen bei Patienten mit schwerer Infektion, Sepsis und septischen Schock möglich:

- Je kränker der Patient ist und je länger er auf eine Unterstützung angewiesen ist, desto eher profitiert er von einer pharmakologischen Substitution von Selen in der Höhe von 500–1000 µg/Tag
- Eine Therapie mit Natriumselenit länger als 14 Tage, ist unter kontrollierten Bedingungen nicht untersucht. (Angstwurm 2006)
- Die Wirksamkeit einer pharmakologischen Dosierung von Selen wird bislang nur in einzelnen Studien nahegelegt, ist jedoch noch nicht bewiesen
- In der Ernährung von kritisch Kranken sollte Selen immer enthalten sein. Für eine optimale Aktivität von Glutathionperoxidasen sind 50–75 µg/Tag ausreichend, für eine optimale Versorgung mit Selenoprotein P liegt die minimale Menge bei etwa 100–125 µg/Tag
- Selen und Vitamin C können möglicherweise interagieren. Es sollte daher ein zeitlicher Abstand von zwei Stunden zwischen der Gabe von Vitamin C und Selen liegen

9.2.2 Zink

Zink ist zur DNA und RNA-Synthese erforderlich. Es liegt im katalytischen Zentrum in über 100 Enzymen vor. Zink fördert die Synthese von Immunglobulin oder Interferon und beeinflusst die Phagozytose. Bei Infekten wird Zink physiologisch von Calprotectin aus aktivierten neutrophilen Granulozyten gebunden und vermindert so das Wachstum von Pilzen oder Bakterien (Cederlund 2010). Daher ist bei Patienten mit akuten Erkrankungen ein stark erniedrigter Zinkspiegel belegt. Symptome eines Zinkmangels können eine Störung des Geschmackes, verzögerte Wundheilung, Alopezie oder eine Dermatitis sein. 90 % des Zinks sind im Knochen und in der Muskulatur enthalten. Metallothionein regelt die Aufnahme von Zink aus dem Jejunum. Damit sind eine Pankreatitis, Pankreasinsuffizienz oder chronische Darmerkrankungen mit einem Zinkmangel assoziiert, aber auch Alkoholiker oder Diabetiker weisen niedrige Spiegel auf. Klinische Studien sind spärlich.

 Eine Substitution von Zink sollte nur bei nachgewiesenem Mangel erfolgen, da Zink auch für das Bakterienwachstum essenziell ist.

Ob eine Substitution von Zink bei einer akuten Erkrankung sinnvoll ist, muss erst belegt werden. Der Verlauf von Erkältungssymptomen, aber auch von Malariainfektionen oder Wundheilungen werden günstig beeinflusst. Andererseits ist unter der Substitution von Zink die Entzündungsreaktion verstärkt.

◘ Tab. 9.1 Mikronährstoffe. (ESPEN Guidelines 2009)

Vitamine	Dosis/Tag
Thiamin (B$_1$)	6 mg
Riboflavin (B$_2$)	3,6 mg
Niacin (B$_3$)	40 mg
Folsäure	600 µg
Pantothensäure	15 mg
Pyridoxin (B$_6$)	6 mg
Hydroxycobalamin (B$_{12}$)	5 µg
Biotin	60 µg
Ascorbinsäure (C)	200 mg
Vitamin A	3300 IU
Vitamin D	200 IU
Vitamin E	10 IU
Vitamin K	150 µg
Chrom	10–15 µg
Kupfer	0,3–0,5 mg
Eisen	1,0–1,2 mg
Mangan	0,2–0,3 mg
Selen	20–60 µg
Zink	2,5–5 mg
Molybdän	20 µg
Jod	100 µg
Fluor	1 mg

9.2.3 Chrom

Akut kranke Patienten haben oftmals erniedrigte Spiegel von Chrom. Ein Mangel an Chrom kann eine Störung der Proliferation von Lymphozyten und Makrophagen hervorrufen. Zudem spielt Chrom eine Rolle bei der Insulinresistenz, die regelhaft bei akut erkrankten Patienten auftritt und mit der perioperativen Morbidität und Mortalität einhergeht. Ob die Gabe von Chrom die Insulinresistenz verändert, ist nicht bekannt. Bei Patienten mit Diabetes mellitus ließen sich in kleinen Kollektiven durch Chrom keine einheitlichen Ergebnisse zeigen. Somit kann bis jetzt eine Therapie mit Chrom nicht generell empfohlen werden.

> Bislang existieren keine ausreichenden Daten, um eine generelle Substitution von einzelnen Spurenelementen während einer akuten Infektion zu empfehlen.

9.3 Empfehlungen zur täglichen Substitution mit Spurenelementen und Vitaminen während parenteraler Ernährung (ESPEN Guidelines 2009)

◻ Tab. 9.1 gibt Empfehlungen zur täglichen Substitution mit Spurenelementen und Vitaminen während der parenteraler Ernährung.

Literatur

Amrein K, Venkatesh B (2012) Vitamin D and the critically ill patient. Curr Opin Clin Nutr Metab Care 15 (2):188–193

Angstwurm MW, Schottdorf J, Schopohl J, Gaertner R (1999) Selenium replacement in patients with severe systemic inflammatory response syndrome improves clinical outcome. Crit Care Med. Sep; 27(9): 1807–1813

Angstwurm MW, Gaertner R (2006) Practicalities of selenium supplementation in critically ill patients. Curr Opin Clin Nutr Metab Care May; 9 (3): 233–238

Angstwurm MW, Engelmann L, Zimmermann T et al. (2007) Selenium in Intensive Care (SIC): results of a prospective randomized, placebo-controlled, multiple-center study in patients with severe systemic inflammatory response syndrome, sepsis, and septic shock. Crit Care Med. Jan; 35(1): 118–126

APA (2002) American Psychiatric Association quick reference to the American Psychiatric Association. Practice guidelines for treatment of psychiatric disorder. Compedium: 57–82

AWMF (2008) Leitlinie Alkoholdelir. Leitlinien für Diagnostik und Therapie in der Neurologie. http://www.awmf.org/uploads/tx_szleitlinien/030-006_S1_Alkoholdelir_10-2008_10-2013. pdf. Zugegriffen: 6. August 2012

Bahr V, Mobius K, Redmann A, Oelkers W (1996) Ascorbate and alpha-tocopherol depletion inhibit aldosterone stimulation by sodium deficiency in the guinea pig. Endocr Res. Nov; 22(4): 595–600

Borelli E, Roux-Lombard P, Grau GE et al. (1996) Plasma concentrations of cytokines, their soluble receptors, and antioxidant vitamins can predict the development of multiple organ failure in patients at risk. Crit Care Med 24: 392–397

Cederlund A, Agerberth B, Bergman P (2010) Specificity in killing pathogens is mediated by distinct repertoires of human neutrophil peptides. J Innate Immun. 2(6): 508–521

Clark JA, Burny I, Sarnaik AP, Audhya TK (2010) Acute thiamine deficiency in diabetic ketoacidosis: Diagnosis and management. Pediatr Crit Care Med. Nov;7(6): 595–599

Diane L, Tangpricha K, Tangpricha V (2010) Vitamin D and molecular actions on the immune system: modulation of innate and autoimmunity. J Mol Med 88 (5): 441–450

Donnino MW, Carney E, Cocchi MN, Barbash I, Chase M, Joyce N, Chou PP, Ngo L (2010) Thiamine deficiency in critically ill patients with sepsis. J Crit Care. Dec; 25(4): 576–581

Giladi AM, Dossett LA, Fleming SB, Abumrad NN, Cotton B (2011) High-dose antioxidant administration is associated with a reduction in post-injury complications in critically ill trauma patients. Injury. Jan; 42(1): 78–82

Hanninen SA, Darling PB, Sole MJ, Barr A, Keith ME (2006) The prevalence of thiamin deficiency in hospitalized patients with congestive heart failure. J Am Coll Cardiol. Jan 17; 47(2): 354–6

Härtel C, Strunk T, Bucsky P, Schultz C (2004) Effects of Vitamin C on intracytoplasmic cytokine production in human whole blood monocytes and lymphocytes. Cytokine. Aug 21-Sep 7; 27(4-5): 101–106

Hing TC, Ho S, Shih DQ, Ichikawa R, Cheng M, Chen J, Chen X, Law I, Najarian R, Kelly CP, Gallo RL, Targan SR, Pothoulakis C, Koon HW (2012) The antimicrobial peptide cathelicidin modulates Clostridium difficile-associated colitis and toxin A-mediated enteritis in mice Gut. Jul 3

Holick MF (2007) Vitamin D Deficiency. N Eng J Med 357: 266– 281

Kahn SA, Beers RJ, Lentz CW (2011) Resuscitation after severe burn injury using high-dose ascorbic acid: a retrospective review. J Burn Care Res. Jan-Feb; 32(1): 110–117

Keith ME, Walsh NA, Darling PB, Hanninen SA, Thirugnanam S, Leong-Poi H, Barr A, Sole MJ (2009) B-Vitamin Deficiency in hospitalized patients with heart failure. J Am Diet Assoc. Aug; 109(8): 1406–1410

Long CL, Maull KI, Krishnan RS, Laws HL, Geiger JW, Borghesi L, Franks W, Lawson TC, Sauberlich HE (2003) Ascorbic acid dynamics in the seriously ill and injured. J Surg Res. Feb; 109(2): 144–148

McMahon L, Schwartz K, Yilmaz O, Brown E, Ryan LK, Diamond G (2011) Vitamin D-mediated induction of innate immunity in gingival epithelial cells. Infect Immun. Jun; 79(6): 2250–2256

Nathens AB, Neff MJ, Jurkovich GJ et al. (2002) Randomized prospective trial of antioxidant supplementation in critically ill surgical patients. Ann Surg 236: 814–822

Pleiner J, Mittermayer F, Schaller G, MacAllister RJ, Wolzt M (2002) High doses of Vitamin C reverse Escherichia coli endotoxin-induced hyporeactivity to acetylcholine in the human forearm. Circulation Sep 17; 106(12): 1460–1464

Rigo I, McMahon L, Dhawan P, Christakos S, Yim S, Ryan LK, Diamond G (2012) Induction of triggering receptor expressed on myeloid cells (TREM-1) in airway epithelial cells by 1,25(OH)$_2$ Vitamin D$_3$. Innate Immun. 18(2): 250–257

Rümelin A, Fauth U, Halmágyi M (1999) Reduzierte Ascorbinsäurekonzentrationen im Plasma bei intensivbehandlungspflichtigen Patienten in der frühen postoperativen Phase 24: 267–269

Rümelin A, Humbert T, Luhker O et al. (2005 a) Metabolic clearance of the antioxidant ascorbic acid in surgical patients. J Surg Res 129: 46–51

Rümelin A, Jaehde U, Kerz T et al. (2005 b) Early postoperative substitution procedure of the antioxidant ascorbic acid. J Nutr Biochem 16: 104–108

Schorah CJ, Downing C, Piripitsi A, et al. (1996) Total Vitamin C, ascorbic acid, and dehydroascorbic acid concentrations in plasma of critically ill patients. Am J Clin Nutr 63: 760–765

Seligmann H, Halkin H, Rauchfleisch S, Kaufmann N, Motro M, Vered Z, Ezra D (1991) Thiamine deficiency in patients with congestive heart failure receiving long-term furosemide therapy: a pilot study. Am J Med. Aug; 91(2): 151–155

SIGN (Scottish Intercollegiate Guidelines Network) (2002) The Management of alcohol dependence in primary care. Draft 1.6/19.April

Tangney CC, Hankins JS, Murtaugh MA, Piccione W (1998) Plasma vitamins E and C concentrations of adult patients during cardiopulmonary bypass. J Amer Coll Nutr 17: 162–170

Thomson AD, Cook CC, Touquet R, Henry JA (2002) The Royal College of Physicians Report on Alcohol: guidelines for managing Wernicke's encephalopathy in the accident and emergency department. Alc Alcoholism 37: 513–521

van der Does AM, Bergman P, Agerberth B, Lindbom L (2012) Induction of the human cathelicidin LL-37 as a novel treatment against bacterial infections. J Leukoc Biol. Jun 13

Wilson JX (2009) Mechanism of action of Vitamin C in sepsis: Ascorbate modulates redox signaling in endothelium. Biofactors. 35(1): 5–13

Wu F, Tyml K, Wilson JX (2002) Ascorbate inhibits iNOS expression in endotoxin- and IFN gamma-stimulated rat skeletal muscle endothelial cells. FEBS Lett. Jun 5; 520(1-3): 12–16

Zhou G, Kamenos G, Pendem S, Wilson JX, Wu F (2012) Ascorbate protects against vascular leakage in cecal ligation and puncture-induced septic peritonitis. Am J Physiol Regul Integr Comp Physiol. Feb 15; 302(4): R409–416

Enterale Ernährung des Intensivpatienten

Arved Weimann, Matthias Nolopp

Der Einfluss des Ernährungsstatus auf die Inzidenz von Komplikationen beim Intensivpatienten, insbesondere die Infektionsrate, kardiopulmonale Probleme und die Wund-
heilung, ist unzweifelhaft. Dies zeigen auch aktuelle Literaturübersichten (Pichard et al.
2009; Felbinger et al. 2010). Die Leitlinien der Europäischen Gesellschaft für Klinische
Ernährung und Stoffwechsel für die enterale Ernährung des Intensivpatienten besagen:
»Eine nicht ausreichende Nahrungszufuhr für mehr als 14 Tage ist mit einer erhöhten
Letalität assoziiert. Die Indikation zur künstlichen Ernährung besteht daher auch bei
Patienten ohne Zeichen der Mangelernährung, die voraussichtlich mehr als 7 Tage
keine orale Nahrungszufuhr oder mehr als 14 Tage oral eine nicht bedarfsdeckende Kost
erhalten« (Kreymann et al. 2006).

10.1   Ernährungsstatus als prognostischer Faktor

In einer aktuellen multizentrischen internationalen Beobachtungsstudie mit 2772 mechanisch beatmeten Patienten auf 167 Intensivstationen in 21 Ländern ist die prognostische Bedeutung der Energie- und Proteinzufuhr für Intensivpatienten noch einmal
gezeigt worden (Alberda et al. 2009). Die Patienten erhielten im Mittel 1034 kcal/Tag
und 47 g Eiweiß am Tag. Hierbei fand sich bei einer Erhöhung der Energiezufuhr um
1000 kcal/Tag eine signifikante Verminderung der Letalität und der Beatmungsdauer
bei den mangelernährten Patienten mit BMI<25 kg/m^2 oder ≥35 kg/m^2. Dies entspricht den Daten einer Metaanalyse von 62.045 Intensivpatienten, die die niedrigste
Letalität für Patienten mit einem BMI von 30–34,9 kg/m^2 zeigte (Akinnusi 2008).
Eindrucksvoll haben Villet et al. (2005) die hochsignifikante Beziehung zwischen dem
beim Intensivpatienten durch inadäquate Ernährung aufgebauten kumulativen Kalo-
riendefizit, der Länge der Krankenhausverweildauer, der Komplikationsrate insgesamt
und hierbei besonders der Infektionsrate, der Zeitdauer der Antibiotikagabe und der
Beatmungsdauer dargelegt. Bei Patienten mit einer Intensivaufenthaltsdauer von
mehr als 5 Tagen kam es innerhalb von 4 Wochen zu einem mittleren kumulativen
Energiedefizit von 12000 kcal.

> ❯ Ziel einer Ernährungstherapie auf der Intensivstation muss es sein, bei
> primär mangelernährten Patienten unbedingt ein weiteres Kaloriendefizit
> zu vermeiden und bei denjenigen ohne primäres Ernährungsdefizit das
> Entstehen einer Mangelernährung als zusätzliches Risiko zu verhindern.

▪ Warum enteral?

Die pathophysiologischen Konzepte und klinischen Daten sprechen eindeutig für die
frühzeitige enterale Nahrungszufuhr. So ist heute unbestritten, dass der enteralen
Ernährung – wann immer möglich – der Vorzug zu geben ist. Dies gilt auch für den
kritisch Kranken mit Sepsis und Multiorgandysfunktion und findet sich in allen aktuellen Leitlinien (Kreymann et al. 2006; McClave et al. 2009; Reinhart et al. 2010). In

einer aktuellen Metaanalyse ist bei enteraler Ernährung von Traumapatienten eine signifikant geringere Letalität auf der Intensivstation gezeigt worden (Doig et al. 2010). Beim kritisch Kranken ist jedoch auch die Machbarkeit des »wann immer möglich« bei gestörter gastrointestinaler Motilität und Katecholaminbedarf zur Kreislaufstützung problematisch und kann sogar riskant sein. Seltene und unbedingt zu vermeidende Komplikation einer enteralen Ernährung kann die ischämische Darmnekrose sein, die in einer eigenen Literaturzusammenstellung eine Letalität von 60 % aufweist. Evident ist auch, dass mit einem auf der Intensivstation etablierten Algorithmus, Ernährungsprotokoll oder »SOP« die enterale Ernährbarkeit selbst unter schwierigeren Bedingungen signifikant ansteigt (Barr et al. 2004). Andererseits empfehlen die Leitlinien im Falle einer schweren hämodynamischen Instabilität den vorübergehenden Stopp einer enteralen Zufuhr (Kreymann et al. 2006; McClave et al. 2009). Eine erst kürzlich erschienene multizentrische Beobachtungsstudie mit über 1000 Patienten hat gezeigt, dass eine enterale Ernährung auch bei katecholaminpflichtigen Patienten zu einer Verminderung der Letalität und Verkürzung der Verweildauer auf der Intensivstation führt (Khalid et al. 2009). Gerade beim kritisch Kranken muss der Fokus auf den Erhalt der intestinalen Barriere gerichtet sein. So kann die Ernährung bei diesen Patienten optimal nur kombiniert »dual« enteral/parenteral unter strenger Berücksichtigung der Toleranz erfolgen (Berger 2011; Thibault et al. 2011). Dies muss jedoch durch prospektive Studien weiter belegt werden.

10.2 Pathophysiologie: Die intestinale Barriere – der Darm als Motor des Multiorganversagens

Ein schweres Trauma mit Schock induziert eine schwere systemische Entzündungsreaktion mit Einfluss auf den Stoffwechsel. Nach der weiterhin gültigen und vor allem durch experimentelle Daten gestützten »Gut Injury«-Hypothese besitzt der Darm als Immunorgan und so genanntem Motor eine entscheidende Rolle bei der Entstehung von SIRS, Sepsis und Multiorganversagen. Der vielfach postulierten, experimentell und klinisch gezeigten Permeabilitätssteigerung der Darmwand mit der Folge einer Translokation von Bakterien und Toxinen kommt dabei wahrscheinlich nur eine untergeordnete Bedeutung zu. So ist die Wertigkeit der bakteriellen Translokation nicht eindeutig geklärt, da das Phänomen auch bei Gesunden beobachtet wird. Permeabilität und septische Komplikationen mit Multiorgandysfunktion konnten gerade in der klinischen Situation häufig nicht korreliert werden (Kanwar et al. 2000). Wahrscheinlich sind die durch die Zerstörung der intestinalen Barriere entstehenden immunologischen Prozesse in der Darmwand von weitaus größerer Bedeutung. Eine Schädigung der Darmwand kann direkt mechanisch durch Zelluntergang im Rahmen eines durch ein Trauma (»first hit«) ausgelösten schweren Schockgeschehen erfolgen. Tierexperimentell konnte gezeigt werden, dass Zellmembranbestandteile das »Priming« von neutrophilen Granulozyten stimulieren können. Diese aktivierten Granulozyten können über das Portalvenenblut in andere Organe migrieren und auf den Endothelien der Kapillarmembranen und auch den Monozyten adhärieren. Das Eintreten des »second hits«, z. B. eine durch das Trauma notwendig gewordene Frakturversorgung oder eine Pneumonie, initiieren dann den »Respiratory Burst« der neutrophilen Granulozyten, welcher über die Freisetzung der Sauerstoffradikale und lytischen Enzyme die Manifestation des Organschadens z. B. das ARDS einleitet (Moore et al. 1994). Diesem Konzept folgend wird nach jedem Trauma gerade beim Intensivpatienten der mechanische und funktionelle Erhalt der intestinalen Barriere mit frühestmöglichem Beginn der enteralen Ernährung angestrebt, wobei die erhöhte Vulnerabilität und eingeschränkte Toleranz des Darms zu beachten ist (Dunham 1994). Experimentell belegt ist der günstige Einfluss auf die lokale intestinale Immunabwehr auch zur Verminderung pulmonaler Komplikationen (Kudsk 2003; Johnson et al. 2003). Ebenfalls experimentell ist bei Ratten mit begrenzter enteraler Substratzufuhr auch unter Vasopressingabe eine Steigerung der mesenterialen Durchblutung gezeigt worden. Sofern die Zufuhr weiter erhöht wurde, kam es zunächst zu einem Plateau, danach erst zu einem rapiden Abfall der mesenterialen Durchblutung (Zaloga et al. 2003). Eine mesenteriale Minderperfusion kann lange vor einer im Serum nachweisbaren Laktaterhöhung zu einer Glukosedepletion der Darmwand führen (Krejci et al. 2006). Beide Untersuchungen sprechen mit dem Ziel des trophischen Erhalts der intestinalen Barriere für die vorsichtige enterale Nährstoffzufuhr, auch unter den Bedingungen einer Hypotension mit katecholamingestütztem Kreislauf und verminderter Splanchnikusperfusion. So sollte zumindest eine minimale Substratzufuhr, möglichst ununterbrochen gewährleistet sein. Sofern mit der enteralen Ernährung innerhalb von 24 Stunden begonnen wurde, konnte bei Polytraumapatienten das Auftreten eines Multiorganversagens signifikant gesenkt werden (Kompan et al. 1999). Aktuelle Metaanalysen haben den Wert einer frühzeitigen oralen bzw. enteralen Zufuhr im Hinblick auf Infektionsraten und Krankenhausverweildauer für chirurgische Patienten und auch kritisch Kranke gezeigt (Peter et al. 2005; Osland et al. 2011; Koretz et al. 2007). Hieraus resultierende klare Leitlinienempfehlungen, welche den frühestmöglichen Beginn einer enteralen Ernährung nahelegen (Kreymann et al. 2006; Weimann et al. 2006; McClave et al. 2009). Die häufige Befürchtung, dass eine frühzeitige Ernährung mit einer erhöhten Rate von Aspirationen und hieraus resultierenden Pneumonien einhergeht, konnte widerlegt werden (Kompan et al. 2004). Gezeigt worden ist dass die enterale Ernährbarkeit kritisch Kranker mit der Einführung eines klar strukturierten Ernährungsprotokolls erheblich steigt (Barr et al. 2004; Petros et al. 2006).

10.3 Enteral versus parenteral oder enteral/parenteral?

In der Vergangenheit wurden enterale und parenterale Nährstoffapplikation als konkurrierend dargestellt und diskutiert. Zweifellos sprechen der physiologische Zugang und ökonomische Faktoren für die enterale Applikation. Das Argument, dass die parenterale Ernährung die Darmpermeabilität und die Gefahr septischer Komplikationen erhöhe, hat sich in klinischen Studien jedoch nicht bestätigt (Kanwar et al. 2000). Allgemeiner Konsens gilt für die Vorteile einer innerhalb von 24–48 Stunden anzustrebenden, frühestmöglichen enteralen Ernährung beim kritisch Kranken (Kreymann et al. 2006; McClave et al. 2009; Peter et al. 2005; Singer et al. 2009). Häufig besteht bei diesen hämodynamisch instabilen und katecholaminpflichtigen Patienten nur eine eingeschränkte gastrointestinale Toleranz. So ist wiederholt gezeigt worden, dass bei diesen Patienten signifikant häufiger bei enteraler als bei parenteraler Ernährung das Kalorienziel nicht erreicht wird (Petros et al. 2006). Unter diesem Aspekt wird das Konzept einer »minimalen enteralen« Nährstoffzufuhr kombiniert mit parenteraler Ernährung empfohlen (Kreymann et al. 2006). So konnte auch gezeigt werden, dass eine inadäquate enterale Ernährung bei eingeschränkter intestinaler Funktion mit dann verzögertem Beginn einer parenteralen Ernährung sich ungünstiger auswirkt als ein frühzeitiger parenteraler Ernährungsbeginn (Simpson u. Doig 2005). Daher besteht nun Übereinstimmung, eine enterale Ernährung nicht zu erzwingen. Dies wird auch gestützt durch Woodcock et al. (2001), welche in einer prospektiven Studie die Art der künstlichen Ernährung nach der Funktion des Gastrointestinaltrakts differenzierten. Patienten mit inadäquater Funktion erhielten total parenterale Ernährung (TPN) (n=267), mit funktionierendem Gastrointestinaltrakt enterale Ernährung (EN) (n=231), und solche mit fraglich adäquater Funktion wurden in Gruppe 3 mit TPN und 4 mit EN randomisiert. Komplikationen hinsichtlich des Applikationssystems und der Morbidität traten signifikant häufiger in beiden enteralen Gruppen auf. Die enterale Ernährung ging häufiger mit einer unzureichenden Energieaufnahme einher. Hinsichtlich septischer Komplikationen bestanden keine Unterschiede zwischen enteraler und parenteraler Ernährung. Die Autoren schlussfolgerten, dass bei fraglicher Funktion des Gastrointestinaltrakts bevorzugt parenteral ernährt werden sollte. Mit dem Ziel eines »minimal enteralen nutritional supports« können auch beim kritisch Kranken enteral Mengen weit unter dem täglichen Kalorienbedarf zugeführt werden. In diesen Fällen ist längerfristig die Kombination von enteraler und parenteraler Zufuhr unumgänglich. Eine kombinierte enterale/parenterale Ernährung ist immer dann durchzuführen, wenn eine künstliche Ernährung indiziert ist und der Kalorienbedarf durch eingeschränkte enterale Toleranz nicht adäquat gedeckt werden kann. Dies gilt besonders, wenn die Kalorienzufuhr unter 60 % des errechneten Bedarfs beträgt und ein zentralvenöser Zugang zur parenteralen Ernährung bereits vorhanden ist. Sofern ein zentralvenöser Zugang zum Zweck der künstlichen Ernährung noch platziert werden muss, ist diese Indikation kritisch im Verhältnis zu der zu erwartenden Zeitdauer zu stellen (Weimann et al. 2009). Es ist vielfach gezeigt worden, dass eine frühenterale Ernährung auch bei kritisch kranken Patienten und sogar bei offenen Abdomen (Burlew et al. 2012; Powell u. Collier 2012) prinzipiell sicher durchgeführt werden kann. Wird das Kalorienziel, vor allem bei eingeschränkter gastrointestinaler Toleranz voraussichtlich nach 7 bis 10 Tagen nicht erreicht, wird die Platzierung eines zentralvenösen Zugangs zur parenteralen Ernährung empfohlen. Dann sollte zur Deckung des Kalorienbedarfs die künstliche Ernährung kombiniert (»dual«) enteral und parenteral erfolgen (Pichard et al. 2009; Weimann et al. 2009). Viel diskutiert wird derzeit der günstige Zeitpunkt für den Beginn einer supplementierenden parenteralen Ernährung (Casaer et al. 2011) ▶ Kap. 12. Die von der Industrie angebotenen Zwei- (Glukose, Aminosäuren) und Dreikammerbeutel (Glukose, Aminosäuren und Fette) sind als All-In-One-Systeme mit einfacher zeitsparender Handhabung und geringem Kontaminationsrisiko vorteilhaft (Menne et al. 2008).

❯ **Kontraindikationen zur enteralen Ernährung sind**
  ▬ **Darmobstruktion mit relevanter Passagestörung,**
  ▬ **schwerer Schockzustand mit Kreislaufinstabilität.**

  In allen anderen Fällen wird der Versuch einer enteralen Ernährung empfohlen.

10.4 Gastrointestinale Toleranz

Die Veränderungen der gastrointestinalen Motilität beim kritisch Kranken sind komplex und sowohl Ausdruck der Schwere der Erkrankung als auch häufig Nebenwirkung der Therapie (Ukleja 2010). Die Möglichkeiten der medikamentösen Beeinflussung sind immer noch begrenzt. Bisher gibt es bis auf die Erfassung des Magenresidualvolumens kein standardisiertes Verfahren zur Erfassung der Funktion des Magen-Darm-Traktes. Auch in die üblichen Scores zur Beurteilung des Organversagens gehen diese Parameter nicht ein. Von Montejo et al. (2010) konnte bei internistischen Intensivpatienten gezeigt werden, dass eine enterale Ernährung bis zu einem Magenresidualvolumen von 500 ml/Tag problemlos durchgeführt werden kann. Poulard et al. (2010) konnten bei Verzicht auf die Messung des Magenresidualvolumens keine erhöhte Rate von Erbrechen oder ventilatorassoziierter Pneumonien beobachten. In einer aktuellen großen multizentrischen randomisierten Studie an 1000 beatmeten Patienten mit akuter Lungenschädigung trat eine gastrointestinale Intoleranz im Vergleich mit einer hypokalorischen Ernährung (1300 kcal/Tag) bei Einsatz einer noch niedriger kalorischen Zottenernährung (400 kcal/Tag) signifikant geringer auf (The National Heart, Lung and Blood Institute 2012), ohne dass dies negative Auswirkungen auf den klinischen Verlauf wie die Dauer der Beatmung oder die Rate infektiöser Komplikationen hatte. Eine Möglichkeit zur Abschätzung des Risikos einer

Punkte	Klinische Symptome
0	Normale gastrointestinale Funktion
1	Enterale Ernährung< 50 % des berechneten Bedarfs oder keine Ernährung 3 Tage nach bauchchirurgischem Eingriff möglich
2	Nahrungsintoleranz (enterale Ernährung nicht durchgeführt aufgrund erhöhtem gastralen Residualvolumen, Erbrechen, Darmdistension oder schwerer Diarrhö) oder intraabdominelle Druckerhöhung (IAH)
3	Nahrungsintoleranz und IAH
4	Abdominales Kompartmentsyndrom

▣ Tab. 10.1 Fünf-Punkte-System des Gastro Intestinal Failure (GIF) Score

gastrointestinalen Insuffizienz beim kritisch Kranken, bietet der Gastro Intestinal Failure (GIF) Score von Reintam et al. (2008) (▣ Tab. 10.1). Dieser Score versucht mit einem Fünf-Punkte-System anhand der Symptome Nahrungsintoleranz und intraabdomineller Hypertension (IAH) die gastrointestinale Funktion zu beurteilen und die Letalität vorherzusagen.

10.5 Durchführung der enteralen Ernährung bei hämodynamischer Instabilität

Die enterale Ernährung ist die bevorzugte Form der Nahrungsapplikation, wenn sie ohne Risiko für den Patienten gegeben werden kann. Bei Kreislaufinstabilität und eingeschränkter gastrointestinaler Toleranz ist die Durchführung nur schwierig zu realisieren. Eine Überforderung der intestinalen Transportkapazität birgt das Risiko für Störungen der Mikrozirkulation bis hin zur nonokklusiven mesenterialen Ischämie (NOMI) und Darmnekrose. Nach einer eigenen Literaturzusammenstellung geht das Auftreten einer ischämischen Darmnekrose mit einer Letalität von 60 % einher (Nolopp et al.2011). So besteht auch allgemeiner Konsens darüber, dass eine enterale Ernährung bei hämodynamisch instabilen Patienten nur mit äußerster Vorsicht und unter Verzicht auf eine Deckung des Kalorienbedarfs durchgeführt werden sollte (Kreymann et al. 2006; McClave et al. 2009). Die aktuellen Leitlinien der American Society of Parenteral and Enteral Nutrition (ASPEN) empfehlen den frühzeitigen Stopp der enteralen Ernährung bei Patienten »hemodynamically compromised« und mit signifikanter Kreislaufstützung (McClave et al. 2009). Eine frühzeitige »minimal enteral nutrition« als »Zottenernährung« wird jedoch zumeist auch bei katecholamingestütztem Kreislauf toleriert. In einer großen Beobachtungsstudie zeigte sich ein signifikant besseres Überleben (Khalid et al. 2010). Eine frühzeitige kombiniert enterale/parenterale Zufuhr ist zu empfehlen, wobei der Zeitpunkt derzeit intensiv diskutiert wird. Das Argument, dass eine parenterale Zufuhr die Gefahr septischer Komplikationen erhöhe, hat sich nicht bestätigt. Es konnte im Gegenteil gezeigt werden, dass sich bei eingeschränkter intestinaler Funktion eine infolge einer inadäquaten enteralen Ernährung verzögert begonnene parenterale Ernährung möglicherweise ungünstiger auswirkt als eine frühzeitige parenterale Ernährung (Simpson u. Doig 2005). Für die enterale Ernährung kritisch Kranker mit hämodynamischer Instabilität wurden von der American Society for Critical Care Medicine (SCCM) und der American Society for Parenteral and Enteral Nutrition (ASPEN) 2009 folgende Empfehlungen ausgegeben (McClave et al. 2009): Im Zustand der hämodynamischen Instabilität (signifikante hämodynamische Unterstützung durch hoch dosierte Katecholamine allein oder in Kombination mit Substitution von großen Flüssigkeitsvolumina oder Blutprodukten) sollte die enterale Ernährung pausiert werden, bis sich der Patient wieder in einem stabilen Zustand befindet. Eine enterale Ernährung sollte nicht bei hypotensiven Patienten (mittlerer arterieller Druck< 60 mmHg) gegeben werden, besonders wenn die Kreislaufunterstützung mit Katecholaminen vorgesehen ist oder wenn die Dosis dieser Medikamente erhöht werden muss, um die hämodynamische Stabilität zu gewährleisten. Eine enterale Ernährung kann bei Patienten mit stabilen niedrigen Katecholamindosen vorsichtig verabreicht werden.

> ❯ Jegliche Zeichen einer Nahrungsintoleranz (abdominelle Schmerzen/Distension, erhöhter Sondenrückfluss, erhöhtes gastrales Residualvolumen, verminderter Stuhlgang/Flatus, verminderte Darmgeräusche, metabolische Azidose und/oder Basendefizit, erweiterte Darmschlingen oder intramurale Gasbildung (Pneumatosis intestinalis) sollten sorgfältig untersucht und auch als mögliche Frühzeichen einer Darmischämie interpretiert werden.

10.5.1 Praktische Empfehlungen

Die Steigerung der Zufuhrmenge muss situationsadaptiert und streng nach Toleranz erfolgen. Eine Zeitdauer von 5 bis 7 Tagen bis zur Deckung des Kalorienbedarfs auf enteralem Wege ist einzuplanen und bringt keinen Nachteil mit sich (Weimann et al. 2007).

- Langsame Steigerung der Nährstoffzufuhr auf max. 50 ml/h innerhalb der ersten 4 Tage in 10- bis 20ml-Schritten/Tag unter Beobachtung der Toleranz anhand von Sondenrückfluss und Distension.
- Verwendung hochmolekularer (ballaststoffreicher) Diäten unter ausreichender Flüssigkeitszufuhr.

- Gerade bei Intensivpatienten strenge Kontrollen des Abdomens und der Peristaltik insbesondere bei Zufuhrraten über 40 ml/h.
- Bei hämodynamischer Instabilität sofortige Reduktion der Zufuhrraten (auf 10–20 ml) als »minimal enteral feeding« – ggf. vorübergehender Stopp.
- Bei gastraler Ernährung Pausen von 2-mal 2 h oder 4-mal 1 h zur Abschätzung der Toleranz und Ansäuerung des Magens.

10.5.2 Sondenzugang

Mit der Sondenernährung sollte möglichst innerhalb von 24 Stunden unter Zufuhr geringer Mengen (5–10 ml/h) begonnen werden. Bei Traumapatienten ohne Laparotomie erfolgt die enterale Ernährung zunächst nasogastral/-jejunal. Auch bei offenem Abdomen kann mit einer enteralen Zufuhr rasch begonnen werden. So ist bereits innerhalb der ersten 24–48 Stunden die endoskopische Platzierung einer Jejunalsonde anzustreben. Hier empfiehlt sich eine dreilumige Sonde mit zusätzlichem gastralem Schenkel zur Drainage des Magensekrets. Eine gastrale enterale Ernährung sollte versucht werden, ist jedoch bei chirurgischen Patienten aufgrund der häufigen und länger anhaltenden Magenatonie mit erheblichem gastralen Reflux oftmals nicht durchführbar. Ziel ist gerade in der kritischen Phase eine zumindest minimale Substratzufuhr von 10–20 ml/h (Weimann et al. 2007). Für die blinde »Bedside«-Sondenplatzierung beim spontan atmenden Patienten macht die zu vermeidende unbeabsichtigte Intubation der Atemwege ein standardisiertes Vorgehen in geübter Hand erforderlich (Fisher u. Merrel 2006). So kann es auch blind gelingen, die Sonde transpylorisch weiterzuschieben. Elektromagnetische Signale oder Ultraschall können genutzt werden, um den Weg der Sonde während der Platzierung genau zu kontrollieren (Holzinger 2011). Diese Hilfsmittel finden jedoch im klinischen Alltag bisher kaum Anwendung. Im Fall einer erforderlichen Laparotomie kann die Sonde intraoperativ einfach manuell platziert oder ohne besonderes Risiko eine Feinnadelkatheterjejunostomie angelegt werden (Weimann et al. 2006). Bei schwerem Schockzustand und zu erwartender Darmschwellung besteht hier Zurückhaltung, anderenfalls wird eine Jejunalsonde idealerweise endoskopiegestützt platziert. Problem ist häufig die logistische Abhängigkeit von einer gastroenterologischen Endoskopieeinheit. Für den endoskopisch unerfahreneren Intensivmediziner ist ein spezielles überlanges, für die Sondenplatzierung einfach zu handhabendes Endoskop entwickelt worden. Bei der gastralen Ernährung geht die intermittierende Kalorienzufuhr mit einem rascheren Erreichen des Kalorienziels einher (MacLeod et al. 2007). Das Risiko eines Sondenrückflusses mit drohender Aspiration ist bei der Perkutanen Endoskopischen Gastrostomie (PEG) im Vergleich mit einer Magensonde signifikant niedriger. Das Risiko einer Aspiration korreliert jedoch nicht sicher mit der Menge des Residualvolumens (Mc Clave et al. 2005; Poulard et al. 2010). Als Orientierung ist für die Durchführung und Steigerung einer gastralen enteralen Ernährung ein kritisches Residualvolumen von 200–300 ml zu empfehlen. Bei einem Residualvolumen von 500 ml sollte die Nährstoffzufuhr jejunal erfolgen. All dies spricht beim kritisch Kranken mit Sondenrückfluss für die Bevorzugung eines jejunalen Zugangs (Colier et al. 2007). In diesem Fall kann die Verwendung einer Sonde mit zusätzlichem Kanal für die Ableitung des Magensekrets günstig sein.

 Sollte eine enterale Ernährung längerfristig (> 4 Wochen) erforderlich sein, z. B. bei schwerem Schädel-Hirn-Trauma, empfiehlt sich der Umstieg auf eine transkutane Sonde z. B. als PEG.

10.5.3 Enteral-Feeding-Monitor

Von dem amerikanischen Chirurgen Gerald Moss ist sein bereits vor 30 Jahren verfolgtes Prinzip einer frühzeitigen enteralen Ernährung bei simultaner, vor allem gastroduodenaler Dekompression, als »Enteral- Feeding-Monitor« weiterentwickelt worden (Moss 2009) Hierbei wird durch intermittierende Absaugung der enteralen Ernährung proximal der Sondenspitze die Akkumulation von Sondennahrung, Dünndarmsekret und Gas mit der Folge einer Dünndarmdistension verhindert. Dies wird durch eine doppellumige Sonde ermöglicht, deren dünneres »Feedinglumen« einige Zentimeter weiter distal als das größere Absauglumen liegt. Das Aspirat wird zunächst gefiltert und »entgast«, fließt dann in einen Überlaufbehälter und wird danach in den zyklischen Absaugpausen je nach Toleranz dem Darm wieder zugeführt. Das System schafft zusätzliche Sicherheit beim kritischen Patienten, gerade in der Frühphase einer enteralen Ernährung bei der Überprüfung der Toleranz und der Steigerung der Zufuhrmengen. Hierbei zeigen sich für die Funktion des Systems mit intermittierender Absaugung und »Refeeding« gute Fließeigenschaften der Sondennahrung und eine relativ dicklumige Ernährungssonde als elementare Voraussetzungen. Eine für dieses System geeignete Jejunalsonde steht derzeit auf dem europäischen Markt nicht zur Verfügung.

10.5.4 Kombinierte enterale/parenterale Ernährung

Die kombiniert enterale/parenterale Ernährung (»duales Konzept«) ist aktuell in vergleichenden kontrollierten Studien evaluiert worden (▶ Kap. 12). Die kombinierte Ernährung wird in den DGEM-Leitlinien überall da empfohlen, wo der Kalorienbedarf durch eingeschränkte Toleranz nicht adäquat gedeckt werden kann. Die aktuelle Leitlinienempfehlung lautet: Kombinationen aus enteraler und parenteraler Ernährung sollten bei Patienten erwogen werden, bei denen es eine Indikation für die Ernährungstherapie gibt und bei denen > 60 % des Energiebedarfs nicht über den enteralen Weg gedeckt werden können (Weimann et al. 2009). Pichard et al. (2009)

haben bei kombinierter Ernährung im weiteren Verlauf einen signifikant besseren Score des Ernährungsstatus gezeigt, als wenn die Ernährung ausschließlich enteral oder parenteral erfolgte. Eine individuelle Mischung ist bei Patienten ohne wesentliche Komorbidität nicht erforderlich.

10.5.5 Substratverhältnis und Kalorienmenge

Das Glukose-Fett-Kalorienverhältnis sollte ungefähr 70:30 betragen und kann in Abhängigkeit von der Stoffwechselsituation – gerade beim septischen Patienten – bis auf 50:50 angepasst werden. In der Akutphase der Erkrankung ist die fehlende Substrattoleranz Ausdruck der Schwere der Erkrankung. Eine inadäquat hohe Substratzufuhr stellt eine zusätzliche Belastung des Organismus mit möglichen ungünstigen Auswirkungen auf das Outcome dar. So sollte die Kalorienzufuhr in der Akutphase in Abhängigkeit von der individuellen Toleranz 25 kcal/kg des Idealen Körpergewicht nicht überschreiten. In den DGEM-Leitlinien zum Energiebedarf (Kreymann et al. 2009) wird zur Annäherung an den Ruheenergiebedarf empfohlen:

Praxistipp

- 20–30 Jahre: 25 kcal/kg KG
- 30–70 Jahre: 22,5 kcal/kg KG
- > 70 Jahre: 20 kcal/kg KG

Zur enteralen Ernährung mit besonderen Substraten vgl. ► Kap. 13 »Immunonutrition«.

10.5.6 Synbiotika

Günstige Auswirkungen von Synbiotika, d. h. der Kombination aus Pro- und Präbiotika mit Laktobazillen und Ballaststoffen, sind für Patienten nach großen viszeralchirurgischen Tumoroperationen und auch nach Lebertransplantation mit Senkung der Infektionsrate gezeigt worden (Rayes et al. 2002; Rayes et al. 2005; Rayes et al. 2012). Bei Patienten nach Schädel-Hirn-Trauma hat eine Kombination von Glutamin und Probiotika die Infektionsrate und Aufenthaltsdauer auf der Intensivstation signifikant gesenkt (Falcao de Arruda et al. 2004). Für die Gabe von Synbiotika während einer Sepsis liegen derzeit keine Daten vor. Generell sprechen die Literaturdaten gegen die enterale Anreicherung der Nahrung mit immunmodulierenden Substanzen und Probiotika bei kritisch Kranken mit schwerer Sepsis (APACHE II Score> 15) (Kreymann et al. 2006; Heyland et al. 2003; Reinhart et al. 2010; Besselink et al. 2008).Viel diskutiert ist die randomisierte, doppelblinde und placebokontrollierte Studie von

Besselink et al. (2008) über die enterale Prophylaxe mit Probiotika bei 298 Patienten mit vorausgesagter schwerer Pankreatitis (APACHE II> 8). Hier zeigte sich jedoch eine signifikant höhere Letalität in der Probiotikagruppe, in der neun Patienten eine ischämische Darmnekrose entwickelten. Bis die Ursachen geklärt sind, sollten Probiotika folglich nicht bei akuter schwerer Pankreatitis und bei kritisch Kranken eingesetzt werden (Besselink et al. 2008). Als Ursachen für die erhöhte Letalität vermuten die Autoren, dass die zusätzlich zur enteralen Ernährung zugeführten probiotischen Bakterien den lokalen Sauerstoffbedarf weiter vergrößert haben könnten, was in Kombination mit dem ohnehin reduzierten Blutfluss als möglicher Auslöser für die Darmnekrose in Frage kommt. Als zweite Erklärung wird eine durch Probiotika hervorgerufene lokale Entzündung der Mukosa diskutiert, die bereits in experimentellen Studien mit Enterozyten gezeigt werden konnte (Besselink et al. 2008). Es wäre aber auch möglich, dass der Probiotikazusatz zu einer verstärkten Gasbildung im Darm führte, und es in Kombination mit einer Motilitätsstörung folglich zur Distension und zur Darmnekrose kam. Letztlich sind für die Gabe von Probiotika noch viele Frage insbesondere auch die Auswahl der Stämme offen. So steht eine laktobazillenenthaltende Diät bisher noch nicht für den Routineeinsatz zur Verfügung.

10.5.7 Monitoring

Entscheidend für das Monitoring ist die strenge klinische Beobachtung des Abdomens, ferner die Beurteilung der einfachen Laborparameter, hier vor allem auch des Blutzuckerspiegels und der Triglyzeride aus ernährungsmedizinischer Sicht. Beim kritisch Kranken ermöglicht die Bestimmung des Serumlaktats und auch des Prokalzitonins Rückschlüsse auf die enterale und metabolische Toleranz. Zur Abschätzung des Ausmaß der Katabolie kann unter Vermeidung der aufwendigen Bestimmung der Stickstoffbilanz die Harnstoffexkretionsrate im 24 h-Urin herangezogen werden. Die intramukosale pHi Tonometrie zur Abschätzung der Splanchnikusperfusion hat keine breite Anwendung gefunden.

10.5.8 Prolongiertes Weaning

Eine total parenterale Ernährung erhöht über die Glukosezufuhr bei beatmeten Patienten die CO_2 Produktion (VCO_2) bis hin zur hyperkapnischen Azidose (Herve et al. 1985). Dies bedeutet gerade in einer prolongierten Weaningphase eine zusätzliche und vermeidbare Erhöhung der Atemarbeit. In einer prospektiv randomisierten Studie wurde bei zunächst künstlich beatmeten und dann im Weaning befindlichen Patienten mit einer fettreichen enteralen Ernährung mit verringerter Menge an Kohlenhydraten (»high fat, low carb«) eine gegenüber der Standardgruppe signifikant kürzere Zeit am Ventilator gezeigt (Al Saady et al. 1989). In einer weiteren Studie fanden Van den Berg et al. (1994), dass eine solche enterale Diät beim Weaningpatienten die CO_2-Exkretion signifikant vermindert, während für den $PaCO_2$ jedoch keine Veränderung festgestellt wurde. So sollte während eines prolongierten Weaning die künstliche Ernährung möglichst enteral und zur Verminderung der Atemarbeit mit einem erhöhten Fettanteil bei reduzierter Kohlenhydratzufuhr erfolgen.

10.5.9 Ernährung nach der Extubation und Rehabilitationsphase

Bei Patienten, die über 5 Tage beatmet waren, wurde in den ersten 7 Tagen nach der Extubation eine spontane orale Kalorienzufuhr von maximal 50 % des Bedarfs gemessen (Peterson et al. 2010). Nach einem prolongierten Weaning sollte in der Phase der beginnenden Rekonvaleszenz eine gemessen am Energiebedarf und der normalisierten Substrattoleranz zu niedrige Kalorienzufuhr unbedingt vermieden werden. Die Ergebnisse von Peterson et al. (2010) entsprechen der klinischen Erfahrung. Häufig setzt sich das Defizit in der Kalorienzufuhr noch während einer anschließenden Rehabilitation fort. In der anabolen Phase sollte die Energiezufuhr jedoch das 1,2- bis 1,5fache des errechneten Energiebedarfs betragen (Kreymann 2009). Die indirekte Kalorimetrie kann sinnvoll sein, wo nach protrahiertem Verlauf und Erreichen der anabolen Flow-Phase die optimale Kalorienmenge individuell bestimmt werden muss (Kreymann 2009). Orale Zusatznahrungen (Trinknahrungen) sowie die Fortführung einer Sondenernährung kommen vor allem für die Patienten in Betracht, welche mit der oralen Zufuhr ihren Kalorienbedarf nicht adäquat zu decken vermögen. Hierbei richtet sich die Dauer der Supplementierung nach dem Ernährungsstatus. So bedürfen diese Patienten weiterer ernährungsmedizinischer Kontrollen.

10.6 Zusammenfassung

Der prognostische Einfluss einer adäquaten Energie- und Proteinzufuhr ist gerade für den mangelernährten Intensivpatienten aktuell erneut bewiesen worden. Konsens besteht über die Vorteile einer frühzeitigen enteralen Ernährung. Das Bestehen einer gastrointestinalen Intoleranz schafft beim kritisch Kranken häufig jedoch erhebliche Probleme und auch Risiken bei der Durchführung. Zum Erhalt der intestinalen Barriere sollte jedoch zumindest eine »minimale enterale Ernährung« als »Zottenernährung« immer angestrebt werden. So kann die Ernährung bei einer unzureichenden enteralen Kalorienzufuhr bei diesen Patienten optimal nur kombiniert »dual« enteral/parenteral unter strenger Berücksichtigung der Toleranz erfolgen. In der Akutphase ist eine eingeschränkte Substrattoleranz zu berücksichtigen. Die Zeitspanne bis zum

Beginn einer totalen oder kombiniert enteralen und parenteralen Ernährung wird kontrovers diskutiert Zur Stimulation des Immunsystems und Beeinflussung der Entzündungsreaktion kann die Supplementierung mit besonderen Substraten von Bedeutung sein. In der Phase der Rekonvaleszenz muss die Höhe der Energiezufuhr vor allem den Bedürfnissen eines anabolen Stoffwechsels entsprechen. Empfohlen wird die Implementierung eines leitlinienbasierten Ernährungsprotokolls.

Literatur

Akinnusi ME, Pineda LA, EL Solh AA (2008) Effect of obesity on intensive care morbidity and mortality: A meta-analysis. Crit Care Med 36: 151–158

Al Saady NM, Blackmore CM, Bennett ED (1989) High fat, low carbohydrate, enteral feeding lowers PaCO2 and reduces the period of ventilation in artificially ventilated patients. Intensive Care Med 15: 290–295

Alberda C, Gramlich L, Jones N, Jeejeebhoy K, Day AG, Dhaliwal R, Heyland DK (2009) The relationship between nutritional intake and clinical outcomes in critically ill patients: results of an international multicenter observational study. Intensive Care Med 35: 1728–1737

Barr, J, Hecht M, Flavin KE, Khorana A, Gould MK (2004) Outcomes in critically ill patients before and after the implementation of an evidence-based nutritional management protocol. Chest 2:1446–1457

Berger MM (2011) Enteral nutrition in hemodynamic instability, Intensivmed 48: 117–118

BesselinkMG, van Santvoort HC, Buskens E, Boermeester MA, van Goor H, Timmerman HM, Nieuwenhuijs VB, Bollen TL, van Ramshorst B, Witterman BJ, Rosman C, Ploeg RJ, Brink MA, Schaapherder AF, Dejong CH, Wahab PJ, van Larhoven CJ, van der Harst E, van Wijck CH, Cuesta MA, Akkermans LM, Gooszen HG (2008) Dutch Acute Pancreatitis Study Group. Probiotic prophylaxis in predicted severe acute pancreatitis: a randomised, double- blind, placebo-controlled trial. Lancet 371: 651–659

Burlew CC, Moore EE, Cushieri J, Jurkovich GJ, Codner P, Nirula R, Millar D, Cohgen MJ, Kutcher ME, Haan J, Macnew HG, Ochsner MG, Rowell SE, Truitt MS, Moore FO; Pieracci FM, Kaups KL, the WTA Study Group (2012) Who should we feed? A Western Trauma association multi-institutional study of enteral nutrition in the open abdomen after injury. J Trauma Acute Care Surg Jul 24 (Epub ahead of print)

Casaer MP, Mesotten D, Hermans G, Wouters PJ, Schetz M, Meyfroidt G, Van Cromphout S, Ingels C, Meersseman P, Muller J, Vlasselaers D, Debaveye Y, Desmet L, Dubois J, Van Assche A, Vanderheyden S, Wilmer A, Van den Berghe G (2011) Early versus late parenteral nutrition in critically ill adults. N Engl J Med 365: 506–517

Doig GS, Heighes PT, Simpson F, Sweetman EA (2010) Early enteral nutrition reduces mortality in trauma patients requiring intensive care: A meta-analysis of randomised controlled trials. Injury 42: 50–56

Dunham CM, Frankenfield D, Belzberg H, Wiles C, Cushing B, Grant Z (1994) Gut failure – predictor of or contributor to mortality in mechanically ventilated blunt trauma patients? J Trauma 37:30–34

Falcao de Arruda IS, de Aguilar-Nascimento JE (2004) Benefits of early enteral nutrition with glutamine and probiotics in brain injury patients. Clin Sci (Lond) 106: 287–292

Felbinger TW, Sachs M (2010) Prognostische Bedeutung der Mangelernährung in der Intensiv-medizin. In: Weimann A, Schütz T, Lochs H (Hrsg) Krankheitsbedingte Mangelernährung – eine Herausforderung für unser Gesundheitswesen. Pabst, Lengerich, S. 60–65

Fisher CA, Merrel PK (2006) Feeding tube perils and how to get it done safely. JPEN J Parent Enteral Nutr 30; S41–42

Herve P, Simonneau G, Girard P, Carrina J, Matthieu M, Duroux P (1985) Hypercapnic acidosis induced by nutrition in mechanically ventilated patients: glucose versus fat. Crit Care Med 13: 537–540

Heyland DK, Dhaliwal R, Drover JW, Gramlich L, Dodek P (2003) Canadian Critical Care Clinical Practice Guidelines Committee. Canadian Clinical Practice Guidelines for nutrition support in mechanically ventilated critically ill adult patients. JPEN J Parenter Enteral Nutr 27: 355–373

Holzinger U, Brunner R, Miehsler W, Herkner H, Kitzberger R, Fuhrmann V, Metnitz PG, Kamolz LP, Madl C (2011) Jejunal tube placement in critically ill patients: A prospective randomized trial comparing the endoscopic technique with the electromagnetically visualized method. Crit Care Med 39: 73–77

Johnson CD, Kudsk KA, Fukatsu K, Renegar KB, Zarzaur BL (2003) Route of nutrition influences generation of antibody-forming cells and initial defense to an active viral infection in the upper respiratory tract. Ann Surg 237: 565–573

Kanwar S, Windsor AC, Welsh F, Barclay GR, Guillou PJ, Reynolds JV (2000) Lack of correlation between failure of gut barrier function and septic complications aftre major upper gastro-intestinal surgery. An Surg; 231; 88–95

Khalid I, Doshi P, DiGiovine B (2010) Early enteral nutrition and outcomes of critically ill patients treated with vasopressors and mechanical ventilatio . Am J Crit Care 19: 261–268

Kompan L, Kremzar B, Gadzijev E, Prosek M (1999) effects of early enteral nutrition on intestinal permeability and the development of multiple organ failure after multiple injury. Intensive Care Med 25: 157–161

Kompan L, Vidmar G, Spindler-Vesel A, Pecar J (2004) Is early enteral nutrition a risk factor for gastric intolerance and pneumonia. Clin Nutr 23: 527–532

Koretz RL, Avenell A, Lipman TO, Braunschweig CL, Milne AG (2007) Does enteral nutrition affect clinical outcome? A systematic review of the randomized trials. Am J Gastroenterol 102: 412–429

Krejci V, Hildtbrandt L, Büchi C, Ali SZ, Contaldo C, Takala J, Sigurdsson GH, Jacob SM (2006) Decreasing gut wall glucose as an early marker of impaired intestinal perfusion. Crut Care Med 34: 2406–2414

Kreymann G, Adolph M, Mueller MJ (2009) Working group for developing the guidelines for parenteral nutrition of The German Association for Nutritional Medicine. Energy intake and energy expenditure. Guidelines on parenteral nutrition. Chapter 3 Ger Med Sci.;7:Doc25.

Kreymann KG, Berger MM, Deutz NEP, Hiesmayr M, Jolliet P, Kazandjiev G, Nitenberg G, van den Berghe G, Wernerman J (2006) ESPEN Guidelines Enteral Nutrition: Intensive Care. Clin Nutr 25: 210–223

Kudsk KA (2003) Effect of route and type of nutrition on intestine-derived inflammatory responses. Am J Surg 185: 16–21

MacLeod JB, Lefton J, Houghton D, Roland C, Doherty J, Cohn SM, Barquist ES (2007) Prospective randomized control trial of intermittent versus continuous gastric feeds for critically ill trauma patients. J Trauma 63: 57–61

Mc Clave SA, Lukan JK, Stefater JA, Lown CC, Looney SW, Matheson PJ, Gleeson K, Spain DA (2005) Poor validity of residual volumes as a marker of risk for aspiration in critically ill patients. Crit Care Med 33: 324–330

McClave SA, Martindale RG, Vanek VW, McCarthy M, Roberts P, Taylor B, Ochoa JB, Napolitano L, Cresci (2009) A.S.P.E.N. Board of Directors and the American College of Critical Care Medicine Guidelines for the provision and assessment of nutrition support therapy in the adult critically patient: Society of Critical Care Medicine (SCCM) and American Society for Parenteral and Enteral Nutrition (A.S.P.E.N.) JPEN J Parenter Enteral Nutr 33: 277–316

Menne R, Adolph M, Brock E, Schneider H, Senkal M (2008) Cost analysis of parenteral nutrition regimens in the intensive care unit: three-compartment bag system vs multibottle system. JPEN J Parenter Enteral Nutr 32: 606–612

Montejo JC, Minambres E, Bordejé L, Mesejo A, Heras A, Ferré M, Fernadez-Ortega F, Vaquerizo Cl, Manazanedo R (2010) Gastric residual volume during enteral nutrition in ICU patients: the REGANE study. Intensive Care Med 36: 1386–1393

Moore EE, Moore FA, Franciose RJ, Kim FJ, Biffl WL, Banerjee A (1994) The postischemic gut serves as a priming bed for circulating neutrophils that provoce multiple organ failure. J trauma 37: 881–887

Moss G (2009) The etiology and prevention of feeding intolerance paralytic ileus – revisiting an old concept. Ann Surg Innov Res 3: 3

Nolopp M, Weimann A (2011) Enterale Ernährung bei hämodynamischer Instabilität. In: Eckart J, Forst H, Briegel P (Hrsg) Intensivmedizin – Kompendium und Repetitorium zur interdisziplinären Weiter- und Fortbildung, ecomed, Landsberg, XI-7.1, S. 1–11

Osland E, Yunus RM, Khan S, Memon MA (2011) Early versus traditional postoperative feeding in patients undergoing resectional gastrointestinal surgery: a meta-analysis. JPEN J Parent Enteral Nutr 35: 473–487

Peter JV, Moran JL, Philipps-Hughes JA (2005) metaanalysis of treatment outcomes of early enteral versus early parenteral nutrition in hospitalized patients. Crit Care Med 33: 213–220

Peterson SJ, Tsai AA, Scala CM, Sowa DC, Sheehan PM, Braunschweig CL (2010) Adequacy of oral intake in critically ill patients 1 week after extubation. J Am Diet Assoc 110: 427–433

Petros S, Engelmann L (2006) Enteral nutrition delivery and energy expenditure in medical intensive care patients. Clin Nutr 25: 51–59

Pichard C, Thibault R, Heidegger CP, Genton L (2009) Enteral and parenteral nutrition for critically ill patients: A logical combination to optimize nutritional support. Clin Nutr 4 (Suppl 1): 3–7

Poulard F, Dimet J, Martin-Lefevre L, Bontemps F, Fiancette M, Clementi E, Lebert C, Renard B, Reignier J (2010) Impact if not measuring residual gastrioc volume in mechanically ventilated patients receiving early enteral feeding: a prospective before-after study. JPEN J Parenter Enteral Nutr; 34: 125–130

Powell NJ, Collier B (2012) Nutrition and the open abdomen. Nutr Clin Pract 27: 499–506

Rayes N, Hansen S, Seehofer D, Müller A R, Serke S, Bengmark S, Neuhaus P (2002) Early enteral supply of fiber and Lactobacilli versus conventional nutrition: a controlled trial in patients with major abdominal surgery. Nutrition 18: 609–615

Rayes N, Pilarski T, Stockmann M, Bengmark S, Neuhaus P, Seehofer D (2012) Effect of pre- and probiotics on liver regeneration after resection: a randomised, double-blind pilot study. Benef Microbes 3: 237–244

Rayes N, Seehofer D, Theruvath T, Schiller R A, Langrehr J M, Jonas S, Bengmark S, Neuhaus P (2005) Supply of pre- and probiotics reduces bacterial infection eates after liver transplantation- a randomized double-blind trial. Am J Transplantat 5: 125–130

Reinhart K, Brunkhorst FM, Bone HG, Berdutzky J, Dempfle CE, Forst H, Gastmeier P; Gerlach H, Gründling M, John S, Kern W, Kreymann G, Krüger W, Kujath P, Marggraf G, Martin J, Mayer K, Meier-Hellmann A, Oppert M, Putensen C, Quintel M, Ragaller M, Rossaint R, Seifert H, Spies C, Stüber F, Weiler N, Weimann A, Werdan K, Welte T (2010) Prävention, Diagnose, Therapie und Nachsorge der Sepsis – erste Revision der S"k-Leitlinien der Deutschen Sepsis-Gesellschaft e.V. (DSG) und der Deutschen Interdisziplinären Vereinigung für Intensiv- und Notfallmedizin (DIVI), Intensivmed 47: 185–207

Reintam A, Parm P, Kitus R, Starkopf J, Kern H (2008) Gastrointestinal failure score in critically ill patients: a prospective observational study. Crit Care, 12(4): p. R90

Simpson F, Doig GS (2005) Parenteral vs enteral nutrition in the critically ill patient: a meta-analysis of trials using the intention to treat principle. Intensive Care Med 31: 12–23

Singer P, Berger MM, Van den Berghe G, Biolo G, Calder P, Forbes A. Griffiths R, Kreymann G, Leverve X, Pichard C (2009) ESPEN Guidelines on Parenteral Nutrition: Intensive Care, Clin Nutr 28: 387–400

The National Heart, Lung, and Blood Institute Acute Respiratory Distress Syndrome (ARDS) Clinical Trials Network.(2012) Initial trophic vs. full enteral feeding in patients with acute lung injury: The EDEN randomized trial. JAMA 307: 785–803

Thibault R, Pichard C, Wernerman J, Bendjelid K (2011) Cardiogenic shock and nutrition: safe? Intensive Care Med 37: 35–45

Ukleja, A (2010) Altered GI motility in critically Ill patients: current understanding of pathophysiology, clinical impact, and diagnostic approach. Nutr Clin Pract, 25:16–25

Van den Berg B, Bongaard JM, Hop WC (1994) High fat. Low carbohydrate, enteral feeding in patients weaning from the ventilator. Intensive Care Med 20: 470–475

Villet S, Chiolero RL, Bollmann MD, Reveilly JP, Cayeux RNMC, Delarue J, Berger MM (2005) Negative impact of hypocaloric feeding and energy balance on clinical outcome in ICU patients. Clin Nutr 24: 502–509

Weimann A, Braga M, Harsanyi L, Laviano A, Ljungqvist O, Soeters P (2006) ESPEN Guidelines on Enteral Nutrition: Surgery including Organ Transplantation. Clin Nutr 25: 224–244

Weimann A, Ebener C, Hausser L, Holland-Cunz S, Jauch KW, Kemen M, Krähenbühl L, Kuse ER, Längle F (2007) Leitlinie Parenterale Ernährung: Chirurgie und Transplantation, Aktuel Ernaehr Med 32: S114–S123

Weimann A, Ebener CH, Holland-Cunz S, Jauch KW, Hausser L, Kemen M, Kraehenbuehl L, Kuse ER, Längle F (2009) Working group for developing the guidelines for parenteral nutrition of The German Association for Nutritional Medicine Surgery and transplantation – Guidelines on parenteral nutrition, Chapter 18, GMS German Medical Science – an Interdisciplinary Journal, ISSN 1612-3174

Woodcock NP, Zeigler D, Palmer MD, Buckley P, Mitchell CJ, MacFie J (2001) Enteral versus parenteral nutrition: a pragmatic study. Nutrition 17:1–12

Zaloga GP, Roberts PR, Marik P (2003) Feeding the hemodynamically unstable patient: a critical evaluation of the evidence. Nutr Clin Pract 18: 285–293

Parenterale Ernährung

Thomas W. Felbinger, Hans Peter Richter

Eine vollständige parenterale Ernährung ist nur dann indiziert, wenn eine Kontraindikation gegen eine enterale Zufuhr von Substraten besteht. In der intensivmedizinischen Praxis tritt häufiger der Fall ein, dass eine gewisse Menge an enteraler Ernährung möglich ist, diese aber nicht zur vollständigen Bedarfsdeckung ausreicht. Hier wird eine kombinierte enterale und parenterale Ernährung indiziert sein, auf die im folgenden Kapitel eingegangen wird.

11.1   Indikationen für parenterale Ernährung

Die Indikation zu einer kompletten parenteralen Ernährung ist gegeben, wenn der Intensivpatient über die nächsten 5–7 Tage voraussichtlich keine enterale Zufuhr bekommen wird. Bei vorbestehender Mangelernährung ist mit der parenteralen Ernährungszufuhr sofort zu beginnen (Singer et al. 2009).

Gemäß den aktuellen Leitlinien der European Society for Parenteral and Enteral Nutrition (ESPEN) kann eine komplette parenterale Ernährung bei folgenden Patientengruppen indiziert sein (Singer et al. 2009):
- Schweren intestinalen Fisteln
- Chronischer Subileus im oberen Gastrointestinaltrakt
- Schwere radiogene Enteritis
- Therapierefraktärer, schwerer Reflux oder rezidivierendes Erbrechen über einen längeren Zeitraum
- Ausgedehntes Kurz-Darm-Syndrom

Bei diesen Krankheitszuständen bietet eine komplette parenterale Ernährung den Vorteil, dass ein definiertes Substratangebot, unabhängig von einer ungewissen intestinalen Resorption, von dem ungewissen Einfluss einer begleitenden Diarrhöe oder von rezidivierendem Erbrechen zugeführt wird.

11.2   Einzelkomponenten versus All-In-One-Lösungen

Nach den Empfehlungen der Deutschen Gesellschaft für Ernährungsmedizin (DGEM) hat sich eine sichere, effektive und risikoreduzierte parenterale Ernährung in Form der All-In-One-Ernährung (AIO-Ernährung) für praktisch alle Indikationen und Anwendungen etabliert (Grad B) (Mühlenbach et al. 2007; Kreymann et al. 2007).

Die heutige Generation der Dreikammerbeutel (3-KB) ist für sicherlich ca. 90 % aller Intensivpatienten geeignet. Bereits alte Untersuchungen zeigten, dass durch die Reduktion der Anzahl von Einzelflaschen gegenüber den 3-KB sich Verschreibungsfehler deutlich vermeiden bzw. vermindern lassen (Mitchell et al. 1990). Vorteile der 3KB sind, dass das Risiko septischer Komplikationen durch geringere Manipulationen am Zentralvenenkatheter vermindert werden kann. Durch den Wegfall einer Belüftungseinrichtung beim Wechsel von Glasflaschen auf kollabierbare Kunststoffbeutel konnte die Inzidenz von katheterassoziierten Bakteriämien um mehr als die Hälfte reduziert werden (Franzetti et al. 2009).

Weitere Vorteile der 3-KB sind, dass das Verhältnis verordneter zu real verabreichter Ernährungsstoffzufuhr durch die Reduktion von Flaschenwechsel verbessert werden kann. Während der Frühmobilisation des Patienten kann durch den Wegfall von Infusionssystemen und Infusionsflaschen die Patienten- und Personalzufriedenheit gesteigert werden.

Entscheidend ist, dem Dreikammerbeutel keine Medikamente, deren Kompatibilität unklar ist, zuzumischen. Bei Zugabe von Elektrolyten sind die zulässigen Obergrenzen zu beachten, beispielsweise darf die Gesamtkonzentration von Kalzium 5 mmol in 1000 ml nicht überschritten werden.

Nach der aktuellen Empfehlung des Robert Koch-Instituts darf die Laufzeit von lipidhaltigen Mischlösungen maximal 24 Stunden betragen. Restmengen müssen verworfen werden. Eine Problematik bei den Dreikammerbeutelsystemen ist daher gerade unter ökonomischen Aspekten die akkurate Auswahl der richtigen Beutelgröße.

11.3 Möglichkeiten der parenteralen Ernährung

Die parenterale Ernährungstherapie kann wie folgt eingeteilt werden:
- Periphervenöse parenterale Ernährung
- Zentralvenöse supplementierende parenterale Ernährung bei insuffizienter enteraler Nährstoffzufuhr
- Zentralvenöse komplette parenterale Ernährung

Bei der periphervenösen Ernährung sollte die Osmolarität der zugeführten Nährstofflösung 800 mmol/l nicht überschreiten. Limitierend für die Osmolarität ist im Wesentlichen der Anteil an Kohlehydraten. So muss eine 20 %ige Glukoselösung zentralvenös verabreicht werden.

11.4 Bestandteile der parenteralen Ernährung

11.4.1 Kohlenhydrate

Routinemäßig werden heute Glukoselösungen in einer Konzentration von 5–70 % angeboten. Somit kann bei einer verminderten Flüssigkeitstoleranz bei entsprechenden Organversagen eine höhere Konzentration der Lösung gewählt werden. Glukose ist der Hauptlieferant für die ATP-Synthese im Organismus. Bestimmte Gewebe sind obligat auf seine Zufuhr angewiesen. Im Stressstoffwechsel werden maximale Zufuhrraten von 3–4 g/kg KG pro Tag empfohlen. In der Regenerationsphase und bei isoliertem Hungerstoffwechsel können höhere Zufuhrraten notwendig und ohne Probleme möglich sein (5–6 g/kg KG pro Tag).

Eine Überschreitung dieser Dosierungen führt ähnlich wie beim Stressstoffwechsel zu einer Hyperglykämie. Diese verursacht neben einer relevanten Funktionsstörung immunkompetenter Zellen eine Glykosylierung von Proteinen und einen Anstieg der Konzentration an freien Fettsäuren (Langouche et al. 2007).

Die gemeinsame Verabreichung von Glukose und Insulin kann die Vermeidung von Hyperglykämien bewirken, führt jedoch zu keiner Verbesserung der Glukoseoxidationsrate. Bei fortdauernder Hyperglykämie unter moderater Insulinzufuhr (z .B 4 IU/h bei nichtdiabetischen Patienten) muss insbesondere in der Frühphase des Stressstoffwechsels die Glukosezufuhr reduziert werden.

Neben Glukose wurden sogenannte Zuckeraustauschstoffe wie Fruktose oder Xylit in der parenteralen Ernährung verwendet. Gemeinsamer Vorteil ist die insulinunabhängige Aufnahme in die Zellen während des Stressstoffwechsels und die damit weitgehende Vermeidung einer ausgeprägten Hyperglykämie. Aufgrund letal verlaufender Infusionszwischenfälle unter Fruktoseinfusion bei Patienten mit vorher nicht bekannter erblicher Fruktoseintoleranz und aufgrund von Fallberichten von Oxalosen bei Überdosierung von Xylit werden die Zuckeraustauschstoffe heute trotz ihrer bekannten Vorteile in der klinischen Routine nicht mehr empfohlen.

11.4.2 Aminosäuren

Die kommerziellen Aminosäurenlösungen für die parenterale Ernährung stehen in einer Konzentration von 3,5 und 15 % zur Verfügung. Sie enthalten im Wesentlichen essenzielle und nichtessenzielle Aminosäuren zu gleichen Anteilen. Aufgrund seiner Instabilität bei der Herstellung von Aminosäurenlösungen ist elementares Glutamin in den herkömmlichen Aminosäurelösungen nicht enthalten. Aus diesem Grund muss bei vollständiger parenteraler Ernährung Glutamin als Dipeptid entsprechend der Empfehlung der ESPEN in einer Dosierung von 0,3–0,5 g/kg KG pro Tag zugeführt werden.

Parenterale Aminosäurelösungen sollten nie ohne Kohlenhydratlösungen verabreicht werden, um eine übermäßige Fehlverwertung glukoplastischer Aminosäuren in die hepatische Glukoneogenese zu vermeiden. Spezielle Aminosäurelösungen für Organversagen (z. B. Nephro-, Heparlösungen) konnten in keiner Untersuchung eine Verbesserung der Organfunktion zeigen. Lediglich zur Vermeidung oder Verminderung der Ausprägung einer schweren hepatischen Enzephalopathie zeigten Aminosäurelösungen mit einem erhöhten Anteil an verzweigtkettigen Aminosäuren

»branchial chain amino acids«, BCAA) einen Vorteil. Ausgedehnte Fisteln, Verbrennungstrauma oder extrakorporale Nierenersatzverfahren führen zu besonders hohen Proteinverlusten. Da der Aminosäurengehalt in den meisten 3-KB den Bedarf in diesen Situationen nicht deckt, kann hier die zusätzliche Verabreichung einer parenteralen Aminosäurenlösung zum 3-KB sinnvoll sein.

1.4.3 Lipide

Mit einer hohen Energiedichte (1 g Fett = 9,3 kcal) sind Lipidemulsionen heute Standard bei der kompletten parenteralen Ernährung. Da bei einer fettfreien Ernährung innerhalb von 5 Tagen die Konzentration an essenziellen Fettsäuren in den Plasmamembranen signifikant abfallen, muss nach spätestens diesem Zeitraum eine Lipidemulsion zugeführt werden. Bei schwerem Stressstoffwechsel (wie z. B. Sepsis) steigt die Lipidoxidation stark an, während die Glukoseoxidation herabgesetzt ist. Durch einen teilweisen Ersatz von Kohlenhydraten durch Lipide kann eine Hyperglykämie vermindert werden. Deshalb werden bei kritisch kranken Patienten Lipide heute bereits sehr früh in der Ernährungstherapie gemeinsam mit Kohlenhydraten und Aminosäuren verabreicht.

LCT/MCT-Mischlösungen (LCT: langkettige Triglyceride; MCT: mittelkettige Triglyceride) werden gegenüber Emulsionen mit ausschließlich langkettigen Fettsäuren bevorzugt. Sie sind besser oxidativ verwertbar, haben einen besseren antikatabolen Effekt und führen zu einer geringeren Synthese proinflammatorischer Zytokine.

Kontraindiziert sind Lipide bei prolongierten akuten Schockzuständen und schweren Hypertriglyzeridämien (> 1000 mg/dl). Extreme Hypertriglyzeridämien konnten in einigen Kasuistiken eine Pankreatitis auslösen.

Während im Bereich der enteralen Ernährung Lösungen mit einem erhöhten Anteil von Fischölen und Antioxidanzien in drei Studien bei ARDS bzw. bei Sepsis einen Überlebensvorteil gegenüber Standardnährlösungen gezeigt haben, ist die Datenlage bei parenteralen Lipidemulsionen weniger klar (Marik u. Zaloga 2008). Bei einer generell widersprüchlichen Datenlage zeigte jedoch eine aktuelle Metaanalyse von Chen et al., dass in der Summation aller durchgeführten Studien ein Vorteil bei der Verwendung von fischölhaltigen Lipidemulsionen bei kritisch Kranken besteht (Chen et al. 2010).

1.4.4 Vitamine und Spurenelemente

Im Gegensatz zu einer enteralen Ernährung sind in den beschriebenen parenteralen Makrosubstraten Vitamine und Spurenelemente nicht enthalten. Daher müssen wasserlösliche Vitamine und Spurenelemente ab dem 1. Tag einer kompletten parenteralen Ernährung zugeführt werden. Auch fettlösliche Vitamine werden in der Regel täglich zugegeben. Vereinzelt wurden jedoch pathologisch erhöhte Vitamin A- und Vitamin E-Spiegel bei täglicher Verabreichung gemessen. Vitamin K ist bei den meisten Mischpräparaten nicht enthalten. Chronische Fisteln, Verbrennungstraumata oder extrakorporale Nierenersatzverfahren führen zu zusätzlichen Verlusten von Spurenelementen und Vitaminen, weswegen aus physiologischen Gesichtspunkten heraus eine höhere Substitution (Grad C) empfohlen wird (z. B. Verdopplung der Dosis) (Singer et al. 2009).

Neben der standardisierten Substitution von Vitaminen und Spurenelementen gab es in den letzten Jahren mehrere Untersuchungen über den Einsatz von Antioxidanzien (Vitamin A, Vitamin E, Vitamin C, Selen, Zink) in pharmakologisch hohen Dosierungen. In einer Metaanalyse von Heyland et al. konnte unter einer hochdosierten Antioxidanzientherapie ein Überlebensvorteil bei kritisch kranken Patienten festgestellt werden (Heyland et al. 2005). In einer Subgruppenanalyse bestätigten sich die Ergebnisse noch deutlicher für die Gabe von Selen. Während in einigen weiteren Untersuchungen ein Überlebensvorteil von schwerkranken Intensivpatienten, wie polytraumatisierten, septischen Patienten und Verbrennungspatienten bei einer täglichen Verabreichung von 500–1000 µg Selen in einem Zeitraum von bis zu 14 Tagen gesehen worden ist (Berger u. Chiolero 2007), konnte eine aktuelle Metaanalyse keinen statistisch signifikanten Beweis liefern, der eine generelle Supplementation von Selen bei unselektionierten Intensivpatienten rechtfertigt (Avenell et al. 2004). Dementsprechend gilt für die Gabe von Selen bei solchen Patienten derzeit eine Grad E-Empfehlung (Singer et al. 2009; Reinhart et al. 2010).

11.5 Komplikationen der parenteralen Ernährung

Katheterassoziierte Komplikationen, wie eine Kathetersepsis, der Verschluss des zentralen Venenkatheters oder die zentrale Venenthrombose sind bei Verwendung moderner Materialien heute selten geworden. Neben solchen technischen Komplikationen ist die parenterale Ernährung gegenüber der enteralen Ernährung mit einer erhöhten Rate an metabolischen Komplikationen assoziiert. Der Grund hierfür besteht darin, dass der Pylorus und die verdünnenden Sekrete im Magen als Filter vor der Resorption von enteral applizierten Substraten auf parenteralem Wege wegfallen. So weisen 25–50 % aller Intensivpatienten unter parenteraler Ernährung Hyperglykämien und Hypertriglyzeridämien auf. Eine schwere Hyperglykämie erhöht die Mortalität bei Intensivpatienten, bei Patienten mit Schlaganfall und Patienten mit akutem Koronarsyndrom (Egi et al. 2008; Worthley et al. 2007; Fogelholm et al. 2005). Die Hyperglykämie bei solchen Patienten ist besonders in der Frühphase des Stressstoffwechsels oft Zeichen einer Hyperalimentation, die neben der Gabe moderater Insulingaben (0–4 IU/h bei nichtdiabetischen Patienten) zumeist in einer maßvollen

Reduktion der Substrate resultieren sollte. Eine CO_2-Retention als Folge einer übermäßigen Glukosezufuhr vermag bei einzelnen Patienten – gerade bei schwerer COPD (»chronic obstructive pulmonary disease«) die Respiration zu erschweren. Eine schnelle Erhöhung der Substrate kann, insbesondere bei vorbestehenden Mangelernährungszuständen, im Sinne eines »re-feeding-syndrome« eine Volumenüberladung, Ödembildung, neurologische Störungen oder Herzinsuffizienz auslösen. Weiterhin kann dies zu Elektrolytverschiebungen mit niedrigen Magnesium-, Phosphat- und Kaliumkonzentrationen im Plasma führen. Die Folge können Arrhythmien und Muskelkrämpfe sein.

Literatur

Avenell A, Noble DW, Barr J, Engelhardt T (2004) Selenium supplementation for critically ill adults. Cochrane Database Syst Rev: CD003703

Berger MM, Chiolero RL (2007) Antioxidant supplementation in sepsis and systemic inflammatory response syndrome. Crit Care Med 35: S584–590

Chen B, Zhou Y, Yang P, Wan HW, Wu XT (2010) Safety and efficacy of fish oil-enriched parenteral nutrition regimen on postoperative patients undergoing major abdominal surgery: a meta-analysis of randomized controlled trials. JPEN J Parenter Enteral Nutr 34: 387–394

Egi M, Bellomo R, Stachowski E, French CJ, Hart GK, Hegarty C, Bailey M (2008) Blood glucose concentration and outcome of critical illness: the impact of diabetes. Crit Care Med 36: 2249–2255

Fogelholm R, Murros K, Rissanen A, Avikainen S (2005) Admission blood glucose and short term survival in primary intracerebral haemorrhage: a population based study. J Neurol Neurosurg Psychiatry 76: 349–353

Franzetti F, Borghi B, Raimondi F, Rosenthal VD (2009) Impact on rates and time to first central vascular-associated bloodstream infection when switching from open to closed intravenous infusion containers in a hospital setting. Epidemiol Infect 137: 1041–1048

Heyland DK, Dhaliwal R, Suchner U, Berger MM (2005) Antioxidant nutrients: a systematic review of trace elements and vitamins in the critically ill patient. Intensive Care Med 31: 327–337

Kreymann KG, de Heer G, Felbinger T, Kluge S, Nierhaus A, Suchner U, Meier RF (2007) [Nutrition of critically ill patients in intensive care]. Internist (Berl) 48: 1084–1092

Langouche L, Vanhorebeek I, Van den Berghe G (2007) Therapy insight: the effect of tight glycemic control in acute illness. Nat Clin Pract Endocrinol Metab 3: 270–278

Marik PE, Zaloga GP (2008) Immunonutrition in critically ill patients: a systematic review and analysis of the literature. Intensive Care Med 34: 1980–1990

Mitchell KA, Jones EA, Meguid MM, Curtas S (1990) Standardized TPN order form reduces staff time and potential for error. Nutrition 6: 457–460

Mühlebach S, Franken C, Stanga Z (2007) 10 Praktische Handhabungen von AIO-Mischungen. Aktuel Ernaehr Med 32: 54–59

Reinhart K, Brunkhorst FM, Bone HG, Bardutzky J, Dempfle CE, Forst H, Gastmeier P, Gerlach H, Grundling M, John S, Kern W, Kreymann G, Kruger W, Kujath P, Marggraf G, Martin J, Mayer K, Meier-Hellmann A, Oppert M, Putensen C, Quintel M, Ragaller M, Rossaint R, Seifert H, Spies

C, Stuber F, Weiler N, Weimann A, Werdan K, Welte T (2010) [Prevention, diagnosis, treatment, and follow-up care of sepsis. First revision of the S2k Guidelines of the German Sepsis Society (DSG) and the German Interdisciplinary Association for Intensive and Emergency Care Medicine (DIVI)]. Anaesthesist 59: 347–370

Singer P, Berger MM, Van den Berghe G, Biolo G, Calder P, Forbes A, Griffiths R, Kreyman G, Leverve X, Pichard C, Espen (2009) ESPEN Guidelines on Parenteral Nutrition: intensive care. Clin Nutr 28: 387–400

Worthley MI, Shrive FM, Anderson TJ, Traboulsi M (2007) Prognostic implication of hyperglycemia in myocardial infarction and primary angioplasty. Am J Med 120: 643 e641–647

Kombinierte parenterale und enterale Ernährung

Thomas W. Felbinger, Hans Peter Richter, Ulrich Fauth

Das Konzept der kombinierten enteralen und parenteralen Ernährung kann unter Berücksichtigung endogener Substratproduktion den Übergang zwischen beiden Ernährungsformen erleichtern. Unterschiedliche Stoffwechselphasen werden bei der Berechnung der Substratmenge berücksichtigt. Eine Anpassung des Faktors ergibt sich aus metabolischer und gastrointestinaler Toleranz. Eine supplementierende parenterale Ernährung kann das entstehende Energiedefizit vermindern und das klinische Outcome dieser Patienten verbessern.

12.1   Klinische Untersuchungen

Klinische Untersuchungen zur Kombination von enteraler und parenteraler Ernährung bei Intensivpatienten gibt es nur wenige. Häufig ist eine alleinige enterale Ernährung bei schweren Krankheitszuständen aufgrund von chirurgischen oder anatomischen Gründen erschwert oder unmöglich. Eine Ergänzung durch eine parenterale Ernährung erscheint daher sinnvoll. In einer Metaanalyse von Dhaliwal et al. konnte kein klinischer Nutzen einer supplementierenden parenteralen Ernährung gegenüber einer enteralen Ernährung gezeigt werden. Diese Untersuchung bezog sich allerdings nur auf Patienten, die eine zusätzliche parenterale Ernährung zu einer tolerierten enteralen Ernährung erhielten (Dhaliwal et al. 2004). Zudem wurden hier Patienten ausgeschlossen, die am ehesten von einer Ernährungstherapie profitieren würden, nämlich mangelernährte Patienten. Auch in der vor kurzem erschienenen Untersuchung von Casaer et al. schien eine am 3. Tag begonnene, supplementierende parenterale Ernährung gegenüber einer erst am 8. Tag begonnenen, parenteralen Ernährung eher von Nachteil zu sein (Casaer et al. 2011). Allerdings wurden auch in dieser Untersuchung mangelernährte Patienten (BMI>17) ausgeschlossen. Weiterhin wurde die parenterale Supplementierung während der frühen Phase des Stressstoffwechsels nicht in einigen Tagen maßvoll gesteigert, sondern nach dem »Alles-oder-Nichts-Prinzip« im Sinne einer Hyperalimentation zugeführt.

12.2   Hypo- und Hyperalimentation unter klinischer Ernährung

Generell gilt, dass bei der kombinierten parenteralen und enteralen Ernährung in der Frühphase des Stressstoffwechsels eine Hyperalimentation, in der prolongierten Phase jedoch eine Hypoalimentation unbedingt vermieden werden soll.

Die Realität auf unseren Intensivstationen ist, dass bei den Patienten nur 70 % der ärztlich verordneten enteralen Kalorien tatsächlich zugeführt werden (Faisy et al. 2009). Dieser Umstand sowie ein über längeren Zeitraum entstehendes Energiedefizit, das sich nachteilig auf das Outcome von Intensivpatienten auswirkt, sind weitere Gründe für eine parenterale Supplementierung bei insuffizienter enteraler Ernährung (Dvir et al. 2006; Villet et al. 2005).

Gründe für die Differenz zwischen berechneter und dann tatsächlich zugeführter Sondenkost sind vielfältig. Unterbrechungen oder Nüchternphasen für Operationen, Untersuchungen, Mobilisationen oder die Notwendigkeit der Bauchlage mit Stopp der gastralen Zufuhr spielen hierbei eine wichtige Rolle und verstärken das Energiedefizit des Patienten (Felbinger 2011)

12.3 Energiezufuhr und Ernährungsaufbau unter kombinierter Ernährung

Der Energiegehalt einer Standardsondenkost beträgt 1 kcal/ml. Dies gilt näherungsweise auch für 3-KB. Die Obergrenze der Energiezufuhr beträgt während Stressstoffwechsel 24 kcal/kg KG pro Tag.

Die zuzuführende Menge an Ernährung pro Stunde ergibt sich bei Verwendung von 3-KB rechnerisch aus der Summe aus parenteraler Ernährung (PN) und enteraler Ernährung (EN) und entspricht dem Körpergewicht des Patienten bei normalgewichtigen Patienten:

❯ **Zielrate: PN (ml/h) + EN (ml/h) = kg KG**

Mit dem Verlauf der Erkrankung ändert sich das Ernährungsziel des Patienten. Dies wird mit einem Korrekturfaktor (KF) berücksichtigt, der mit der Zielrate multipliziert wird:

❯ **Zufuhrrate (ml/h) = [PN (ml/h) + EN (ml/h)] × KF**

Bei hoher endogener Substratproduktion in der Frühphase des Stressstoffwechsels ist die zuzuführende Gesamtmenge dementsprechend gering zu halten (KF=0,5–0,7). In der nachfolgenden Phase beträgt der KF=1. Während einer anabolen Phase kann der KF unter engmaschigem Monitoring bis auf 1,3 gesteigert werden, um die verlorenen Substrate wieder zu ersetzen.

Bei kombinierter Ernährung ist in vielen Fällen die Funktion des Gastrointestinaltraktes gestört. Hier ist es meist nicht möglich, den Leitlinien entsprechend die enterale Ernährung um 20 ml alle 6–12 Stunden sukzessive zu steigern. Bei diesen Patienten wird die enterale Zufuhr bei entsprechender klinischer Verträglichkeit versuchsweise täglich um 10 ml/h gesteigert und die parenterale Zufuhr um denselben Betrag reduziert.

Der Anteil an enteraler Ernährung richtet sich nach der intestinalen Toleranz. Die metabolische Toleranz sollte parallel anhand der Glukose, der Triglyzerid- und Harnstoffplasmakonzentrationen regelmäßig überprüft werden (Kreymann et al. 2007).

12.4   Excel-Worksheet zur Berechnung eines adaptierten Ernährungsplans

Ulrich Fauth

Trotz einer großen Zahl von enteralen und parenteralen Nährlösungen bleibt es in der Zuständigkeit des behandelnden Arztes, den individuellen Bedarf des Patienten festzulegen. Er muss eine Auswahl an zu verwendeten Lösungen treffen und diese so dosieren, dass der zuvor bestimmte Bedarf für die wesentlichen Inhaltsstoffe Wasser, Kohlenhydrate, Aminosäuren und Fett (und damit der Energiegehalt) möglichst vollständig gedeckt wird. Gleichzeitig müssen aber auch Überdosierungen vermieden werden. Dies ist »mit Papier und Bleistift« und einem Taschenrechner im Prinzip möglich, übersteigt aber im Zeitaufwand schnell die Kapazität des ärztlichen Personals einer Intensivstation. Mit der vorgestellten excelbasierten Lösung sollen die im Prinzip sehr einfachen Rechenschritte schnell durchgeführt, die Ergebnisse übersichtlich dargestellt und in praxistauglicher Form ausgedruckt werden.

12.4.1 Eigenschaften des Excel-Worksheets

Es wird ein Excel-Worksheet vorgestellt, das eine schnelle Berechnung der Dosierung enteraler und parenteraler Lösungen im Rahmen einer künstlichen Ernährung ermöglicht. (Mit Eingabe der ISBN dieses Buches können Sie dieses Excel-Worksheet unter ► http://extras.springer.com herunterladen.) Der Anwender wird bei der Festlegung des Bedarfs an Wasser, Kohlenhydraten, Aminosäuren und Fett unterstützt, nach Auswahl der zu verwendenden Lösungen werden die Infusionsvolumina berechnet. Eine gemischt enteral/parenterale Ernährung wird berücksichtigt, ebenso die Zufuhr von wasser-und fetthaltigen Medikamenten über Spritzenpumpen. Bei der Berechnung der Infusionsgeschwindigkeiten können diskontinuierliche Regime mit Nachtpausen berücksichtigt werden. Berechneter Bedarf und Zufuhr über das ermittelte Ernährungsregime werden für die wesentlichen Inhaltsstoffe tabellarisch dargestellt. Namen und Zusammensetzungen der verwendeten Lösungen können frei gewählt werden. Die Struktur der Berechnungen ist offengelegt, sodass die Funktionalität der Datei vom Anwender bei Bedarf geändert und erweitert werden kann.

12.4.2 Aufbau und Funktionsprinzip der Datei

Die Berechnungen sind einfach, und anhand der in der Datei sichtbaren Formen leicht nachvollziehbar. Sie erfolgen in folgenden Schritten:

Schritte zur Berechnung der Dosierung enteraler und parenteraler Lösungen

- Ermittlung des Bedarfs an wasser-und energieliefernden Substanzen nach anthropometrischen Daten
- Festlegung des Anteils der enteralen Zufuhr durch den Anwender
- Festlegung der Zufuhr weiterer relevanter Lösungen (Elektrolytlösungen, Spritzenpumpen fetthaltige Medikamente) durch den Anwender
- Berechnung der auf parenteralem Weg noch bis zum Bedarf zu ergänzenden Inhaltstoffe
- Berechnung der Dosierung der Infusionslösungen, um den parenteralen Anteil abzudecken
- Rundung der berechneten Infusionsvolumina auf gewünschte Werte
- Berechnung der Infusionsgeschwindigkeiten für die parenteralen Lösungen

Tabellenblätter der Exel-Datei

- die Definition der in der Praxis verwendeten enteralen und parenteralen Nährlösungen (»Lösungen«)
- die Berechnung des individuellen Bedarfs sowie des zugehörigen Infusionsbzw. Ernährungsplans (»Plan«), sowie
- einem vom Anwender nicht benutzten Blatt, das Excel für Zwischenschritte der Berechnungen benötigt

Vor der Verwendung am Patienten müssen im Blatt »Lösungen« Namen und Zusammensetzungen der Lösungen vorgegeben werden. Das Blatt ist, wie die übrigen Tabellenblätter, im Auslieferungszustand der Datei ohne Kennwort geschützt. Über die Standard-Excel-Funktion »Blattschutz aufheben« wird der Schreibschutz der Tabelle aufgehoben, nach Eingabe der Daten sollte unbedingt wieder ein Schreibschutz mit Passwort gesetzt werden, um versehentliche Änderungen durch die Anwender zu vermeiden. Auch das Tabellenblatt mit der Bezeichnung »_« ist in der Auslieferungsversion geschützt. Hier müssen keine Eintragungen vor Inbetriebnahme getätigt werden. Auch hier empfiehlt sich der Schutz durch ein Passwort. Alle Eingaben, Berechnungen und Ausgaben im Rahmen der Ernährungsberechnung erfolgen im Tabellenblatt »Plan«. Die erforderlichen Schritte werden in der Tabelle von oben nach unten abgearbeitet. Nur Felder, die eine Eingabe erfordern oder erlauben, sind (nach Setzen des Blattschutzes) änderbar. Alle anderen Felder sind gesperrt. Anwählbare Felder haben die Farben Grün (in der Regel nur einmal pro Patient einzugeben, keine Änderungen von Tag zu Tag) und Grau (tägliche Kontrolle/Anpassung der eingegebenen Werte erforderlich). Einige Felder sind mit einem Kommentar versehen (rotes

Dreieck rechts oben im Feld), die angezeigt werden, wenn der Cursor über das Feld
bewegt wird. Die gesperrten Felder sind ebenfalls anwählbar, sodass die hinterlegten
Formeln sichtbar sind.

Im Einzelnen sind folgende Angaben vom Anwender festzulegen

- **Erfassung der Patientendaten.** Die Eingabe der anthropometrischen Daten
Alter, Größe, Gewicht, Geschlecht (bedarfs-relevante Daten, grüne Eingabefelder) und der Basisdaten des Patienten (graue Eingabefelder)
- **Eingabe der Berechnungsgrundlagen.** Die Festlegung der Berechnungsgrundlagen für den Wasser- und Nährstoffbedarf des Patienten (graue/grüne
Felder). Die entsprechenden Felder sind mit Standardwerten bereits besetzt,
die nur bei Bedarf geändert werden müssen. Es empfiehlt sich, für jeden Patienten eine getrennte Datei anzulegen (Excel-Befehl »Speichern unter«). Die
tägliche Neueingabe der Patientendaten und der individuellen Bedarfsdaten
ist dann entbehrlich
- **Ermittlung und Festlegung der gewünschten Zufuhr.** Hier bestimmt der Anwender nur noch, mit welchem Faktor der nach Harris-Benedict berechnete
Grundumsatz multipliziert werden soll, um die gewünschte Energiezufuhr
zu berechnen. In den gelben Feldern finden sich Berechnungsergebnisse. Der
Berechnungsmodus ist für den Anwender zu erkennen, da die hinterlegten
Formeln sichtbar sind
- **Abschnitt »Gewünschte Ernährung«.** Hier können die vom Programm ermittelten Zufuhrwerte für Wasser, Kohlenhydrate, Fett und Aminosäuren durch
abweichende Werte ersetzt werden. Wenn diese (grauen) Felder frei gelassen
werden, rechnet das Programm in den folgenden Schritten mit den zuvor
ermittelten Werten
- **Auswahl der gewünschten Präparate.** Über die Auswahllisten wählt der Anwender die gewünschten enteralen und parenteralen Lösungen aus, für die
das Programm im weiteren Verlauf die Dosierungen errechnen soll. Die Lösungen sind im Tabellenblatt »Lösungen« zu definieren
- **Zufuhr der Lösungen.** Soll hier eine circadiane Rhythmik eingehalten werden,
wird dies im Bereich »Nachtpausen« angegeben
- **Soll der Patient nur enteral ernährt werden, wird dies im folgenden Schritt
angegeben.** Das Programm dient in diesem Fall nur dazu, den Wasser- und
Nährstoffgehalt der Ernährung zu berechnen. Die Festlegung der Dosierung
erfolgt (im folgenden) Schritt durch den Anwender
- **Abschnitt »Ermittlung und Festlegung der Berechnungsgrundlagen für
die Zufuhr«:** Die enterale Zufuhr muss vom Anwender vorgegeben werden,

ebenso die Zufuhr von Wasser und Fett über Spritzenpumpen (üblicherweise Propofol; grüne Felder). In den gelben Feldern wird die aus diesen Angaben errechnete enterale Zufuhr angegeben, in der Spalte »parenteral« wird unter Berücksichtigung des oben ermittelten Gesamtbedarfes der parenteral zuzuführende Rest vermerkt

- **Abschnitt »Berechneter Ernährungsplan«.** In diesem Bereich findet die Berechnung der benötigten Volumina für die parenteralen Lösungen statt. Diese werden, zusammen mit den weiter vorne bereits festgelegten enteralen Volumina, in der Spalte »Volumen« ausgegeben. In den folgenden Spalten finden sich die in diesen Volumina enthaltenen Inhaltsstoffe. Die Spaltensummen, also die Gesamtzufuhr für die einzelnen Inhaltsstoffe, sind in der letzten Zeile der Tabelle angegeben. Bei wesentlichen Abweichungen dieser Spaltensummen von dem in der ersten Zeile der Tabelle angegebene Bedarf wird der entsprechende Wert rot hervorgehoben. Die Abweichung, ab der markiert werden soll, wird im Feld »ALERT« eingestellt

- **Weitere Informationen/Eingaben in der Tabelle »Berechneter Ernährungsplan«:** In der Zeile für kristalloide Lösungen gibt der Anwender ein festes Volumen vor. Dies entspricht der weit verbreiteten klinischen Praxis einer standardisierten Zufuhr einer Elektrolytlösung, deren Volumen einem variierenden Flüssigkeitsbedarf angepasst werden kann. Wird die geplante Zufuhr von Wasser über die enteralen Lösungen sowie über die Nährlösungen und die Elektrolytlösung nicht erreicht, wird in Zeile »Rest« das Differenzvolumen angegeben. Dieses Volumen sollte enteral oder parenteral zusätzlich zu den Nährlösungen gegeben werden. Diese zusätzliche Zufuhr wird vom Programm nicht verwaltet, daher werden auch keine Inhaltsstoffe bilanziert

- **Resultierenden Infusionsgeschwindigkeiten für die Pumpensteuerung.** Diese finden sich in der gleichnamigen Tabelle. Eventuelle Nachtpausen (s. oben) werden berücksichtigt

- **Bei Bedarf kann mit einem Plan gearbeitet werden,** in dem die berechneten Volumina der parenteralen Lösungen auf frei wählbare Beträge gerundet werden können (Spalte »runden auf«). Erwartungsgemäß ergeben sich dann Abweichungen vom vorgegebenen Bedarf, einige Werte in der letzten Zeile der Tabelle (»Summe Zufuhr«) werden markiert. Auch hier können die erforderlichen Einstellungen der Infusionspumpen abgelesen werden (Tabelle »Infusionsgeschwindigkeiten gerundet«

12.4.3 Möglichkeiten und Grenzen des Verfahrens, praktische Erfahrungen

Die Datei soll eine einfache Berechnung von Wasser-und Nährstoffbedarf sowie Dosierung der zur Bedarfsdeckung erforderlichen enteralen und parenteralen Lösungen ermöglichen. Alle Berechnungen sind prinzipiell auch auf einem Taschenrechner durchzuführen. Der zeitliche Aufwand wäre allerdings im Routinebetrieb einer durchschnittlich besetzten Intensivstation nicht zu leisten.

Für die Realisierung wurde Excel gewählt, weil

- die Entwicklung unabhängig von einer Programmiersprache möglich war
- alle Rechenschritte durch den Anwender nachvollziehbar sind, da die zugrunde liegenden Formeln sichtbar sind
- eine übersichtliche Darstellung der Eingabefelder, vor allem aber der Ergebnisfelder möglich ist
- alle Formeln und Konstanten jederzeit (nach Aufheben des Blattschutzes) geändert werden können
- die Präsentation den Anforderungen des Anwenders angepasst werden kann
- die Datei in ihrer ausgelieferten Form mit durchschnittlichen Excel-Kenntnissen leicht erweitert werden kann

---

Folgenden Beschränkungen müssen dafür in Kauf genommen werden

- Die Berechnung des Bedarfs erfolgt lediglich nach einfachen gewichtsbezogenen Prinzipien. Eine Unterstützung bei der Anpassung in speziellen klinischen Situationen z. B.in Form eines Expertensystems ist nicht möglich
- Die Berechnungsgänge sind darauf ausgelegt, nach Festlegung eines enteralen Ernährungsanteils den parenteralen Anteil zu ermitteln und die Dosierung der Infusionslösungen zu berechnen. Bei einer ausschließlich enteralen Ernährung werden zwar Wasser-und Nährstoffbedarf sowie die Zufuhrmengen der vorgegeben enteralen Ernährung berechnet, die Menge(n) der enteralen Lösung(en) muss/müssen jedoch vom Anwender vorgegeben werden
- Das parenterale Lösungsregime ist festgelegt auf eine aminosäuren-, eine kohlenhydrat- und eine fetthaltige Lösung, sowie eine Elektrolytlösung. Davon abweichende Konstellationen, z. B. die zusätzliche Gabe einer glutaminhaltigen Lösung oder einer parenteralen Komplettlösung, können nur mit Einschränkungen berücksichtigt werden

Trotz dieser Einschränkungen ist das Excel-Sheet seit vielen Jahren auf verschiedenen Intensivstationen im Einsatz und hat sich als einfaches, zeitsparendes sowie ausreichend genaues Werkzeug zur Unterstützung bei der Erstellung von Ernährungsplänen erwiesen. Insbesondere vermeidet die routinemäßige Verwendung der Methodik eine allzu grobe, nur noch an Flaschen- und Beutelvolumina orientierte künstliche Ernährung, wie dies gelegentlich auf knapp besetzten Intensivstationen zu beobachten ist.

2.4.4 Weiterentwicklung des Verfahrens

Einige Erweiterungen der Berechnungen erscheinen sinnvoll und sollen schrittweise ergänzt werden:

Zu ergänzende Erweiterungen der Berechnungen
- Die Berücksichtigung von glutaminhaltigen Infusionslösungen (in der aktuellen Version nur für enterales Glutamin)
- Eine bessere Abbildung des »Spezialfalls« Komplettlösung
- Die gleichzeitige Berücksichtigung von mehr als einer Lösung pro Typ (AS-/KH-/Fettlösung)
- Die Berücksichtigung von Blutprodukten
- Die Speicherung der täglich erzeugten Datensätze mit der Möglichkeit einer Trenddarstellung

Bei künftigen Ergänzungen ist allerdings zu überlegen, inwieweit sich erweiterte Funktionalitäten mit den Funktionen von Patientendatenmanagementsystemen (PDMS) überschneiden. Diese Systeme decken einen Großteil der denkbaren zeitabhängigen Funktionen ab, und verarbeiten die Daten innerhalb eines einzigen Systems. Ein excelbasiertes Programm kann immer nur eine Insellösung für Spezialanwendungen darstellen, und die Herstellung von Schnittstellen zur Datenbank eines PDMS dürfte nicht trivial sein. Dennoch ist der Autor für Anregungen zur Weiterentwicklung der Excel-Datei dankbar, künftige Versionen werden auf Anfrage (Fauth@rkh-kassel.de) gerne weitergegeben.

Literatur

Casaer MP, Mesotten D, Hermans G, Wouters PJ, Schetz M, Meyfroidt G, Van Cromphaut S, Ingels C, Meersseman P, Muller J, Vlasselaers D, Debaveye Y, Desmet L, Dubois J, Van Assche A, Vanderheyden S, Wilmer A, Van den Berghe G (2011) Early versus late parenteral nutrition in critically ill adults. N Engl J Med 365: 506–517

Dhaliwal R, Jurewitsch B, Harrietha D, Heyland DK (2004) Combination enteral and parenteral nutrition in critically ill patients: harmful or beneficial? A systematic review of the evidence. Intensive Care Med 30: 1666–1671

Dvir D, Cohen J, Singer P (2006) Computerized energy balance and complications in critically ill patients: an observational study. Clin Nutr 25: 37–44

Faisy C, Lerolle N, Dachraoui F, Savard JF, Abboud I, Tadie JM, Fagon JY (2009) Impact of energy deficit calculated by a predictive method on outcome in medical patients requiring prolonged acute mechanical ventilation. Br J Nutr 101: 1079–1087

Felbinger TW (2011) Kombinierte enterale und parenterale Ernährung. Intensivmedizin und Notfallmedizin 2: 109–116

Kreymann KG, de Heer G, Felbinger T, Kluge S, Nierhaus A, Suchner U, Meier RF (2007) [Nutrition of critically ill patients in intensive care]. Internist (Berl) 48: 1084–1092

Villet S, Chiolero RL, Bollmann MD, Revelly JP, Cayeux RNM, Delarue J, Berger MM (2005) Negative impact of hypocaloric feeding and energy balance on clinical outcome in ICU patients. Clin Nutr 24: 502–509

12

Immunonutrition

Matthias Angstwurm

Die sogenannte Immunonutrition gehört derzeit zu den umstrittenen Therapieverfahren bei kritisch kranken Patienten. In den ESPEN-Leitlinien der Europäischen Gesellschaft für klinische Ernährung wird die Immunonutrition empfohlen (Empfehlungsgrad A). Allerdings sind die Ergebnisse wesentlich weniger klar bei Patienten, die sich vor ihrer akuten Erkrankung normal ernährt hatten und bei allen kritisch kranken Patienten. Bei diesen gibt es sogar Berichte über eine erhöhte Komplikationsrate oder auch eine erhöhte Sterblichkeit unter Immunonutrition bei septischen Patienten mit Pneumonien (Dent 2003). Ein Hauptgrund ist, dass es keine einheitliche Definition einer Immunonutrition gibt, sondern in den bisherigen Studien, die zum größten Teil erhebliche methodische Schwächen aufweisen, unterschiedliche Substrate in unterschiedlicher Dosierung miteinander kombiniert und klinisch getestet wurden. Ein individueller Effekt einzelner Substanzen ist zwar beschrieben, wenn jedoch die einzelnen Komponenten in Kombination gegeben werden, ist der Effekt der Einzelsubstanzen nicht vorhersehbar, da zu erwarten ist, dass Interaktionen zwischen den Substanzen vorhanden sind. Im Wesentlichen handelt es sich bei den verwendeten Kombinationen um Arginin/Glutamin, Omega-3-Fettsäuren, Nukleotide, oder Antioxidantien (Vitamin E, Vitamin C, Zink, Selen). Allen diesen Substanzen werden immunmodulatorische Effekte in verschiedenen Systemen und Regulationskreisen zugeschrieben (◘ Tab. 13.1). Nur Studien zur Pharmakonutrition können einen spezifischen Effekt nachweisen, der dann auch dosisabhängig sein sollte. Erste Ansätze gibt es dazu für Selen. Im Folgenden sollen einige der Substanzen kurz besprochen werden.

13.1   Glutamin/Arginin

Glutamin ist erforderlich zur Nucleosidsynthese und damit auch zur Proliferation oder der Funktion von Immunzellen (Melis 2004). Daher wird die Gabe von Glutamin mit einer verminderten Zottenatrophie des Darmes und somit einer verminderten Infektionsrate in Verbindung gebracht. Der Effekt von Glutamin auf die Proliferation ist aber nur möglich, wenn auch ausreichend weitere Substrate oder Koenzyme vorhanden sind wie z. B. Folsäure. Andererseits beeinflusst die Substitution von Glutamin immer auch den Stoffwechsel von Arginin (Dupertuis 2009) oder verbessert die Synthese von Glutathion, das bei einer optimalen Aktivität der Glutathionperoxidase durch Zufuhr von Selen auch vermehrt regeneriert wird. So ist Glutamin indirekt auch antiinflammatorisch wirksam. Glutamin wird synthetisiert und vor allem freigesetzt durch die Muskulatur. Bei schwer kranken Patienten der Intensivstation zeigt sich, dass es zu einer massiven Freisetzung von Glutamin aus dem Muskel kommt. Glutamin spielt daher eine essenzielle Rolle im Transport von Stickstoff und der Katabolie der Muskulatur, die möglicherweise besonders bei kritisch kranken Patienten mit langem Aufenthalt auf der Intensivstation eine prognostische Bedeutung hat. Trotz des Muskelkatabolismus findet man häufig stark erniedrigte Spiegel von Glutamin. Die Plasmaspiegel von Glutamin sind dabei unabhängig von gängigen Risiko-Score Systemen wie z. B. dem APA-CHE-II-Score (Rodas 2012), jedoch klar mit einem ungünstigen Prognose assoziiert.

13.1.1 ESPEN-Leitlinie parenterale Ernährung, Intensivmedizin 2009

Praxistipp

Für den Fall, dass bei Intensivpatienten eine parenterale Ernährung indiziert ist, sollte diese 0,2–0,4 g/kg KG/Tag Glutamin (entsprechend 0,3–0,6 g/kg KG/Tag Glutamindipeptid) enthalten (Empfehlungsgrad A) (Singer 2009)

Möglicherweise ist auch die Ergänzung mit Glutathion sinnvoll. Laut Literatur kann es einen limitierenden Faktor bei Patienten im Multiorganversagen darstellen. Der Metabolismus von Glutathion ist bei kritisch kranken Patienten stark erhöht und liegt dort vor allem in seiner oxidierten Form vor. Glutathion wird im Körper selbst generiert, falls genügend Substrat wie Acetylcystein und Glutamin vorhanden ist.

13.1.2 Zusammenfassung Glutamin/Arginin

Die klinische Wirksamkeit der Substitution ist durch die Studienlage nicht eindeutig gesichert, in verschiedenen Arbeiten jedoch mit einem Trend zu einer reduzierten Mortalität beschrieben (Wernerman 2011). Möglicherweise sind diese weiterhin nicht eindeutigen Ergebnisse bedingt durch zu geringe Dosierungen oder zu kurze Beobachtungszeiten. So zeigten Griffiths et al. (1997) oder Powell-Tuck et al. (1999) allenfalls zu Beginn eine günstige Tendenz, ein Überlebensvorteil bestand jedoch erst nach sechs Monaten und im Wesentlichen auch nur bei den Patienten, die länger als fünf Tage mit Glutamin behandelt wurden. Es lässt sich zum gegenwärtigen Zeitpunkt für verschiedene Patientengruppen auf den Intensivstationen keine absolut sichere Schlussfolgerung ziehen (Marik 2008). Der Effekt einer Glutaminsubstitution beim kritisch kranken Patienten muss in prospektiven Studien im Sinne einer Pharmakonutrition überprüft werden.

13.2 Omega-3-Fettsäuren

In einem modernen Ernährungsregime sollte insbesondere zu Beginn einer schweren Erkrankung der Kohlenhydratanteil eher reduziert werden und der Anteil an zugeführten Fettsäuren mindestens 40 % der zugeführten Energiemenge ausmachen. Die

◘ Tab. 13.1 Komponenten einer Immunonutrition

Wirkstoff	Bedeutung
Glutamin	Nichtessenzielle Aminosäure Möglicherweise essenziell bei Hypermetabolismus Transportfunktion für Stickstoff und Kohlenstoff Speicherung in Muskulatur Reguliert die Synthese von Nukleotiden Essenziell für Proliferation und Funktion von Immunzellen, vor allem T-Lymphozyten Vorstufe in der Synthese von Arginin Substrat zur Synthese von Glutathion
Arginine	Nichtessenzielle Aminosäure Zur Synthese u. a. Glutamin oder Glycin erforderlich Möglicherweise essenziell bei Hypermetabolismus Erforderlich bei der NO-Synthese Einfluss auf Sekretion anaboler Hormone wie Insulin Einfluss auf Funktion von Immunzellen
Nukleotide	Bausteine für RNA und DNA-Synthese Mangel mit veränderter Immunitätslage assoziiert
ω-3-Fettsäuren	Viel in Fischöl enthalten Mehrfach ungesättigte Fettsäuren Komplexe Interaktionen mit ω-6-Fettsäuren Beeinflussung des Arachidonsäure-Metabolismus

Fettsäuren haben einen erheblichen Einfluss auf das Immunsystem (Carpentier 2000). ω-6- und ω-3-Fettsäuren weisen dabei entgegengesetzte Effekte auf, sodass möglicherweise ein Wechsel des Ernährungsregimes angepasst an die Situation des Patienten der richtige Ansatz ist (Kreymann 2007). Insbesondere zu Beginn der Erkrankung könnten ω-3-Fettsäuren wertvoll sein, da sie den Leukotrien- und Prostaglandinstoffwechsel beeinflussen (Sabater 2011). Einen klaren klinischen Beleg für die Effektivität in Bezug auf die Überlebensrate gibt es allerdings bisher nicht. Es existieren Daten, die eine Verkürzung der Liegezeit durch mit Fischöl angereicherte Emulsionen (Mertes 2006; Wichmann 2007) oder eine Modulation der Entzündungsantwort mit Zytokinspiegel durch ω-3-Fettsäuren zeigen (Han 2012). Für eine mit Eikosapentaen- und γ-Linolensäure sowie mit Antioxidantien angereicherte Sondennahrung konnte bei ARDS-Patienten sogar eine Verbesserung der Oxygenierung und eine Verbesserung der Überlebensrate (Singer 2006) gezeigt werden. Aber trotz verbesserter messbarer

Spiegel von ω-3-Fettsäuren, γ-Linolensäure, und Antioxidantien wurde bei Patienten mit ARDS sogar eine verlängerte Beatmungszeit beobachtet und entweder keine Änderung (Grau-Carmona 2011) oder eine deutlich erhöhte Mortalität (Rice 2011).

13.2.1 ESPEN-Leitlinie 2009

> Bei Patienten, die auf eine chirurgische Intensivstation aufgenommen werden oder bei denen ein großer chirurgischer Eingriff vorgenommen wir, bietet eine parenterale Ernährung, die ω-3-Fettsäuren enthält, möglicherweise einen Vorteil auf die Organfunktion und die Dauer des Aufenthaltes auf einer Intensivstation. Dieser Trend muss jedoch erst noch durch adäquate Studien unterstützt werden. (Braga 2009)

▢ Tab. 13.1 zeigt möglicher Komponenten einer Immunonutrition.

Literatur

Braga M, Ljungqvist O, Soeters P et al. (2009) ESPEN Guidelines on Parenteral Nutrition: Surgery. Clin Nutr 28: 378–386

Carpentier YA, Dupont I (2000) Advances in intravenous lipid emulsions. World J Surg 24: 1493–1497

Dent DL, Heyland D, Levy H, Martindale R, Tayek J, Schloerb P, Kelly MJ (2003) Immunonutrition may increase mortality in critically ill patients with pneumonia: results of a randomized trial. Crit Care Med 30: A17

Dupertuis YM, Meguid, Pichard C (2009) Advancing from immunonutrition to a pharmaconutrition: a gigantic challenge. Curr OpinClinical Nutr Metab Care, 12: 398–403

Goeters C, Wenn A, Mertes N, Wempe C, Van Aken H, Stehle P, Bone HG (2002) Parenteral L-alanyl-L-glutamine improves 6-month outcome in critically ill patients. Crit Care Med. Sep; 30(9): 2032–2037

Grau-Carmona T, Morán-García V, García-de-Lorenzo A et al. (2011) Effect of an enteral diet enriched with eicosapentaenoic acid, gamma-linolenic acid and anti-oxidants on the outcome of mechanically ventilated, critically ill, septic patients. Clin Nutr. Oct; 30(5): 578–84

Griffiths RD, Jones C, Palmer A (1997) Six-month outcome of critically ill patients given glutamine-supplemented parenteral nutrition. Nutrition 13: 295–302

Han YY, Lai SL, Ko WJ, Chou CH, Lai H (2012) The benefit of ω-3 fatty acids in fat Effects of fish oil on inflammatory modulation in surgical intensive care unit patients. Nutr Clin Pract Feb; 27(1): 91–98

Kreymann G et al. (2007) Leitlinie parenterale Ernährung der DGEM. Aktuel Ernaehr Med; 32, Supplement 1: 89–92

Kreymann KG, de Heer G, Felbinger T, Kluge S, Nierhaus A, Suchner U, Meier (2007) RF Ernährung kritisch Kranker auf der Intensivstation. Internist 48:1084–1092

Marik PE, Zaloga GP (2008) Immunonutrition in critically ill patients: a systematic review and analysis of the literature. Intensive Care Med 34:1980–1990

Melis GC, ter Wengel N, Boelens PG, van Leeuwen PA (2004) Glutamine: recent developments in research on the clinical significance of glutamine. Curr Opin Clin Nutr Metab Care 7: 59–70

Mertes N, Grimm H, Furst P et al. (2006) Safety and efficacy of a new parenteral lipid emulsion (SMOFlipid) in surgical patients: a randomized, double-blind, multicenter study. Ann Nutr Metab 50: 253–259

Powell-Tuck J, Jamieson CP, Bettany GE, Obeid O, Fawcett HV, Archer C, Murphy DL (1999) A double blind, randomised, controlled trial of glutamine supplementation in parenteral nutrition. Gut. Jul; 45(1): 82–8

Rice TW, Wheeler AP, Thompson BT, de Boisblanc BP, Steingrub J, Rock P (2011) NIH NHLBI Acute Respiratory Distress Syndrome Network of Investigators. Enteral omega-3 fatty acid, gamma-linolenic acid, and antioxidant supplementation in acute lung injury. JAMA Oct 12; 306(14): 1574–1581

Rodas PC, Rooyackers O, Hebert C, Norberg A, Wernerman J (2012) Glutamine and glutathione at ICU admission in relation to outcome. Clin Sci (Lond) Jun 1; 122(12): 591–597

Sabater J, Masclans JR, Sacanell J, Chacon P, Sabin P, Planas M (2011) Effects of an omega-3 fatty acid-enriched lipid emulsion on eicosanoid synthesis in acute respiratory distress syndrome (ARDS): A prospective, randomized, double-blind, parallel group study. Nutr Metab (Lond). Apr 8;8(1): 22

Singer P, Theilla M, Fisher H et al. (2006) Benefit of an enteral diet enriched with eicosapentaenoic acid and gamma-linolenic acid in ventilated patients with acute lung injury. Crit Care Med 34: 1033–1038

Singer P, Berger M, et al. (2009) ESPEN Guidelines on Parenteral Nutrition: Intensive Care. Clin Nutrition 28 387–400

Wernerman J, Kirketeig T, Andersson B, Berthelson H, Friberg H, Guttormsen AB, Hendrikx S, Pettilä V, Rossi P, Sjöberg F, Winsö O (2011) Scandinavian Critical Care Trials Group. Scandinavian glutamine trial: a pragmatic multi-centre randomised clinical trial of intensive care unit patients. Acta Anaesthesiol Scand Aug; 55(7): 812–818

Wichmann MW, Thul P, Czarnetzki HD et al. (2007) Evaluation of clinical safety and beneficial effects of a fish oil containing lipid emulsion (Lipoplus, MLF541): data from a prospective, randomized, multicenter trial. Crit Care Med, 35: 700–706

13

Ethische Dimensionen der künstlichen Ernährung bei Intensivpatienten

Grenzgänge zwischen Selbstbestimmung, Authentizität, bestem Interesse und Fürsorge

Norbert W. Paul

Nicht erst seit der Fall Terri Schiavo mit maximaler medialer Aufmerksamkeit begleitet worden ist (Ankermann 1999; Annas 2005), wird das Thema der künstlichen Ernährung auch in der breiten Öffentlichkeit – oft emotional und kontrovers – diskutiert (Gjerdingen 1999). Auch in der Ärzteschaft und in den Pflege- und Heilberufen stößt man in der Regel auf dezidierte, durch Werthaltungen geprägte Positionen in Bezug auf das Für und Wider von Maßnahmen künstlicher Ernährung, die die Auseinandersetzung mit dem Thema auf der Ebene der Alltagsmoral widerspiegeln. Daran hat auch die durch die jüngste Rechtsprechung geschaffene Rechtssicherheit wenig geändert. Sowohl das 3. Änderungsgesetz zum Betreuungsrecht von 2009 (Borasio et al. 2009), das den – auch durch einen Bevollmächtigten oder Vertreter erklärten – Willen des Patienten als Dreh- und Angelpunkt der Therapiezielfindung definiert, als auch das im Zusammenhang mit der Beendigung der künstlichen Ernährung durch Durchtrennung des Schlauches der Ernährungssonde bei einer hochgradig pflegebedürftigen, dementen Patientin durch deren Tochter am 25. Juni 2010 gesprochene BGH-Urteil (2 StR 454/09, Karlsruhe), legen die Abwägung zwischen Lebensverlängerung und Leidensverlängerung allein in die Hände der Betroffenen oder ihrer Bevollmächtigten bzw. Vertreter.

Lediglich die prinzipielle Indikationsstellung ist damit ärztliche Aufgabe. Trotz dieser Rechtssicherheit gilt freilich, dass in Situationen, in denen das dauerhafte Überleben von Patienten nur durch einen länger anhaltenden Einsatz von Maßnahmen der künstlichen Ernährung gesichert werden kann, die Therapiezielfindung nicht nur von der medizinischen Indikationsstellung abhängig ist. Sie muss sich auch mit spezifischen ethischen Dimensionen befassen, die ärztlich und pflegerisch Tätige betreffen (Tolmein 2010). Anders als in Fragen der Alltagsmoral, muss es in einer theoretisch und methodisch fundierten Klinischen Ethik darum gehen, vor dem Hintergrund der gegebenen Handlungsoptionen und unter Berücksichtigung evaluativer (Synofzik et al. 2010) und normativer Aspekte des jeweils individuellen Falles, die ethische Rechtfertigbarkeit und Begründbarkeit auf der Grundlage allgemeiner ethischer Prinzipien und Normen zu prüfen (Paul 2008). Auch in der Medizinethik der Nachkriegszeit wurde – ausgehend vom angelsächsischen Raum – das Prinzip der Selbstbestimmung des Patienten, die Autonomie des Patienten, zum Dreh- und Angelpunkt der Entscheidungsfindung. Damit wurde zugleich das überkommene paternalistische Arzt-Patienten-Verhältnis zurecht aufgelöst (Krones u. Richter 2006). Ein partnerschaftliches Arzt-Patienten-Verhältnis, in dem die Ärzte als medizinische Experten in einem symmetrischen Verhältnis zum Patienten stehen, der seinerseits als Experte für seine lebensweltlichen Ziele und Werthaltungen fungiert und durch seinen selbstbestimmten Willen geleitet wird, war selten so realistisch erreichbar wie heute. Auf rechtlicher und auf ethischer Ebene wurde zudem einer Reihe von Willenskonstrukten nicht mehr einwilligungsfähiger Patienten eine erhebliche Deutungsmacht verliehen. Von besonderer Bedeutung für Fragen der künstlichen Ernährung sind neben dem aktuell erklärten Willen des grundeinsichtsfähigen Patienten auch der vorab, häufig in Form einer Patientenverfügung, erklärte Wille, der durch einen Bevollmächtigten oder gesetzlichen Vertreter erklärte Wille sowie der mutmaßliche Wille. Im Folgenden soll erörtert werden, wo aus ethischer Sicht Grenzlinien der unterschiedlichen Konzepte des Patientenwillens in Bezug auf die künstliche Ernährung von Intensivpatienten verlaufen, welche Rolle die Ermittlung persönlicher (Wert-)Haltungen zur Wahrung seines besten Interesses hat und wie ärztliches Selbstverständnis ins Verhältnis zur – auch stellvertretend wahrgenommenen – Selbstbestimmung des Patienten gesetzt werden kann.

14.1 Formen der Selbstbestimmung und einige kritische Anmerkungen zum Autonomiekonzept

14.1.1 Definitionen

Der autonome Wille des Patienten ist der Wille, den er auf der Basis von Informationen und eigener (rationaler) Reflexion mit Bezug auf persönliche Werthaltungen frei bildet und äußert. Eine Willensäußerung kann in unterschiedlichen Formen erfolgen (etwa mündlich, schriftlich, durch Gesten). Im klinischen Kontext muss stets sichergestellt werden, dass der grundeinsichtsfähige Patient seinen Willen auf der Basis einer umfassenden und rückhaltlosen Aufklärung bilden kann. Aus dieser Anforderung ergeben sich bereits die Fragen an das Konzept der Autonomie: Welche Autonomie kommt Kindern und Jugendlichen zu? Wo verlaufen die Grenzen psychokognitiver Kompetenz (etwa bei Demenz, intellektueller Einschränkung) für die Bildung eines selbstbestimmten Willens (Simon 2004)? Welche persönlichen Belastungen beim Erleben der eigenen Krankheit (Angst, Verzweiflung, Zorn) beeinträchtigen die Willensfreiheit? Auch der vorab erklärte Wille, der im Vorgriff auf eine noch nicht eingetretene Situation erfolgt, ist ein autonomer Wille, wenn er die oben skizzierten Kriterien erfüllt. Häufig lassen Patientenverfügungen nach Form und Inhalt jedoch nicht eindeutig erkennen, ob der Verfasser den dort niedergelegten Willen informiert, nach rationaler Erwägung und frei getroffen hat. Letztlich kommt dem Bevollmächtigten oder Betreuer des nicht einwilligungsfähigen Patienten (denn nur für diesen kommt ja die Patientenverfügung in Anwendung) die Rolle zu, festzustellen, ob das Dokument auf die individuelle Lebens- und Behandlungssituation anzuwenden ist oder nicht. Unter dem mutmaßlichen Willen versteht man denjenigen Willen, den ein Patient dem besten Ermessen nach äußern würden, wenn er dazu im Stande wäre. Der mutmaßliche ist demnach nicht gegeben, sondern muss ermittelt werden. In der Regel erfolgte diese Ermittlung narrativ. Berichte aus dem Leben des Patienten, über seine Werthaltungen, frühere Lebensentscheidungen (insbesondere in Bezug auf Gesundheit und Krankheit), aber auch Berichte und Einschätzungen von dem Patienten nahestehenden Personen sind die Basis für die Ermittlung des mutmaßlichen Willens.

Wie jede – noch so sorgfältige – Interpretation steht auch der mutmaßliche Wille in der immanenten Gefahr der Projektion eigener oder fremder Annahmen und Überzeugungen auf den angenommenen Willen des Patienten. Insbesondere Bevollmächtigte und gesetzliche Vertreter, die den Willen des Patienten repräsentieren und ihm gleichzeitig nahe stehen, haben häufig das Problem einer Überlagerung des mutmaßlichen Willens des Betreuten durch eigene Emotionen oder Interessen. So ist häufig nicht zu unterscheiden, inwieweit stellvertretend gemachte Willensäußerungen ausschließlich im Sinne des Patienten sind oder ob sie Werthaltungen, Überzeugungen, Emotionen und Interessen des Bevollmächtigten oder Vertreters widerspiegeln. In diesem Zusammenhang kommt der Vermeidung des Vollmachtsmissbrauchs im klinischen Kontext eine entscheidende Rolle zu.

14.1.2 Kritische Anmerkungen zum Konzept der Autonomie

Neben den oben skizzierten, eher strukturellen Einschränkungen, die sich beim Umgang mit dem Konzept der Patientenautonomie ergeben, soll hier kurz auf einige insbesondere bei Fragen des Lebenserhalts relevante konzeptuelle Grenzen eingegangen werden. Eine erste Schwierigkeit ergibt sich aus dem Erfordernis der Informiertheit bei der Bildung eines selbstbestimmten Willens. Gerade in Patientenverfügungen, die vor Eintritt der konkreten Situation verfasst worden sind, wird laut einer Studie häufig ein weitreichender Verzicht auf unerwünschte Therapien (97,8 %) und ganz explizit auf Verfahren der künstlichen Ernährung (98,9 %) formuliert (Paul u. Fischer 2008). Gelegentlich basiert diese Entscheidung aus Vorerfahrungen oder Berichten vom Hörensagen aus dem persönlichen Umfeld. Eine umfassende Aufklärung über die Indikationsstellung zur künstlichen Ernährung, die unterschiedlichen Verfahren (bis hin zur Kombination von Verfahren der künstlichen Ernährung mit einer ggf. insuffizienten oralen Ernährung) und über die Indikation zur Einstellung der künstlichen Ernährung etc., ist in der Regel jedoch nicht Grundlage dieser Entscheidung. Ebenfalls in (Paul u. Fischer 2008) geben nur 7,3 % der in einer Stichprobe Befragten an, sie hielten die Unterstützung eines Arztes beim Verfassen einer Patientenverfügung für sinnvoll. So haben in Deutschland nach dem Inkrafttreten des 3. Änderungsgesetzes zum Betreuungsrecht etwa auch Formulierungen volle Gültigkeit, in denen Verfasser von Patientenverfügungen verfügen »ich möchte in keinem Fall an Schläuchen hängen« oder »ich möchte, dass alle Verfahren der Schulmedizin (außer einer künstlichen Ernährung) angewendet werden solange es noch Hoffnung für mich gibt, ansonsten bitte ich um ein würdevolles und humanes Sterben« (Ankermann 1999). Es muss daher festgehalten werden, dass für den Umgang mit Patientenverfügungen zwar scheinbar Rechtssicherheit geschaffen wurde, die dem Patientenwillen zur vollen Entfaltung verhilft, inwieweit dieser Wille jedoch auf einer der Reichweite der Entscheidung, Information und Reflexion beruht, kann nach wie vor nur gemutmaßt werden. Aktuellen, informierten Entscheidungen von Patienten für oder gegen Maßnahmen der künstlichen Ernährung im konkreten Fall, ist daher stets der Vorzug zu geben. Wenn diese Entscheidungen auch nicht in jedem Falle das im Konzept der Autonomie verankerte Ideal der informierten, rationalen Entscheidungsfindung erfüllen mögen, so kann im direkten Gespräch doch häufig sichergestellt werden, dass die Entscheidung authentisch ist. Dies kann, wie bereits oben skizziert, auch eines der zentralen Probleme bei Willensäußerungen durch Bevollmächtigte und/oder gesetzliche Vertreter sein. Eine zusätzliche Ermittlung des mutmaßlichen Willens des Patienten, ergänzend zu den Aussagen seiner Stellvertreter sollte daher hinzugezogen werden. Ein im Kontext der künstlichen Ernährung besonders relevanter Kritikpunkt am Konzept der (rational begründeten) Autonomie ist die ganz offensichtliche Leibferne (»disembodiment«) des Konzepts (Böttcher et al. 2012). Nahrungsaufnahme dient nicht nur der Deckung unseres physiologischen Bedarfs, sie ist auch mit Lust oder Ekel, Freude oder Abneigung immer jedoch mit (teils neuartigen) lebensweltlichen Erfahrungen und sozialer Teilhabe verbunden. Daher sind Entscheidungen von Patienten und/oder ihren Bevollmächtigten und Vertretern immer auch in den Kontext einer subjektiven, körperlich-leiblichen Erfahrungswelt gestellt, die jedoch in den seltensten Fällen explizit in klinisch-ethische Erwägungen einbezogen wird. Dies mag vor allem an methodischen Unsicherheiten im Umgang mit einem Phänomen liegen, dass sich – soweit seine Narratibilität gegeben ist – nur im narrativen Zugang interpretativ und damit stets kontextgebunden und situativ erschließen lässt. Dennoch kann gerade die Thematisierung der subjektiven, leiblichen Dimension, die mit unterschiedlichen Arten der Ernährung für den Patienten verbunden ist, einen Beitrag zur Sicherung der Authentizität (s. unten) der Entscheidungen leisten.

14.2 Authentizität, bestes Interesse und Fürsorge

Aus den bisherigen Ausführungen wird deutlich, dass der– auch stellvertretend – erklärte Patientenwille durch weitere ethische Erwägungen flankiert werden muss, um bei der Entscheidung für oder wider eine künstliche Ernährung sowohl hinsichtlich der Maßnahmen als auch hinsichtlich des verfolgten Therapieziels das beste Interesse des Patienten abzubilden. Dabei darf die ärztliche Fürsorge jedoch nicht so weit gehen, das beste Interesse des Patienten im Sinne einer professionellen und generalisierbaren Einschätzung auf der Basis von – etwa probabilistischer – Evidenz zu definieren. So ein Vorgehen – etwa im Sinne einer Abwägung zwischen den Opportunitätskosten (Callahan et al. 2001) der künstlichen Ernährung gegenüber den erreichbaren »quality-adjusted life years« (QUALYS) – würde unweigerlich in einen Neo-Paternalismus mit einer nicht hinnehmbaren Asymmetrie im Arzt-Patienten-Verhältnis unter klarer Verschiebung der Deutungsmacht zu Ungunsten des Patienten führen. Aus ethischer Sicht adäquat ist eine situativ angepasste, auf der Grundlage von Werthaltungen des Patienten adjustierte Therapiezielfindung, in der der Patient oder sein Betreuer die Expertenrolle für die (lebensweltliche) Einschätzung der Lebens- und Behandlungssituation übernehmen. Die Schwierigkeit an dieser Stelle besteht freilich darin, dass neben der Anerkennung dieser Rolle im Entscheidungsprozess (»role-making«) auch Grundanforderungen an die Inhaber dieser Rolle (»role-taking«) bestehen. Hier kommt neben dem Erfordernis der informierten Entscheidung das häufig leider nur nebulös gebrauchte Konzept der Authentizität ins Spiel. Die Authentizität einer Entscheidung ist aus ethischer Sicht als Kriterium im individuellen Fall nur dann sinnvoll in Anschlag zu bringen, wenn es nicht im Sinne eines Übereinstimmungsmodells, d. h. eine Handlung oder Äußerung einer Person befindet sich in Übereinstimmung mit ihrer Intention, normativ verstanden wird. Vielmehr muss Authentizität hier als erkenntnistheoretischer Begriff verstanden werden. Auf diese Weise evaluativ verstanden meint Authentizität, dass die Entscheidungen oder intentionalen Handlungen einer Person Auskunft über die Positionen und Einstellungen der Person in Bezug auf das Entscheidungs- und/oder Handlungsziel geben. Die Schwierigkeit besteht darin, nichtintentionale Handlungen von intentionalen Handlungen zu unterscheiden. Genau dieses Problem spiegelt sich in der Diskussion der Frage wider, ob die wiederholte Abwehr von Nahrung von dementen Patienten als intentionale Handlung und somit als natürliche Willensäußerung verstanden werden kann, oder nicht. Das Problem verschärft sich noch bei Patienten, über deren eigenen Intentionen nichts bekannt ist und deren Interessen ausschließlich durch Vertreter oder Bevollmächtigte wahrgenommen werden können. Dies ist typischerweise bei Neugeborenen oder Kleinkindern der Fall und führt regelmäßig zu einer fast ununterscheidbaren Überschneidung der Intention der Eltern mit dem (angenommenen) besten Interesse des Kindes. Aus Sicht der klinischen Ethik kann diesem Umstand ebenfalls am besten evaluativ begegnet werden, in dem – etwa in einem Prozess der rekonstruktiven klinischen Ethik – die Unterschiede und Gemeinsamkeiten zwischen bestem eigenen Interesse und bestem Interesse des Kindes – häufig auf der Basis narrativer Methoden – erarbeitet werden.

14.3 Künstliche Ernährung, Lebensverlängerung und Leidensverlängerung

Eine im Zusammenhang mit Fragen der künstlichen Ernährung häufig anzutreffende moralische Intuition führt auf eines der wohl schwierigsten Terrains der Ethik. Die nicht selten von Angehörigen oder Pflegenden formulierte Haltung, der Patient lebe kein »lebenswertes« oder »würdiges« Leben, zielt auf eine auch vor dem Hintergrund der deutschen Geschichte (Binding u. Hoche 1920) nicht unproblematische Abwägung zwischen Lebensschutz und Würdeschutz. Inwieweit ein Patient nur noch am Leben, nicht mehr jedoch im Leben ist, ist für den Außenstehenden häufig kaum entscheidbar und kann daher nicht Gegenstand ärztlicher oder pflegerischer Erwägungen sein. Die Beurteilung der Qualität des eigenen Lebens ist damit eine höchstpersönliche Erwägung, die nur im Ausnahmefall an eine mit den eigenen Werthaltungen und Lebensentscheidungen vertraute Person delegierbar ist. Dahingegen kann und soll aus ärztlicher und/oder pflegerischer Sicht sehr wohl eine Auseinandersetzung mit der Frage stattfinden, inwieweit eine Lebensverlängerung vor allem oder nur noch eine Leidensverlängerung darstellt (Oehmichen 2001). Genauso muss erwogen werden, ob die getroffenen Maßnahmen (der künstlichen Ernährung) geeignet sind, einen präventiven, kurativen oder palliativen Beitrag zum Behandlungs- und Versorgungsziel zu leisten oder nicht (Lorenzl 2010). Eine solche, am übergeordneten Therapieziel orientierte Indikationsstellung zur künstlichen Ernährung lässt in der Regel drei Optionen zu: Wenn Maßnahmen der künstlichen Ernährung unverzichtbar sind, um vor dem Hintergrund eines übergeordneten kurativen oder palliativen Therapieziels das Leben eines Patienten zu erhalten, so sind sie indiziert und hinsichtlich ihrer Wünschbarkeit und Anwendbarkeit gemeinsam mit dem Patienten oder seinem Vertreter zu bewerten. Wenn Maßnahmen der künstlichen Ernährung ausschließlich dem Ziel des Lebenserhalts dienen ohne dass ein zusätzlicher Behandlungsbedarf besteht, so ist in einer Abwägung von Lebensverlängerung und Leidensverlängerung die Wünschbarkeit und Anwendbarkeit der Verfahren mit dem Patienten oder seinem Vertreter zu bewerten (Schweidtmann 2001). Wenn Maßnahmen der künstlichen Ernährung dem Lebenserhalt dienen, ohne dass eines oder mehrere zusätzlich gegebene kurative oder palliative Therapieziele plausibel erreichbar wären, so können sie ausschließlich aus palliativer Sicht begründet werden und sind einzig und allein unter dem Aspekt der Leidensminderung mit dem Patienten oder seinem Vertreter hinsichtlich ihrer Wünschbarkeit und Anwendbarkeit zu bewerten. Es würde an dieser Stelle zu weit führen, das oben angesprochene Konzept der Würde eingehender zu behandeln. Es sei jedoch nur kurz darauf hingewiesen, dass es neben der unverlierbaren, dem Menschen aufgrund seines Daseins und Wesens gegebenen (ontische) Würde auch eine an das Subjekt und seine, selbst minimale, Selbstwahrnehmung gebundene phänomenolgische Quelle Würde gibt. Des Weiteren existiert eine stetige, unter Bezug auf Werthaltungen erfolgende »Aktualisierung« des Subjekts, aus der sich eine reflexive Quelle der Würde erschließt. Dies bedeutet, dass eine Berücksichtigung aktualisierter Werthaltungen und Entscheidungen sowie eine an der – ggf. durch kognitive Einschränkungen minimalen – Selbstwahrnehmung und Leidensfähigkeit orientierte Indikationsstellung zur künstlichen Ernährung immer auch einen Beitrag zur Anerkennung und Entfaltung der Würde des Patienten leistet. Erst dies stellt die ärztliche und pflegerische Praxis in einen Bezug der gegenseitigen, werthaften Aktualisierung der am Krankenbett aufeinander treffenden Personen, aus denen sich letztlich die relationale Quelle der Würde speist.

14.4 Fazit für die Praxis

Ärztliches Problemlösen ist im Zusammenhang mit der Indikationsstellung im Bereich der künstlichen Ernährung vor die Herausforderung gestellt, die auch in der breiten Öffentlichkeit diskutierten und mit persönlichen Werthaltungen aufgeladenen, ethischen Dimensionen ihres Handelns reflektiert in die Entscheidungsfindung einzubeziehen. Dies gilt auch vor dem Hintergrund einer augenscheinlichen Dominanz des persönlich oder stellvertretend erklärten Patientenwillens einerseits und dem rekonstruierten, mutmaßlichen Patientenwillen andererseits. Pragmatische und systematische Grenzen des Konzepts der Autonomie machen es erforderlich, den Patientenwillen stets vor dem Hintergrund der gegebenen Lebens- und Behandlungssituation zu kontextualisieren und ggf. neu zu evaluieren. Die hierfür in der Klinischen Ethik mittlerweile etablierten Verfahren sind erst seit kurzen und längst nicht an jedem Standort Bestandteil der ärztlichen und pflegerischen Ausbildung. Dort, wo es keine eigene klinisch-ethische Kompetenz gibt und wo keine spezifische Kompetenz – etwa in einem theoretisch und methodisch gut fundierten klinischen Ethikkomitee – verfügbar ist, kann eine systematische Überprüfung der folgenden Aspekte im Sinne eines Leitfadens für den klinisch-ethischen Laien hilfreich sein: Die Rekonstruktion der Behandlungssituation sollte neben den medizinischen Fakten stets auch die sozialen Hintergründe und die kulturelle mitbedingten Werthaltungen einer kontextuellen Bewertung zuführen In der Analyse aller Behandlungsoptionen (auch der sofort wieder zu verwerfenden) sollen neben einer kritischen Würdigung der eigenen Kompetenzen zur Durchführung der Behandlung auch Prinzipien und Normen zur Bewertung der Handlungsoptionen in Anschlag gebracht werden. Dabei sind folgende Fragen zu beantworten: Ergibt sich aus der Behandlung zusätzliches Leiden, das vermeidbar ist, oder ist die Behandlung mit ihren zusätzlichen Belastungen unvermeidbar, um größeres Leid oder Schaden vom Patienten abzuwenden? Welchen Willen äußert der Patient bzw. sein Vertreter oder Betreuer in Bezug auf die gangbaren Optionen? Sind die Verfahren bedarfs- und leistungsgerecht durchführbar? In der normativen Bewertung von Verfahren der künstlichen Ernährung schließlich müssen Anwendbarkeit, Wünschbarkeit und Rechtfertigkeit des Verfahrens vor dem Hintergrund aller in Schritt eins und zwei ermittelten Informationen prinzipiell bewertet werden. Schließlich ist ein Konzept der Umsetzung zu erarbeiten, dass sowohl bei der Durchführung der künstlichen Ernährung als auch bei ihrer Unterlassung die Präferenzen des Patienten, die Ziele und Grenzen der medizinischen Versorgung und insbesondere auch die subjektive, kulturell sowie sozial geprägte, leibgebundene Wahrnehmung von Leid und Linderung in die situative Bewertung und Umsetzung einer Behandlungsstrategie einschließt (◘ Abb. 14.1).

Abschließend lässt sich festhalten, dass das ärztliche und pflegerische Entscheiden und Handeln im Kontext der künstlichen Ernährung vor spezifische ethische

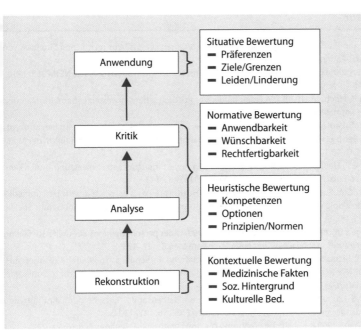

◘ Abb. 14.1 Das Mainzer Modell der rekonstruktiven klinischen Ethik

Herausforderungen gestellt ist. Eine besondere klinisch-ethische Expertise ist daher wünschenswert, derzeit aber nicht an jedem Standort verfügbar. Unter Anerkennung der hier skizzierten ethischen Dimensionen der Autonomie, der Authentizität von Entscheidungen, des besten Interesses des Patienten und der ärztlichen und pflegerischen Fürsorge (die auf entscheidende Weise würdestiftend sein kann), kann die hier vorgestellte, aus einer weiterreichenden theoretischen Debatte zur rekonstruktiven Ethik und zum integrativen Partikularismus hervorgegangene Heuristik helfen, eine medizinisch sinnvolle, ethisch rechtfertigende und sozial wünschbare Entscheidung für oder wider eine künstliche Ernährung im jedem Einzelfall herbeizuführen.

Literatur

Ankermann E (1999) Verlängerung sinnlos gewordenen Lebens? Zur rechtlichen Situation von Koma-Patienten. Medizinrecht 17: 387–392

Annas GJ (2005) Culture of Life' Politics at the Bedside: The Case of Terri Schiavo. NEJM 352: 1710–1715

Binding K, Hoche A (1920) Die Freigabe der Vernichtung lebensunwerten Lebens. Ihr Maß und ihre Form. Meiner, Leipzig

Böttcher B, Paul NW (2012) Personale Autonomie: Diskussion eines zentralen ethischen Konzepts am Beispiel von fertilitätsprotektiven Maßnahmen bei Krebspatientinnen. Ethik in der Medizin DOI 10.1007/s00481-012-0186-8

Borasio GD, Heßler H-J, Wiesing U (2009) Patientenverfügungsgesetz: Umsetzung in der klinischen Praxis. Dtsch Arztebl 106/40: A1952/B1675/C1643

Callahan CM, Buchanan NN, Stump TE (2001) Healthcare costs associated with percutaneous endoscopic gastrostomy among older adults in a defindes community. Am Geraitr Soc 49: 1525-1529

Gjerdingen DK, Neff JA, Wang M, Chaloner K (1999) Older persons'opinions about life-sustaining procedures in the face of dementia. Arch Fam Med 8: 421–425

Krones T, Richter G (2006) Die Arzt-Patient-Beziehung. In Schulz S, Steigleder K, Fangerau H, Paul NW (Hrsg.) Geschichte, Theorie und Ethik der Medizin: Eine Einführung. Suhrkamp, Frankfurt/M, S 94–116

Lorenzl S (2010) Flüssigkeit und Ernährung am Lebensende. Entscheidungsfindung und medizinisch-ethische Problembereiche. Med Ethik 56: 121–130

Oehmichen F (2001) Künstliche Ernährung bis zum Lebensende? Berliner Ärzte 6: 21–23

Paul NW (2008) Klinische Ethikberatung: Therapieziele, Patientenwille und Entscheidungsprobleme in der modernen Medizin. Junginger T, Perneczky A, Vahl CF, Werner C (Hrsg.) Grenzsituationen der Intensivmedizin: Entscheidungsgrundlagen. Springer, Heidelberg, S 207–217

Paul NW (2010) »A Closer Look at Health and Disease as Prerequisites for Diagnosis and Prognosis.« Med Stud 2(2): 95–100

Paul NW (2010) Clinical Ethics Counseling: Therapeutic Goals, the Patient's Will and Decision-making Problems in Formos J Med Humanit 11(1&2): 19–36

Paul NW, Fischer A (2008) Patientenverfügung: Wahrnehmung und Wirklichkeit – Ergebnisse einer Befragung. DMW 133(5): 175–179

Schweidtmann W (2001) Ethische Begründung und Grenzen der Ernährungstherapie bei onkologischen Patienten. Akt Ernähr Med 26: 170–173

Simon A (2004) »Ethische Aspekte der künstlichen Ernährung bei nichteinwilligungsfähigen Patienten«. Ethik in der Medizin 16: 211–216

Synofzik M, Marckmann G (2010) Sondenernährung. Die Bedeutung evaluativer Vorstellungen eines guten Lebens für die Entscheidungsfindung. Med Ethik 56: 143–158

Tolmein O (2010) Die rechtlichen Rahmenbedingungen der sogenannten künstlichen Ernährung. Med Ethik, 56: 159–168

Kinder und Jugendliche

Frank Jochum, Antonia Nomayo

Die klinische Ernährung von Kindern und Jugendlichen unterscheidet sich in wesentlichen Punkten von Ernährungsstrategien bei Erwachsenen. Der Grund für das besondere Vorgehen liegt in der Physiologie des noch reifenden Organismus, der sowohl in Funktion als auch im Wachstum seiner Organe und Körperstrukturen einer dynamischen Entwicklung unterliegt. Zusätzlich sind die körperlichen Voraussetzungen pädiatrischer Patienten sehr unterschiedlich. Z. B. werden in der Kinder- und Jugendmedizin Patienten behandelt, deren Körpergewicht eine Spanne von weniger als 500 g beim extrem Frühgeborenen bis zu über 100 kg beim adipösen Jugendlichen umfassen kann. Dem Behandelnden muss bewusst sein, dass Kindern aufgrund geringer Körperspeicher und wegen der funktionellen Unreife bestimmter metabolischer Abläufe, oft geringere Kompensationsmechanismen zur Verfügung stehen als Erwachsenen. Darum ist eine in engeren Grenzen nach dem jeweiligen Bedarf kalkulierte, qualifizierte Verordnungspraxis erforderlich. Dabei müssen im Verlauf der Entwicklung von der Geburt bis zum nahezu ausgewachsenen Jugendlichen je nach Lebensalter und -situation stark variierende Anforderungen an den Energie- und Nährstoffbedarf berücksichtigt werden. Zusätzlich muss die Nährstoffzufuhr für den kindlichen Organismus nicht nur den Energiebedarf zum Erhalt von Körperfunktionen decken, sondern auch qualitativ und quantitativ den Anforderungen für ein altersgemäßes Wachstum genügen, um eine ungestörte Organentwicklung sicherzustellen. Dabei kann eine unausgewogene Nährstoffzufuhr die Reifung und Entwicklung z. B. von Organen beeinträchtigen. Durch Nährstoffimbalancen können irreversible Funktionseinbußen (z. B. des zentralen Nervensystems) verursacht werden. Darum ist in allen Entwicklungsstufen, vom Frühgeborenen bis zum Jugendlichen, eine an die spezifischen Bedürfnisse angepasste Zufuhr von Flüssigkeit, Energie und Nährstoffen unabdinglich. Im Folgenden wird zum besseren Verständnis kurz auf physiologische Grundlagen, auf die unterschiedlichen Bedürfnisse für die Nährstoffzufuhr bei Kindern verschiedener Altersgruppen und die praktische Durchführung eingegangen.

❯ **Bei der Ernährung von Kindern und Jugendlichen unter Intensivtherapie sind von Geburt bis zum nahezu ausgewachsenen Jugendlichen je nach Lebensalter und -situation stark variierende Anforderungen an den Energie- und Nährstoffbedarf und die Qualität der Nährstoffe zu berücksichtigen. Keinesfalls können Empfehlungen für Erwachsene umgerechnet auf »Kilogramm Körpergewicht« auf Kinder- und Jugendliche angewandt werden (❒ Abb. 15.1).**

15.1   Physiologische Grundlagen

15.1.1 Flüssigkeitshaushalt

Der Wassergehalt des Körpers ist altersabhängig und nimmt von ca. 90 % bei einem Frühgeborenen nach 24 Schwangerschaftswochen bis auf etwa 55–60 % bei einem

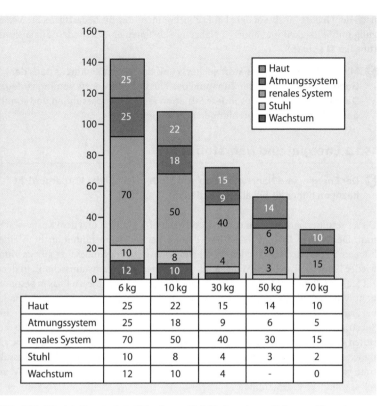

	6 kg	10 kg	30 kg	50 kg	70 kg
Haut	25	22	15	14	10
Atmungssystem	25	18	9	6	5
renales System	70	50	40	30	15
Stuhl	10	8	4	3	2
Wachstum	12	10	4	-	0

Abb. 15.1 Flüssigkeitsverluste bei Säuglingen, Kleinkindern, Jugendlichen und Erwachsenen. Adaptiert nach Fusch u. Jochum 2005)

Erwachsenen ab. Auch der Flüssigkeitsumsatz ist bei Neonaten höher als bei Kleinkindern, Jugendlichen oder Erwachsenen. Hierzu trägt die Unreife der Niere (verminderte Konzentrationsfähigkeit, dadurch größeres Urinvolumen), der höhere Energieumsatz, die größere Körperoberfläche im Vergleich zum Körpervolumen, die Unreife der Epidermis mit daraus resultierender hoher Perspiratio insensibilis und das Körperwachstum bei. Gleichzeitig sind die Regulationsmechanismen des Wasser- und Elektrolythaushaltes durch die Unreife der Niere im Vergleich zum Erwachsenen vermindert. Neben der geringeren Konzentrationsfähigkeit der Niere ist auch ihre glomeruläre Filtrationsfähigkeit, die tubuläre Rückresorption und die H^+-Ionen Elimination im Vergleich zu Erwachsenen geringer. Neben den altersabhängigen Veränderungen des Flüssigkeitsbedarfs stellen die Anpassungsvorgänge nach der Geburt - insbesondere bei Frühgeborenen - für die bedarfsgerechte Versorgung mit Flüssigkeit und anderen Nahrungssubstraten eine besondere Herausforderung dar Abb. 15.1.

> Mit der Aktivierung des Stoffwechsels und der Nieren kommt es nach der Geburt zunächst zu einer Zunahme des Flüssigkeitsbedarfs von Tag zu Tag. Darum sind für diese besondere Situation tägliche Anpassungen und somit gesonderte Zufuhrempfehlungen notwendig.

15.1.2 Energie- und Nährstoffbedarf

> Der Energie- und Nährstoffbedarf von Kindern ist auf das Körpergewicht bezogen höher als bei älteren Patienten.

Dieses resultiert aus der vermehrten (Stoffwechsel-) Aktivität und dem Körperwachstum. Der höhere Energiebedarf und das Körperwachstum führen auch zu einem höheren Bedarf der verschiedenen Nahrungssubstrate. Im Kindesalter gibt es immer wieder Phasen vermehrten Wachstums (z. B. pubertärer Wachstumsschub), in denen zur Sicherstellung einer ungestörten Entwicklung auch der in diesen Phasen besonders hohe Substratbedarf gedeckt sein muss. Zusätzlich ist zu beachten, dass insbesondere bei Früh- und Neugeborenen aufgrund der Unreife bestimmter Enzymsysteme einige Substrate nicht oder nicht in ausreichendem Maße wie beim Erwachsenen aus Vorstufen gebildet werden können. Darum muss für diese spezielle Patientengruppe z. B. die externe Zufuhr einzelner als konditionell essenziell einzustufender Nahrungssubstrate sichergestellt werden, die bei maturem Stoffwechsel in ausreichender Menge selbst gebildet werden können.

15.1.3 Food Programming

> Neben den bekannten nutritiven Effekten gibt es Evidenz für langfristige Veränderungen des Stoffwechsels, ausgelöst durch die Ernährung in der frühen Kindheit (»Food Programming«; Koletzko et al. 2010).

Gegen Ende der Fetalzeit, in der Neonatalperiode und im frühen Säuglingsalter scheint eine besondere Vulnerabilität für ernährungsbedingte Langzeiteffekte zu bestehen, wie sie in anderen Lebensphasen bei älteren Kindern und Erwachsenen nicht vorkommt. Eine angepasste Nährstoffzufuhr bedeutet darum auch, dass Nahrungsprodukte mit bedarfsangepasster Zusammensetzung verwendet werden müssen, um Mangelzustände, aber auch die überschießende Zufuhr bestimmter Nahrungssubstrate zu vermeiden. Dadurch kann eine ungünstige metabolische Weichenstellung im der frühen Kindheitsphase und somit ein erhöhtes Krankheitsrisiko im Erwachsenenalter verhindert werden.

15.2 Praktisches Vorgehen bei der Ernährung pädiatrischer Patienten

Aus den oben genannten Gründen gilt, je jünger der pädiatrische Patient ist, umso mehr ist eine bedarfsnahe Zufuhr von Nährstoffen notwendig, wohingegen mit zunehmendem Alter bessere Kompensations- und Regulationsmechanismen zur Wahrung der Körperhomöostase zur Verfügung stehen. Wo möglich sollten Nahrungsressourcen mit einer altersangepassten Zusammensetzung (z. B. pädiatrische Infusionslösungen) verwendet werden.

> Die Entscheidung zwischen den einzelnen Formen der Nahrungszufuhr (oral, enteral, partielle parenterale Ernährung, oder totale parenterale Ernährung) sollte auch für pädiatrische Patienten jeweils nach medizinischer Indikation unter dem Leitgedanken »so wenig invasiv wie möglich« entschieden werden.

Dieses Vorgehen begünstigt niedrige Komplikationsraten bei der Patientenversorgung. Wann immer machbar und von ihrem Anteil so hoch wie möglich sollte die Nahrungszufuhr darum oral erfolgen. Ist dies nicht möglich, dann enteral, und nur wenn beides nicht ausreichend durchgeführt werden kann, (teil-) parenteral. Eine Strukturierung der Abläufe bei (teil-)parenteraler Ernährung im klinischen Alltag sollte zur Fehlerminimierung insbesondere bei der Ernährungstherapie bei Frühgeborenen Standard sein. Für die Verordnung von parenteraler Ernährung bei Neonaten sollte ein standarisierter Verordnungsbogen genutzt werden, der bei teilparenteraler Ernährung auch die enterale Nährstoffzufuhr (und ggf. die jeweiligen Absorptionsraten einzelner Nährstoffgruppen) berücksichtigt.

15.2.1 Kurz-, mittel-, langfristige (teil-)parenterale Ernährung

Können auf natürliche Weise nicht genug Nährstoffe aufgenommen werden, ist zur Vermeidung kataboler Stoffwechsellagen für eine adäquate Nährstoffzufuhr zu sorgen. Hierbei können in Teilen auch die Körperspeicher in Bezug auf Elektrolyte und Mikronährstoffe zur Bedarfsdeckung mit einbezogen werden.

> Prinzipiell kann zwischen kurz- (<4 Tage), mittel- (4–7 Tage) und langfristiger (>7 Tage) teil-parenteraler Ernährung unterschieden werden.

Im praktischen Vorgehen ist bei kurzfristiger parenteraler Ernährung die Zufuhr von Glukoselösung mit einer bedarfsdeckenden Zufuhr von Kalium und Natrium ausreichend. Bei parenteraler Ernährung mit einer voraussichtlichen Dauer zwischen 4 und 7 Tagen ist zusätzlich eine Zufuhr von Lipiden und Aminosäuren angezeigt. Besteht die Notwendigkeit zur parenteralen Ernährung voraussichtlich länger als 7 Tage, so sollte eine komplette parenterale Ernährung mit allen Elektrolyten (inkl. Magnesium, Kalzium und Phosphat), Spurenelementen und Vitaminen erfolgen (Fusch et al. 2009).

Dies gilt für einen parenteralen Nahrungsanteil von >50 %, gemessen am altersentsprechenden Energiebedarf.

15.2.2 Monitoring

> Bei pädiatrischen Patienten hat die Überwachung des Flüssigkeitshaushaltes wegen des hohen Flüssigkeitsumsatzes, dem im Vergleich mit älteren Patienten hohen Körperwassergehalt und den unreifen Regulationsmechanismen (s. oben) einen besonderen Stellenwert.

Das Monitoring muss in Bezug auf die Zeitabstände und den Umfang an die physiologischen Besonderheiten der jeweiligen Altersstufe und die klinische Situation angepasst werden, um effizient zu sein. Bei Beginn einer parenteralen Ernährung sind in der Initialphase tägliche klinische Untersuchungen, Flüssigkeitsbilanzierung, Kontrollen von Säurebasenstatus, Elektrolyten und Blutzucker notwendig. Bei mittel- und langfristiger enteraler oder parenteraler Ernährungstherapie sollte neben der regelmäßigen klinischen Untersuchung auch die Gewichts-, Längen- und Kopfumfangsentwicklung (in Perzentilenbögen) dokumentiert werden. In regelmäßigen Abständen erfolgt die Bestimmung von Säurebasenstatus, Blutzucker, Elektrolyten, Hämatokrit, Blutbild mit Bestimmung von MCV und MCH, Harnstoff, Kreatinin, Transaminasen, γ-GT, alk. Phosphatase, Urinosmolarität oder spez. Gewicht, z. B. zunächst 1-mal pro Woche. Bei Erreichen stabiler Verhältnisse können die Kontrollintervalle dann angepasst werden. Die Effektivität einer längerfristigen parenteralen Ernährungstherapie sollte in regelmäßigen Kontrollen anhand von Indikator-Parametern überprüft werden. Insbesondere bei klinischen oder laborchemischen Anzeichen für Mangelzustände sollte die Diagnostik spezifisch ausgeweitet werden (z. B. Bestimmung von Plasmaspiegeln für Vitamine, Spurenelemente etc.). Beim Monitoring von Neonaten ist zu berücksichtigen: Die Messung des spezifischen Gewichtes oder der Osmolarität des Urins kann bei Neugeborenen in den ersten Lebenswochen nur herangezogen werden, wenn hohe Werte gemessen werden. Niedrige (normale) Werte können durch die unreifebedingte geringe Konzentrationsfähigkeit der Nieren bei Früh- und Neugeborenen verursacht sein. Bei der Behandlung von Früh- und Reifgeborenen oder Kleinkindern ist ein Labor mit Mikromethoden in Bezug auf die Probenvolumina obligatorisch.

15.2.3 Zugangswege

Periphere Venenverweilkanülen (PVK) haben bei Neonaten eine niedrigere Komplikationsrate (Infektion, Thrombosierung etc.) als zentrale Venenkatheter (ZVK). Darum sollten bei Neonaten PVK bevorzugt bei einer teil- oder vollparenteralen Ernährung verwendet werden (cave: Paravasat/Hautnekrose). Bei älteren pädiatrischen Patienten ist eine langfristige parenterale Ernährung allerdings oft nicht ohne ZVK sicherzustellen.

> ❯ Die Festlegung des Zugangsweges verlangt die individuelle Entscheidung unter Berücksichtigung der Grunderkrankung, der Therapie, der Osmolarität der verwendeten Ernährungslösung bzw. Medikamente und der erwarteten Dauer der parenteralen Ernährungstherapie. Es sollte zur Minimierung von Komplikationen nach dem Grundsatz »so wenig invasiv wie möglich« vorgegangen werden.

Implantierte zentrale Venenkatheter für die langzeitparenterale Ernährung (z. B. Broviak-Katheter) müssen mit besonderer Vorsicht hinsichtlich Infektionsvermeidung und Vermeidung von Thrombosierungen behandelt werden. Blutentnahmen und vermeidbare Manipulationen sollten an diesen Zugängen möglichst nicht durchgeführt werden. Für die enterale Ernährung bei Frühgeborenen ist die Sondierung der Nahrung über Magensonden üblich, solange über die orale Fütterung keine ausreichende Nahrungsaufnahme möglich ist. Die Sondenpositionierung erfolgt entweder über nasogastrale oder orogastral applizierte Sonden. Hierbei ist zu berücksichtigen, dass durch nasal liegende Sonden (insbesondere bei größeren Sondendurchmessern und niedrigem Körpergewicht) eine Beeinträchtigung des Luftstroms zu einer Atemerschwernis führen kann (Greenspan 1990), wohingegen bei oral geführter Sonde möglicherweise ein höheres Risiko für die Dislokation besteht. Aktuell existieren keine klinischen Leitlinien zur Wahl des Sondenzugangs und die Applikationspraxis ist meist abhängig von der subjektiven Erfahrung und Präferenz in den jeweiligen neonatologischen Zentren. Die längerfristige oro- oder nasogastrale Sondierung ist gerade bei älteren Kindern aus Komfortgründen und wegen der Dislokationsgefahr nicht empfehlenswert. Bei absehbarem Bedarf für eine langfristige enterale Ernährungstherapie ist die Möglichkeit einer perkutanen endoskopischen Gastro- oder Jejunostomie zu erwägen.

15.3 Besonderheiten der Ernährung von Früh- und Termingeborenen

Angepasst an die sich erst allmählich entwickelnde Verdauungskapazität des Magen-Darm-Trakts erfährt das Neugeborene physiologischerweise eine Phase weitgehenden

Fastens vom Zeitpunkt der Geburt bis zum Einsetzen einer ausreichenden Milchsekretion bei der Mutter etwa drei bis vier Tage nach Geburt. Ausgestattet mit den notwendigen Energiereserven aus Glykogen und Fett, zusammen mit der Zufuhr geringer Mengen an Kolostrum, und angesichts eines zunächst noch stark reduzierten Energieumsatzes beim Neugeborenen resultiert hieraus jedoch keine Versorgungslücke, sondern es kommt zu einer balancierten Umstellung und Anpassung des Stoffwechsels auf die neue, extrauterine Lebenssituation. Diese Stoffwechselumstellung setzt jedoch voraus, dass das gesunde, normalgewichtige Neugeborene in vollem Umfang auf die metabolischen Anpassungsmechanismen zurückgreifen kann und weder eine Verminderung der verfügbaren Körperspeicher noch zusätzliche Pathologien die regelrechte Mobilisierung der benötigten Energiereserven verhindern. Frühgeborene (<35 vollendete Gestationswochen) und kranke Reifgeborene auf der neonatologischen Intensivstation sind nach der Geburt aus verschiedenen Gründen nicht in der Lage, die benötigte Energie durch eine ausreichende enterale Nahrungsaufnahme oder aus Körperreserven sicher bereitzustellen (z. B. aufgrund der Unreife des Gastrointestinaltraktes, wegen muskulärer und neurologischer Funktionseinschränkungen, reduzierter Masse an Fettgewebe). Darum ist für diese Patientengruppe in der Regel eine (teil-)parenterale Ernährung nach der Geburt notwendig, insbesondere da Frühgeborene aufgrund ihrer höheren Wachstumsgeschwindigkeit und kranke Reifgeborene durch zusätzliche Energieerfordernisse durch den Krankheitszustand einen höheren Nährstoffbedarf aufweisen. Grundsätzlich ist es sinnvoll, wegen der unterschiedlichen Anforderungen an die Ernährung, die Empfehlungen für die ersten sieben Lebenstage von den Empfehlungen für die Phase des stabilen Wachstums (ab der 2. Lebenswoche) zu unterscheiden und den Flüssigkeits- und Nährstoffbedarf der Früh- und Reifgeborenen gewichtsabhängig zu differenzieren.

> **Praxistipp**
>
> Es empfiehlt sich bei Neonaten eine Einteilung nach dem Geburtsgewicht bzw. Gestationsalter. Im Allgemeinen ist eine Einteilung in Frühgeborene <1000 g, Frühgeborene 1000–1500 (1800) g und Neugeborene >1500 (1800) g sinnvoll, da sich das Vorgehen in Bezug auf die Zufuhr verschiedener Nährstoffe unterscheidet.

> **❯** Der frühe Beginn eines enteralen Nahrungsaufbaus (wenige Stunden nach der Geburt) senkt die Inzidenz nosokomialer Infektionen, die Dauer einer (teil-)parenteralen Ernährung und die Anwendung von zentralen Venenkathetern im Vergleich zum späteren Beginn (Tyssen et al. 2000; Kennedy et al. 2000).

◻ Tab. 15.1 Empfohlene Zufuhr von Flüssigkeit (in ml/kg KG/Tag) bei Früh- und Termingeborenen erste 7 Lebenstage. (Jochum 2005)

	Lebens-tag 1	Lebens-tag 2	Lebens-tag 3	Lebens-tag 4	Lebens-tag 5	Lebens-tag 6	Lebens-tag 7
GG <1000 g	90	110	130	150	160	160	160
GG <1500 g	80	100	120	140	160	160	160
GG >1500 g, Reife NG	60	80	100	120	140	140	160

Deshalb sollte auch bei kleinen Frühgeborenen ein frühzeitiger enteraler Nahrungsaufbau begonnen werden, um so rasch wie möglich zu einer kompletten enteralen Nahrungszufuhr zu gelangen. Dabei ist andererseits sehr gewissenhaft auf mögliche Komplikationen der enteralen Nahrungsapplikation (Regurgitation, Reflux, und später Entwicklung einer nekrotisierenden Enterokolitis) zu achten.

15.3.1 Ernährung von Neugeborenen in der Anpassungsphase

> Es gilt als gesichert, dass die Reduktion des Flüssigkeitsumsatzes durch Verminderung der Perspiratio insensibilis das Outcome der Neonaten verbessert.

Bei Frühgeborenen beeinflusst ein »trockenes« Flüssigkeitsmanagement mit NaCl Restriktion am Beginn des Lebens die Dauer einer Atemhilfe/Respiratortherapie günstig (Bell et al. 2000). Bei kleinen Frühgeborenen unter 1500 g Geburtsgewicht sollte in den ersten Lebenstagen lediglich die Perspiratio ersetzt werden (ohne Elektrolytzusatz). Eine Übersicht über die empfohlene Flüssigkeitszufuhr in den ersten Lebenstagen, aufgeteilt nach Geburtsgewicht, gibt ◻ Tab. 15.1.

Trotz der Zweckdienlichkeit eines strikten Flüssigkeitsregimes sind gesonderte Bemühungen auf eine möglichst gute Energieversorgung bereits in den ersten Lebenstagen zu setzen, um die Entstehung größerer Energiedefizite zu vermeiden und die Voraussetzungen für ein Wachstum entsprechend der Geburtsperzentile zu verbessern. Es gibt Untersuchungen, die nachweisen, dass die Höhe der Energie- und Proteinzufuhr bei sehr kleinen Frühgeborenen in der ersten Lebenswoche bereits relevante Auswirkungen auf das spätere neurologische Outcome haben und jedes zusätzliche Gramm an Nährstoffen und Energieträgern hinsichtlich der späteren neurologischen Entwicklung vorteilhaft sein kann (Stephens et al. 2009). Bei kleinen Frühgeborenen unter 1500 g Geburtsgewicht hat sich der Beginn einer parenteralen Fett- und Proteinzufuhr bereits ab dem ersten Lebenstag bewährt (Ziegler et al. 2002). Durch eine zügige Steigerung der Proteinzufuhr auf maximal 3–4 g/kg KG/Tag kann schneller eine positive Stickstoffbilanz erreicht werden, wodurch ein Verlust an Körpermasse in den ersten Lebenstagen vermieden wird. Die frühe parenterale Proteinsubstitution kann zusätzlich zu einer niedrigeren Inzidenz der Frühgeborenen-Hyperkaliämie und eventuell auch zu einer Verbesserung der Insulin-Empfindlichkeit (mit weniger neonatalen Hyperglykämien beim Frühgeborenen) führen. Mithilfe einer parenteralen Fettzufuhr bis zu 3–4 g/kg KG/Tag (Fusch et al. 2009) gelingt auch bei niedrigen Flüssigkeitsvolumina eine ausreichende Gesamtenergiezufuhr in den ersten Lebenstagen. Dabei scheint ein schrittweises »Einschleichen« der parenteralen Protein- und Fettzufuhr nicht zwingend erforderlich, auch ein von Beginn an »aggressiveres« parenterales Ernährungsregime wird unter »Normalbedingungen« gut vertragen (Ibrahim et al. 2004). Bei beeinträchtigter Stoffwechselregulation, z. B. durch schwere Infektion oder Operationsstress, muss die Verträglichkeit der parenteralen Nährstoffzufuhr allerdings überwacht und die Zufuhr an die Stoffwechsellage angepasst werden. Für kranke Termingeborene oder Frühgeborenen mit Geburtsgewicht über 1500 g, die voraussichtlich nur kurzfristig einer zusätzlichen parenteralen Ernährungstherapie bedürfen, ist es zweckdienlich, lediglich Mineralstoffe und Energieträger in Form von Kohlenhydraten zu substituieren. Als kohlehydrathaltige Basisinfusionslösungen bieten sich nur Glukoselösungen an. Je nach Stoffwechsel-Monitoring (Blutzuckerkontrollen) können dabei höher konzentrierte (10–15 %ige Glukoselösung) oder niedrigkonzentrierte Kohlehydratlösungen (7,5 %- oder 5 %ige Lösung) verwendet werden.

15.3.2 Enteraler Nahrungsaufbau bei sehr unreifen Frühgeborenen

Zahlreiche Studien an Tieren und auch beim Menschen haben gezeigt, dass eine enterale Nahrungsexposition zur Darmmaturation beiträgt (Sangild 2006), wobei die Darmmukosazellen von intraluminal mit Energie und Nahrung versorgt werden. Darum ist die frühzeitige enterale Applikation nährstoffreicher Lösungen auch bei extrem Frühgeborenen sinnvoll. Die Befürchtung, durch eine frühe enterale Nahrungsexposition das Risiko für die nekrotisierende Enterokolitis (NEK), einer gefürchteten Komplikation bei der Ernährungstherapie Frühgeborener, zu befördern, lässt sich anhand aktueller Daten nicht bestätigen (Bombell u. McGuire 2009). Vielmehr zeigen sich Vorteile bei früherem enteralen Nahrungsbeginn im Vergleich zu einer prolongierten vollparenteralen Ernährung (früheres Erreichen des vollen enteralen Nahrungsaufbaus, niedrigeres Risiko für Katheter-Sepsis, kürzere Krankenhausdauer).

> Der Beginn des enteralen Nahrungsaufbaus mit minimalen Nahrungsvolumina (»minimal« oder »trophic feeding«) und die schrittweise Nahrungssteigerung unter kontinuierlichem Monitoring der Nahrungsverträglichkeit (»progressive enteral feeding«) stellt darum heute gängige Praxis in den meisten neonatologischen Zentren dar.

Neuere Metaanalysen deuten darauf hin, dass durch eine prophylaktische enterale Applikation von bestimmten probiotischen Keimen die Inzidenz der Nekrotisierenden Enterokolitis weiter gesenkt werden kann (Alfaleh et al. 2011). Über die Evidenzlage für einen routinemäßigen Einsatz von Probiotika zur NEK-Prävention herrscht derzeit jedoch noch Uneinigkeit.

15.3.3 Ernährung von Neugeborenen nach der Anpassungsphase

In der Phase des kontinuierlichen Wachstums (ab 2. Lebenswoche) wird der enterale Nahrungsaufbau auch bei Früh- und kranken Termingeborenen üblicherweise abgeschlossen. Ist in dieser Phase noch eine parenterale Ernährung notwendig, so sollte nach behandelbaren Gründen für den verzögerten Nahrungsaufbau gesucht werden. Die Nährstoffzufuhr erfolgt also meist enteral über die Gabe von Muttermilch, Säuglingsformula oder spezieller Frühgeborenen-Formula. Der tägliche Flüssigkeitsbedarf von Neugeborenen und Säuglingen variiert interindividuell je nach Alter, Reife und Aktivität. Er liegt im Allgemeinen zwischen 110 und 160 ml/kg KG für reife Neugeborene und Säuglinge im ersten Lebensjahr (nach DAKE/ÖAKE 1987) und bis zu 200 ml/kg KG bei Frühgeborenen (Tsang et al. 2005). Besondere Situationen mit verändertem Flüssigkeitsbedarf müssen zusätzlich berücksichtigt werden (z. B. gesteigerter Flüssigkeitsbedarf bei Fieber, Tachypnoe, niedrigerer Flüssigkeitsbedarf bei Respiratortherapie mit befeuchtetem Atemgas). Der Proteinbedarf ist abhängig von der Wachstumsgeschwindigkeit und von vorhandenen Körperspeichern und liegt bezogen auf das Körpergewicht bei sehr unreifen und bei hypotrophen Frühgeborenen mit Aufholwachstum deutlich höher als bei eutrophen Termingeborenen. Empfehlungen zum Proteinbedarf bei kleinen Frühgeborenen, unterschieden nach Geburtsgewicht, umfassen einen Bereich von 3,5–4,5 g/kg KG/Tag an enteraler Eiweißzufuhr (Agostoni et al. 2010). Für Reifgeborene gelten niedrigere Zufuhrempfehlungen. Sie werden für die enterale Zufuhr mit etwa 2,7 g/kg KG (nach D-A-CH Referenz 2000), für die parenterale Zufuhr etwa im Bereich von 2,5–3 g/kg KG (Koletzko et al. 2005) angegeben. ◨ Tab. 15.2 gibt hier einen Überblick. Jenseits der Neugeborenenperiode kann bei gesunden Säuglingen von einem Proteinbedarf zwischen 1,5 und 2,5 g/kg KG ausgegangen werden (nach DAKE/ÖAKE 1987).

◼ **Tab. 15.2** Empfehlungen zur enteralen Proteinzufuhr bei Neugeborenen mit unterschiedlichem Geburtsgewicht

Geburtsgewicht (g)	<1000 g	1000–1800 g	>1800 g
Tägl. Proteinzufuhr (g)	4,0–4,5[a]	3,5–4,0[a,b]	ca. 2,7[c] (2,5–3,0)[d]

[a] Agostoni et al. (2010)
[b] Fusch et al. (2009), Agostoni et al. (2010)
[c] Deutsche Gesellschaft für Ernährung (2000)
[d] Koletzko et al. (2005)

Der Energiebedarf weist in diesem Lebensabschnitt ebenfalls eine große Variabilität auf und liegt bei Frühgeborenen etwa zwischen 70 und 160 kcal/kg KG (Jochum 2005). Er kann im klinischen Alltag orientierend an der Gewichtsentwicklung in Bezug auf intrauterine Wachstumskurven eingeschätzt werden (wenn andere Gründe für nicht »Perzentilen paralleles Wachstum« ausgeschlossen sind, führt zu geringe Energiezufuhr zum Abfallen, zu hohe Energiezufuhr zum Aufholen im Vergleich zu den intrauterinen Perzentilen). In Diskussion ist die optimale Wachstumsgeschwindigkeit für Frühgeborene. Es gibt Hinweise dafür, dass ein Wachstum oberhalb der intrauterinen Entwicklung das Entstehen einer Adipositas im Alter begünstigen könnte (Lucas 1991). Neben der Quantität der Nährstoffzufuhr ist die Qualität der Nährstoffe Gegenstand aktueller Diskussionen. Für Lipide konnte gezeigt werden, dass die Qualität (z. B. Gehalt an langkettigen mehrfach ungesättigten Fettsäuren) direkte Auswirkungen auf die kognitive Entwicklung von Neonaten haben kann.

15.3.4 Bevorzugte Nahrung für Neugeborene

❯ Prinzipiell bildet Muttermilch als physiologische Form der Säuglingsernährung den Goldstandard für die Ernährung von Früh- und Termingeborenen. Bei sehr kleinen Frühgeborenen müssen wegen ihres hohen Energie- und Nährstoffbedarfes spezielle Anforderungen an den Substrat- und Energiegehalt der Nahrung gestellt werden. Darum ist im Allgemeinen eine Anreicherung der Muttermilch mit Protein und Energie oder die Verwendung spezieller Frühgeborenen-Formulanahrungen notwendig.

Zur Vermeidung typischer Frühgeborenen-Erkrankungen und wegen der Unreife verschiedener Stoffwechselsysteme ist außerdem häufig eine gesonderte Supplementation von Vitaminen, Kalzium, Phosphor und von Eisen sinnvoll.

□ **Tab. 15.3** Empfohlene tägliche Zufuhr an Energie, Protein und Flüssigkeit in verschiedenen Altersstufen. (Nach DAKE/ÖAKE 1987)

Lebensalter	2. Lebensjahr	3.–5. Lebensjahr	6.–10. Lebensjahr	Ab 11. Lebensjahr
Energiezufuhr (kcal/kg KG/Tag)	60–90	60–70	50–60	35–60
Proteinzufuhr (g/kg KG/Tag)	1,5	1,5	1,0	1,0
Flüssigkeitszufuhr (ml/kg KG/Tag)	80–120	80–100	60–80	40–70

5.4 Besonderheiten bei der Ernährung von Kleinkindern, Schulkindern und Jugendlichen

Für die Ernährungstherapie älterer Kinder gelten ähnliche Prinzipien wie für die Ernährung Neugeborener. Die Empfehlungen sind einfacher zu strukturieren, da eine Anpassungs- und Stabilisierungsphase nicht vorkommt und Stoffwechsel und Regulation bereits reifer sind als bei Neugeborenen. Der Nährstoffbedarf sollte aber weiter in Relation zum Körpergewicht abgeschätzt werden und sinkt mit zunehmendem Lebensalter. Dies gilt insbesondere für den allgemeinen Bedarf an Energie, den Protein- und Flüssigkeitsbedarf. □ Tab. 15.3 gibt orientierend den täglichen Bedarf von Kindern in verschiedenen Altersstufen pro Kilogramm Körpergewicht wieder.

Auch bei älteren pädiatrischen Patienten ist eine altersangepasste Substratzufuhr notwendig, wenngleich mit zunehmendem Lebensalter bessere Kompensationsmechanismen zum Ausgleich von Schwankungen in der Nährstoffzufuhr zur Verfügung stehen. Im Allgemeinen kann abhängig vom vorbestehenden Ernährungszustand des Patienten bei Kindern jenseits des Säuglingsalters eine kurzfristige Phase der reduzierten Nährstoffzufuhr und des Abbaus von Körperspeichern bis hin zu maximal einer Woche toleriert werden. Für diesen Zeitraum kann eine teilparenterale Ernährung unter Einbeziehung der Körperspeicher ausreichend sein. Ist darüber hinausgehend eine bedarfsdeckende enterale Nahrungszufuhr nicht gesichert, so ist der Beginn einer kompletten parenteralen Ernährungstherapie zu erwägen (s. oben). Bestimmte Stoffwechselfunktionen differieren auch im Kindes- und Jugendalter noch von den Begebenheiten Erwachsener, weshalb in der klinischen Ernährungstherapie die Verwendung spezieller, altersgerecht angepasster Nahrungsquellen notwendig ist. Sowohl für die enterale als auch für die parenterale Ernährungstherapie sollte stets auf Produkte zurückgegriffen werden, die auf die spezifischen Bedürfnisse von Kin dern und Jugendlichen abgestimmt sind (z. B. pädiatrische Aminosäurelösunge Sondenkost für Kinder verschiedener Altersstufen mit unterschiedlichem Gehalt a Protein und Energie). Prinzipiell ist auch bei Kindern für die enterale Ernährung de Einsatz von ballaststoffreichen Nahrungen zu erwägen, wenn keine Kontraindika tionen vorliegen.

15.5   Perioperative Ernährung bei Kindern und Jugendliche

> Bei Kindern und Jugendlichen besteht mehr als bei Erwachsenen die Gefahr der Katabolie durch verlängerte perioperative Karenzphasen.

In besonderem Maße gefährdet sind hierbei Patienten mit vorbestehend reduzierter Ernährungsstatus, Kleinkinder und Säuglinge. Ein strukturiertes Ernährungskonzep rund um die Operationsplanung kann helfen, die Entstehung von Defiziten zu verme den und das Outcome zu verbessern. Präoperativ sollte zur Reduktion von Komplika tionen ein altersentsprechender Ernährungsstatus hergestellt werden, wann imme dies möglich ist.

15.5.1 Präoperative Planung

> Präoperative Nüchternzeiten sollten so kurz wie möglich geplant und exakt eingehalten werden. Dazu sollten Kinder z. B. aufgefordert werden, bis zum Beginn der vorgeschriebenen Karenzzeit auch tatsächlich Nahrung und Flüssigkeit aufzunehmen.

Sollte eine adäquate enterale Ernährung bis zum angegebenen Nüchterninterva nicht möglich sein, so ist eine (teil-)parenterale Flüssigkeits- und Nährstoffzufuhr zu Minderung von Katabolie und Bereitstellung von Energie und Strukturbausteine indiziert. Bei vorbestehender Malnutrition kann eine bereits präoperativ begonnen Ernährungstherapie zum Zwecke der Verbesserung des Ernährungsstatus gleichzeiti das postoperative Outcome verbessern. Beispiele für empfohlene Karenzzeiten be elektiven Eingriffen sind wie folgt:

Alter <6 Monate: 4(–6) Stunden Nahrungskarenz für Milchnahrung, 6 Stunden für feste Nahrung und Alter >6 Monate: 6 Stunden Nahrungskarenz für feste Nahrung und Milchnahrung. Für die Aufnahme klarer Flüssigkeiten gilt bei fehlenden Passagehindernissen eine Karenzzeit von lediglich 2 Stunden vor OP, um präoperative Flüssigkeitsdefizite zu begrenzen.

15.5.2 Intraoperative Infusionstherapie

Der intraoperative Infusionsbedarf setzt sich zusammen aus präoperativen Defiziten (z. B. durch Karenzzeiten, vermehrte Verluste und Ernährungsdefizite im Zuge von Vorerkrankungen), dem Basisbedarf an Wasser und Elektrolyten für den Zeitraum der Operation und dem intraoperativen Korrekturbedarf, der je nach Dauer und Schwere des Operationstraumas variiert. Prinzipiell ist bei der Wahl perioperativer Infusionslösungen für Kinder und auch Jugendlichen zu beachten: Große Mengen hypotoner Infusionslösungen vermindern die Serumosmolarität und können unvorhergesehene Verschiebungen von Elektrolyten und Flüssigkeit verursachen. Dabei sind Zustände von intraoperativen Hyponatriämien mit einem schlechteren postoperativen Outcome vergesellschaftet und erhöhen das Risiko eines Hirnödems und der Entwicklung einer Enzephalopathie, v. a. bei kritisch kranken Kindern (Duke u. Molyneux 2003).

 Es sollten perioperativ Infusionslösungen mit isotoner, möglichst physiologischer Zusammensetzung verwendet werden.

Intraoperativ ist die parenterale Zufuhr von Glukose nur bei Risikokonstellationen für eine Hypoglykämie notwendig. Ein erhöhtes Hypoglykämie-Risiko besteht v. a. bei Neugeborenen, Kindern mit Diabetes, schwerstkranken Kindern mit Sepsis oder SIRS, bei präoperativ vorbestehender Mangelernährung oder parenteraler Ernährungstherapie und bei Stoffwechselerkrankungen und Leberfunktionseinschränkungen, die eine eingeschränkte Nüchterntoleranz verursachen. Bei ansonsten gesunden Kindern ist das Risiko für eine intraoperativ entstehende Hypoglykämie gering. Das Auftreten schwerer Hyperglykämien kann jedoch mit zahlreichen unerwünschten Komplikationen vergesellschaftet sein (osmotische Diurese, erhöhte Infektionsrate, Wundheilungsstörungen (Lönnqvist 2007)). Bei schwerstkranken Kindern oder Patienten mit erhöhter zerebraler Vulnerabilität können Hyperglykämien mit einer Zunahme der perioperativen Mortalität einhergehen. Die Entstehung von intraoperativen Hypo- und Hyperglykämien sollte also dringend verhindert werden! Eine Kompromisslösung stellt die Verwendung von Vollelektrolytlösungen mit minimalem Glukosezusatz und einem Zusatz metabolischer Anionen zur

Vermeidung hyperchlorämischer Azidosen (z. B. Ringer-Lactat mit 1–2,5 % Gluko-se) dar (Sümpelmann et al. 2011).

15.5.3 Postoperative Planung

> ❯ Auch bei Kindern und Jugendlichen ist postoperativ – wenn keine Kontra-indikationen vorliegen – der frühe Beginn einer enteralen Ernährung anzu-streben (»fast track«-Konzept).

Eine schnelle, möglichst physiologische Realimentation fördert die Rekonvaleszenz und die Zufriedenheit des Kindes/Jugendlichen und verkürzt die Dauer des Kranken-hausaufenthaltes. Gesunde Kinder können – wie Jugendliche – bei kleineren opera-tiven Eingriffen ohne Darmbeteiligung nach Wiedereinsetzen der Schutzreflexe be-reits im Aufwachraum wieder selbstständig zu trinken beginnen. Die Indikation für eine (teil-)parenterale oder enterale Ernährungstherapie nach Operation ist abhängig von dem vorbestehenden Ernährungsstatus und der perspektivischen Möglichkeit zur Realimentation individuell abzuwägen. Eine Katabolie ist zu vermeiden, um den Heilungsprozess nicht zu beeinträchtigen. Dauert die postoperative enterale Nah-rungskarenz aus chirurgischer Sicht absehbar länger als 2–3 Tage, so ist in jedem Fall eine parenterale Ernährungstherapie anzustreben.

Literatur

Agostoni C, Buoncore G, Carnilelli AP et al. (2010) Enteral nutrient supply for preterm infants commentary from the European Society for Pediatric Gastroenterology, Hepatology and Nutrition. J Ped Gastroenterol Nutr 50:1–9

Alfaleh, Anabrees J, Bassler D, Al-Kharfi T (2011) Probiotics for prevention of necrotising entero colitis in preterm infants. (review) Cochr Datab Sys Rev CD005496

Bell EF, Acarregui, MJ (2000) Restricted versus liberal water intake for preventing morbidity and mortality in preterm infants. Cochrane Database Syst Rev CD000503

Bombell S, McGuire W (2009) Early trophic feeding for very low birth weight infants. Cochr Datab Sys Rev CD000504

Deutsche Arbeitsgemeinschaft für künstliche Ernährung (DAKE), Österreichische Arbeitsgemein-schaft für künstliche Ernährung (ÖAKE) (1987) Empfehlungen zur parenteralen Infusions und Ernährungstherapie im Kindesalter. Klin Pädiatr 199: 315–317

Deutsche Gesellschaft für Ernährung e. V. (DGE); Österreichische Gesellschaft für Ernährung (ÖGE); Schweizerische Gesellschaft für Ernährungsforschung (SGE); Schweizerische Vereini gung für Ernährung (SVE) (2000) Referenzwerte für die Nährstoffzufuhr. Umschau Braus Frankfurt a. M.

Duke T, Molyneux EM (2003) Intravenous fluids for seriously ill children: time to reconsider. Lancet 362: 1320–1323

Fusch C, Bauer K, Böhles HJ, Jochum F et al. (2009) Neonatology / Paediatrics – Guidelines on parenteral nutrition, chapter 13. Ger Med Sci. 7: Doc15

Fusch,C, Jochum F (2005) Nutrition in the preterm Infant. In: Tsang, RC; Uauy R; Koletzko B; Zlotkin S (Hrsg) digital Educational Publishing, Inc. Cincinnati, USA, pp 201–245

Greenspan JS, Wolfson MR, Holt WJ, Shaffer TH (1990) Neonatal gastric tube intubation: differential respiratory effects between nasogastric and orogastric tubes. Pediatr Pulmonol. 8(4): 254-8

Ibrahim HM, Jeroudi MA, Baier RJ et al. (2004) Aggressive early total parenteral nutrition in low-birth-weight infants. J Perinat 24: 482–486

Jochum F (Hrsg) (2005) Infusionstherapie und Diätetik in der Pädiatrie. Springer, Berlin Heidelberg

Kennedy KA, Tyson JE, Chamnanvanikij S (2000) Early versus delayed initiation of progressive enteral feedings for parenterally fed low birth weight or preterm infants. Cochrane Database Syst Rev CD001970

Koletzko, Goulet O, Hunt J et al. (2005) for the Parenteral Nutrition Guidelines Working Group. 1. Guidelines on paediatric parenteral nutrition of the European Society of Paediatric Gastroenterology, Hepatology and Nutrition (ESPGHAN) and the European Society for Clinical Nutrition and Metabolism (ESPEN), supported by the European Society of Paediatric Research (ESPR). J Ped Gastroenterol Nutr 41: 1–4

Koletzko B, Schiess S, Brands B et al. (2010) Infant feeding practice and later obesity risk. Indications for early metabolic programming. Bundesgesundheitsblatt Gesundheitsforschung Gesundheitsschutz. 53(7): 666–73

Lönnqvist PA (2007) Inappropriate perioperative fluid management in children: time for a solution?! Ped Anesthesia 17: 203–205

Lucas A (1991) Programming by early nutrition in man. Ciba Found Symp 156: 38–50

Sangild PT (2006) Minireview: Gut responses to enteral nutrition in preterm infants and animals. Exp Biol Med 231: 1695–1711

Smith I, Kranke P, Murat I et al. (2011) Perioperative fasting in adults and children: guidelines from the European Society of Anaesthesiology. European Journal of Anaesthesiology 28: 556–569

Stephens B, Walden RV Gargus RA et al. (2009) First-week protein and energy intakes are associated with 18-month developmental outcomes in extremely low birth weight infants. Pediatrics 123:1337–1343

Sümpelmann R, Becke, Crean P et al. (2011) European consensus statement for intraoperative fluid therapy in children. Eur J Anaesthesiol 28(9): 637–639

Tsang RC, Uauy R, Koletzko B, Zlotkin S (ed.) (2005) Nutrition of the preterm infant – scientific basis and practical guidelines (2nd ed) Digital Educational Publishing, Cincinnati

Tyson JE, Kennedy KA (2000) Minimal enteral nutrition for promoting feeding tolerance and preventing morbidity in parenterally fed infants. Cochrane Database Syst Rev CD000504

Ziegler EE, Thureen PJ, Carlson S (2002) Aggressive nutrition of the very low birthweight infant. Clin Perinatol 29:225–244

Adipositas und Kachexie bei Intensivpatienten

Matthias Pirlich

Der Ernährungszustand ist eine kritische Größe für den klinischen Verlauf von Schwerkranken. Dies gilt sowohl für die Überernährung als auch für die Kachexie. Beide Ernährungsstörungen können mit einer ungünstigen Prognose bezüglich Komplikationsrate, Wundheilung, Beatmungs- und Verweildauer auf Intensivstation sowie Sterblichkeit einhergehen. Obwohl die prognostische Bedeutung des Ernährungszustandes bei vielen Erkrankungen inzwischen gut dokumentiert ist (Norman 2008), wird einer adäquaten Ernährungstherapie im klinischen Alltag häufig nur wenig Aufmerksamkeit geschenkt. So ist z. B. das Screening auf Mangelernährung in Krankenhäusern in vielen Ländern einschließlich Deutschlands noch immer die Ausnahme. Bei Intensivpatienten besteht dabei ein besonders hohes Risiko, dass ein zugrunde liegendes Ernährungsproblem verkannt wird. Sie werden oft als Notfälle aufgenommen und die Schwere der Erkrankungen zwingt zu einer Priorisierung, bei der die Ernährung leicht als unwesentlich erachtet werden kann. Im folgenden Kapitel sollen die Besonderheiten der Ernährung bei adipösen und kachektischen Intensivpatienten beleuchtet werden.

16.1   Definitionen

Grundsätzlich gelten für Intensivpatienten die gleichen Definitionen von Adipositas und Kachexie wie für andere Patienten (▶ Kap. 4). Adipositas wird anhand des BMI nach den Kriterien der WHO quantifiziert. Der Begriff Kachexie wird heute synonym für krankheitsassoziierte Mangelernährung verwendet. Moderne Kachexiedefinitionen basieren auf der Kombination von Gewichtsverlust und Krankheitsaktivität. Eine internationale Konsensusgruppe hat 2011 folgende Definition für die Tumorkachexie gegeben (Fearon 2011), die auch auf andere Krankheiten übertragbar ist:

> Gewichtsverlust >5 % in den vergangenen 6 Monaten (sofern kein simples Hungern vorliegt); oder BMI <20 kg/m^2 und Gewichtsverlust >2 %; oder Verminderte Skelettmuskelmasse (<5. Perzentile) und Gewichtsverlust >2 %

Bei Intensivpatienten besteht allerdings die Einschränkung, dass aufgrund der zum Teil erheblichen Wassereinlagerungen in Folge von z. B. Multiorganversagen alle gewichtsabhängigen Größen schwer interpretierbar werden. Umso wichtiger ist eine Einschätzung des Ernährungszustandes bereits bei Beginn der Erkrankung. Eine sorgfältige (Fremd-)Anamnese bezüglich früherem (üblichem) Körpergewicht, Gewichtsverlust und Nahrungszufuhr in letzter Zeit sowie die geschulte klinische Untersuchung erlauben in den meisten Fällen eine zutreffende Einschätzung des Ernährungszustandes. Davon unabhängig gehen moderne Screening-Instrumente wie der NRS-2002 davon aus, dass Schwerstkranke immer in einer katabolen Situation sind, d. h. ein hohes Ernährungsrisiko besitzen (Kondrup 2003).

16.2   Häufigkeit

Spezifische Daten zur Prävalenz von Adipositas und Kachexie bei Intensivpatienten sind spärlich. Eine Metaanalyse aus den USA geht davon aus, dass 33 % aller Intensivpatienten adipös sind, darunter 7 % mit morbider Adipositas (BMI >40 kg/m^2) (Hogue CW 2009). Für Deutschland ist aus den Daten der Nationalen Verzehrsstudie von 2008 bekannt, dass die Häufigkeit von Übergewicht in der allgemeine Bevölkerung (BMI >25 kg/m^2) bei Männern bis zum 55. Lebensjahr auf 80 % ansteigt (darunter 25–30 % Adipositas) und dann bis ins hohe Lebensalter stagniert. Bei Frauen nimmt die Häufigkeit von Übergewicht mit steigendem Lebensalter fast kontinuierlich zu. Die Prävalenz der Adipositas beträgt bei den über 55jährigen Frauen 25–35 %. Es ist daher davon auszugehen, dass mindestens ein Viertel aller erwachsenen Intensivpatienten adipös sind. Für die Kachexie liegen zahlreiche Studien aus Europa vor. Etwa 25–30 % aller erwachsenen Klinikpatienten zeigen am Tag der Aufnahme ins Krankenhaus eine klinisch manifeste Mangelernährung (Norman 2008).

16.3   Besonderheit der Ernährung bei Adipositas Grad I und II

Adipositas erhöht u.a. das Risiko für Insulinresistenz, Diabetes mellitus, Bluthochdruck, kardiovaskuläre Erkrankungen, Leberzirrhose, tiefe Venenthrombose, degenerative Gelenkerkrankungen, Lungenfunktionsstörungen und eine Reihe von Tumorentitäten. Adipöse Intensivpatienten haben daher häufig mehrere chronische Begleiterkrankungen, die auch die Prognose beeinflussen. Für die Ernährung dieser Patienten ist die Insulinresistenz das vordringliche Problem. In einem kürzlich publizierten Bericht eines amerikanischen Expertenworkshops (McClave SA 2011) wurde jedoch konstatiert, dass es nur wenig spezifische Literatur zur Ernährung bei adipösen Intensivpatienten gibt.

> **❯** Abgesehen von der Glukosekontrolle bei manifestem Diabetes mellitus, scheinen Patienten mit milder Adipositas keine besonderen Adaptationen der künstlichen Ernährung auf ITS zu benötigen.

Der adipöse Schwerkranke ist durch den Überschuss an Energiereserven nicht davor geschützt, durch die Katabolie in einen akuten Malnutritionszustand zu kommen. Insulinresistenz, verminderte Nutzung von Energiesubstraten, erhöhte Mobilisierung von Fettsäuren und Hyperlipidämie erzeugen sogar eine erhöhte Vulnerabilität für den Abbau von fettfreier Masse durch vermehrte Proteindegradation bei unzureichender Nahrungszufuhr. Dies kann im Verlauf schwerer Erkrankungen zur sogenannten »sarcopenic obesity« führen. Daher gelten die Grundprinzipien der Ernährung bei Intensivpatienten auch für Adipöse. Sie profitieren in gleicher Weise wie schlanke Patienten von einer frühen enteralen Ernährung.

> ❯ Adipöse Intensivpatienten ziehen in der Regel keinen Nutzen aus den überschüssigen Energiereserven. Sie profitieren in gleicher Weise wie schlanke Patienten von einer frühen enteralen Ernährung.

16.4   Spezifische Empfehlungen zur Ernährung bei morbider Adipositas

16.4.1 Zugangsweg

Patienten mit morbider Adipositas (BMI > 40 kg/m^2) haben einen erhöhten intraabdominellen Druck, der gastroösophagealen Reflux und Aspiration begünstigt. Es wird daher empfohlen, enterale Ernährungssonden bevorzugt postpylorisch, idealerweise hinter das Treitz-Band, zu platzieren. Die selten notwendige Anlage einer PEG ist auch bei morbider Adipositas technisch meist problemlos, kann aber mit einer erhöhten Komplikationsrate einhergehen. Das durch massive Fetteinlagerung verdickte große Netz erhöht das Risiko für eine Sondendislokation (Port 2010). Daher wird von manchen Autoren eine zusätzliche Fixierung des Magens an der vorderen Bauchwand entweder durch chirurgisch oder endoskopisch gesetzte Nähte empfohlen.

16.4.2 Energie- und Proteinbedarf

Praxistipp

Grundsätzlich wird für morbid-adipöse Intensivpatienten eine eiweißreiche hypokalorische Ernährung empfohlen (McClave 2011), um einerseits die fettfreie Masse zu erhalten, andererseits eine Reduktion der Fettmasse und Verbesserung der Insulinempfindlichkeit zu erreichen.

Idealerweise wird der Energiebedarf durch indirekte Kalorimetrie bestimmt. Alternativ können Schätzformeln verwendet werden, die aber bei morbider Adipositas als wenig valide gelten (Joffe 2007). Eine einfache Näherung bezieht sich auf das aktuelle (ABW) oder ideale Körpergewicht (IBW).

Praxistipp

Empfohlene Kalorienzufuhr bei Adipositas:
- 60–70 % des kalorimetrisch oder errechneten Bedarfs oder
- 11–14 kcal/kg ABW oder
- 22–25 kcal/kg IBW

Die empfohlene Proteinzufuhr ist abhängig vom Grad der Adipositas (McClave 2011) und wird auf das ideale Körpergewicht bezogen. Für Patienten mit Adipositas Grad I und II werden >2 g Protein/kg ideales KG/Tag empfohlen. Patienten mit Adipositasgrad III sollten >2,5 g Protein/kg ideales KG/Tag erhalten.

16.4.3 Sondenkostformen

Da der Flüssigkeitsbedarf von morbid-adipösen Patienten häufig erhöht ist, empfehlen manche Autoren, dass die Energiedichte der Kost 1,0 kcal/ml nicht übersteigen sollte (McClave et al. 2011). Eine derartig speziell auf den o. g. Bedarf zugeschnittene Sondenkost für adipöse Intensivpatienten existiert allerdings nicht. Der Proteinanteil an den Gesamtkalorien müsste >30 % liegen. Die am Markt verfügbaren Standard-Sondenkostformen haben einen Proteinanteil von 15–20 %, die proteinreichen Sondenkostformen meist einen, der 20–25 % nicht übersteigt, dabei aber eine Kaloriendichte von >1 kcal/ml aufweisen.

 Das vorgeschlagene Konzept der proteinreichen hypokalorischen Ernährung ist daher in der Regel nur durch Kombination einer industriell hergestellten Sondenkost mit enteraler oder parenteraler Ergänzung an Eiweiß bzw. Aminosäurelösungen möglich.

Da Adipositas mit einer chronischen systemischen Inflammation einhergehen kann, ist auch der Wert von immunmodulierenden Substraten bzw. von Fettsäuren mit antiinflammatorischen Eigenschaften diskutiert worden. Derzeitig kann in Ermangelung spezifischer Studien über die allgemeinen Aussagen für Intensivpatienten hinaus keine Empfehlung gegeben werden. Adipositas kann mit einer veränderten Darmflora und -barrierefunktion einhergehen. Daher wird eine ballaststoffhaltige Sondenkostform empfohlen.

16.4.4 Monitoring der Ernährungstherapie bei Adipositas

Adipositas ist mit Insulinresistenz und Fettstoffwechselstörungen assoziiert, daher ist das engmaschige Monitoring von Glukose- Triglyzerid- und Cholesterinspiegeln erforderlich. Die Substrat- und Insulinzufuhr muss entsprechend angepasst werden. Aufgrund des erhöhten Risikos für eine nichtalkoholische Steatohepatitis ist auch eine regelmäßige Bestimmung der Leberwerte erforderlich. Idealerweise wird die Effizienz der Proteinzufuhr anhand der Stickstoffbilanz [Stickstoffzufuhr (g/Tag) – Harnstoff-Stickstoffausscheidung/0,85 (g/Tag) – 2] überprüft. Die metabolische Toleranz lässt sich in einem pragmatischen Ansatz wie folgt bestimmen (Kreymann 2007; Felbinger 2011; ◼ Tab. 16.1):

◩ Tab. 16.1 Monitoring der metabolischen Toleranz

Blutglukose	<150 mg/dl	Mindestens alle 4 h
Triglyzeride	<400 mg/dl	2-mal pro Woche
Harnstoff	<200 mg/dl oder Anstieg ≤30 mg/dl pro Tag	täglich täglich

16.5   Spezifische Empfehlungen zur Ernährung bei Kachexie

Eine ausgeprägte Kachexie geht mit einer erhöhten Mortalitätsrate bei Intensivpatienten einher (Akinnusi et al. 2008). Das bestehende Defizit an Makro- und Mikronährstoffen sowie die Vorstellung eines durch den Stressstoffwechsel erhöhten Bedarfs führte zu dem Konzept der Hyperalimentation, das jedoch heute als gefährlich und obsolet gilt. Die entscheidende Limitation der Nährstoffzufuhr liegt vor allem während der Frühphase schwerer Erkrankungen in der eingeschränkten Nährstoffverwertung. Daher ist auch bei Kachexie eine phasenadaptierte Nährstoffzufuhr erforderlich (► Kap. 16.6). Darüber hinaus geht ein Mangel an Makronährstoffen regelhaft mit einem Mangel an Mikronährstoffen einher, der das potenziell lebensgefährliche Refeedingsyndrom begünstigt (► Kap. 16.6) und einen weiteren Grund für eine hypokalorische Ernährung darstellt.

16.5.1 Zugangsweg

Grundsätzlich gilt, dass auch bei Kachexie, wann immer möglich, der enterale Zugang gewählt werden sollte. Für die Wahl der Sondenart gelten die gleichen Erwägungen wie für andere Intensivpatienten (► Kap. 10). Bei extremer Kachexie ist die gastrointestinale Toleranz jedoch häufig eingeschränkt, sodass eine kombinierte enterale/parenterale Ernährung notwendig ist, um den Nährstoffbedarf zu decken (► Kap. 12).

16.5.2 Energie- und Proteinbedarf

In einem pragmatischen Ansatz wird ein Schätzwert für den Kalorienbedarf von 25 kcal/kg Körpergewicht/Tag für den Ruheenergieumsatz empfohlen (Felbinger 2011). In der Frühphase (»ebb phase«) der Erkrankung mit gesteigerter endogener Substratproduktion ist aber auch dieser Wert als zu hoch anzusehen, da er mit einer erhöhten Mortalität während der Intensivbehandlung assoziiert ist (Krishnan et al.

2003). Nach Kreymann (2007) ist in der Frühphase eine Zufuhr von 0,5-mal kalkuliertem Energiebedarf ausreichend. In der Erholungsphase (»recovery phase«) der Erkrankung ist aber wiederum von einem erhöhten Bedarf >25 kcal/kg KG/Tag auszugehen.

> ❯ Bei kachektischen Intensivpatienten ist eine Hyperalimentation in der Frühphase und eine Hypoalimentation in der Spätphase zu vermeiden.

Der Proteinbedarf bei Gesunden beträgt 0,8 g/kg KG/Tag, ist aber bei Krankheit und Mangelernährung erhöht. Die allgemeinen Empfehlungen für die Proteinzufuhr von Intensivpatienten der Europäischen Gesellschaft für Ernährungsmedizin (ESPEN) sind 1,3–1,5 g/kg KG/Tag (Singer et al 2009). Wenn bei eingeschränkter intestinaler Toleranz eine zusätzliche parenterale Ernährung notwendig ist, sollte frühzeitig eine Supplementation mit Glutamin erfolgen (0,2–0,4 g/kg KG/Tag).

16.5.3 Sondenkostformen

Praxistipp

Bei Beachtung o. g. Zufuhrempfehlungen ist zur Deckung des erhöhten Eiweißbedarfes bei Kachexie in der Regel eine proteinreiche Sondenkostform mit einem Proteinanteil an der Gesamtenergie von 20–25 % erforderlich.

Bezüglich des Einsatzes immunmodulierender oder anderer spezifischer Ernährungsformen gelten die gleichen Empfehlungen wie für andere Intensivpatienten.

16.6 Das Refeedingsyndrom

Das Refeedingsyndrom wurde erstmals an kachektischen japanischen Kriegsgefangenen in den 1950er Jahren beobachtet, die nach Wiederaufnahme normaler Nahrungszufuhr überraschend vor allem an Herzrhythmusstörungen und Herzinsuffizienz starben. Inzwischen ist gut bekannt, dass alle Krankheiten und klinischen Situationen, die mit einem ausgeprägten Mikronährstoffmangel einhergehen, ein Risiko für das Refeedingsyndrom darstellen (❏ Tab. 16.2). Dies kann auch adipöse Patienten mit Malabsorption oder starken Gewichtsverlust betreffen, vor allem nach bariatrischer Chirurgie (Mehanna HM et al. 2008).

Ursächlich ist vor allem ein Mangel an Thiamin, Phosphat und anderen Mikronährstoffen, der nach »physiologischer« Substratzufuhr evident wird, wobei vor allem die glukoseinduzierte Insulinfreisetzung zu einer Verschiebung von Kalium, Phosphat und Magnesium nach intrazellulär führt. Dies kann schwere neuromuskuläre Funk-

◨ Tab. 16.2 Risikogruppen für das Refeedingsyndrom

Chronische Fehl- und Mangel-ernährung	Anorexia nervosa Alkoholkrankheit Kachexie jeglicher Genese Starker Gewichtsverlust bei morbider Adipositas, bariatrischer Chirurgie Hoher metabolischer Stress/>7 Tage nüchtern
Ältere Patienten	▬ Komorbiditäten ▬ verminderte physiologische Reserven
Malabsorption	▬ Sprue, M. Whipple, ▬ Chronisch-entzündliche Darmerkrankungen ▬ Chronische Pankreatitis ▬ Kurzdarmsyndrom

tionsstörungen hervorrufen. Typische Befunde sind zudem Hypomagnesiämie, Hypokaliämie, Laktazidose und Flüssigkeitsretention. Klinisch fallen die Patienten vor allem durch neuromuskuläre Dysfunktion, Wernicke Enzephalopathie, Hypoventilation, Herzrhythmusstörungen und Herzinsuffizienz auf. Die Prävention des Refeedingsyndroms besteht vor allem in einer sehr vorsichtigen Substratzufuhr von <50 % des kalkulierten Bedarfs (Richtwert: initial 10 kcal/kg KG/Tag) mit langsamem Kostaufbau unter engmaschigem Monitoring über 7-10 Tage. Bei allen Patienten, die ein Risiko haben, sollten zusätzlich zur üblichen Zufuhr an Vitaminen und Spurenelementen während der ersten 3–5 Tage 200–300 mg/Tag Thiamin substituiert werden. Neben dem üblichen Monitoring müssen täglich Phosphat, Kalzium, Kalium, Natrium, Chlorid, Magnesium und die Blutgasanalyse bestimmt und ggf. ausgeglichen werden.

❯ Die Prävention des Refeedingsyndroms besteht vor allem in einem sehr vorsichtigem Kostaufbau (initial 10 kcal/kg KG/Tag) mit Supplementation von Thiamin, Phosphat und anderen Mikronährstoffen.

Literatur

Akinnusie ME, Pineda LA, Solh AA (2008) Effect of obesity on intensive care modbidity and mortality: A meta-analysis. Crit Care Med 36: 151–158

Esper AM, Martin GS (2011) The impact of comorbid conditions on critical illness. Crit Care Med 39: 2728–2735

Fearon K, Strasser F, Anker SD et al. (2011) Definition and classification of cancer cachexia: an international consensus. Lancet Oncol 12: 489–495

Felbinger TW (2011) Intensivmedizin. In: Löser C (Hrsg) Unter- und Mangelernährung. Thieme, Stuttgart, New York, S 291–301

Hogue CW, Steanrs JD, Colantuoni E et al. (2009) The impact of obesity on outcomes after critical illness a meta-analysis. Intensive Care Med 35: 1152–1170

Hurt RT, Frazier TH, McClave SA, Kapan LM (2011) Obesity epidemic: overview, pathophysiology, and the intensive care unit conundrum. JPEN 35: 4S–13S

Kreymann KG, de Heer G, Felbinger T, Kluge S, Nierhaus A, Suchner U, Meier RF (2007) Ernährung kritisch Kranker auf der Intensivstation. Internist 48: 1084–1092

Krishnan JA, Parce PB, Martinez A, Diette GB (2003) Caloric intake in medial ICU patients: consistency of care with guidelines and relationship to clinical outcomes. Chest 124: 297–305

McClave SA, Kushner R, Van Way CW et al. (2011) Nutrition therapy of the severely obese, critically ill patient: summation of conclusions and recommendations. JPEN 35: 88S–96S

Mehanna HM, Moledina J, Travis J (2008) Refeeding syndrome: what it is, and how to prevent and treat it. BMJ 336: 1495-1498

Nationale Verzehrsstudie II: Ergebnisbericht Teil 2. Max Rubner-Institut. Bundesforschungsinstitut für Ernährung und Lebensmittel (2008) http://www.was-esse-ich.de. Zugegriffen: 8. August 2012

Norman K, Pichard C, Lochs H, Pirlich M (2008) Prognostic impact of disease-related malnutrition. Clin Nutr 27: 5–15

Pirlich M, Schwenk A, Müller MJ, Ockenga J, Schmidt S, Schütz T, Selberg O, Volkert D (2003) DGEM-Leitlinie Enterale Ernährung: Ernährungsstatus. Aktuel Ernaehr Med 28, Supplement 1: S10–S25

Pirlich M, Schütz T, Norman K et al. (2006) The German hospital malnutrition study. Clin Nutr 25: 563–572

Port AM, Apovian C (2010) Metabolic support of the obese intensiv care unit patient: a current perspective. Curr Opin Clin Nutr Metab Care 13: 184–191

Singer P, Berger MM, van den Berghe G et al. (2009) ESPEN guidelines on parenteral nutrition: intensiv care. Clin Nutr 28: 387–400

WHO Expert Consultation (2004) Appropriate body-mass index for Asian populations and its implications for policy and intervention strategies. Lancet 363: 157–163

Organinsuffizienz

17.1   Niereninsuffizienz

Wilfred Druml

Das akute Nierenversagen (ANV) ist ein systemisches Syndrom, ein inflammatorisches, prooxidatives, hyperkataboles Zustandsbild, das einen ausgeprägten, unabhängigen Einfluss auf die Prognose ausübt (Druml 2004). Die Ernährungstherapie bei ANV unterscheidet sich zwar nicht grundsätzlich von der bei anderen Intensivpatienten, es müssen jedoch die komplexen Änderungen des Stoffwechsels und des Nährstoffbedarfes berücksichtigt und auch mit der Nierenersatztherapie akkordiert werden. Akutkranke Patienten mit chronischem Nierenversagen (CNV) bzw. Patienten unter einer chronischen Hämodialysetherapie (HD), die eine künstliche Ernährung benötigen, sind dabei ernährungstherapeutisch wie Patienten mit ANV zu führen. Systematische, nach modernen ernährungstherapeutischen Standards durchgeführte Studien zur künstlichen Ernährung bei Patienten mit ANV, sind kaum verfügbar. Daher beruhen die meisten Empfehlungen zur Ernährungstherapie in dieser Patientengruppe auf Expertenmeinung (Cano et al. 2006; Druml 2005; Fiaccadori et al. 2011; Martindale et al. 2009; Singer et al. 2009).

17.1.1 Metabolische/ernährungstherapeutische Situation

Die metabolische Situation und der Nährstoffbedarf von Patienten mit ANV werden nicht nur von der akuten Niereninsuffizienz und von der Art und Intensität der Nierenersatztherapie, sondern auch von der Grundkrankheit bzw. im Krankheitsverlauf auftretende Komplikationen, insbesondere Infektionen und zusätzliche Organinsuffizienzen beeinflusst. Dennoch sollte beachtet werden, dass das CNV/ANV mit ausgeprägten und spezifischen Stoffwechseländerungen einhergeht, die in der Planung der Ernährungstherapie berücksichtigt werden müssen (Druml 1999).

Metabolische Veränderungen bei ANV
- Induktion/Augmentierung eines inflammatorischen Zustandes
- Aktivierung des Protein-Katabolismus
- Periphere Glukose-Intoleranz/erhöhte Glukoneogens
- Hemmung der Lipolyse, gestörte Fett-Klärung
- Depletion des antioxidativen Systems
- Beeinträchtigung der Immunkompetenz
- Endokrine Störungen: Hyperparathyreoidismus
  - Insulin-Resistenz, EPO-Resistenz, GH-Resistenz etc.

Einfluss von Nierenersatzverfahren auf den Stoffwechsel

Alle Nierenersatzverfahren haben einen ausgeprägten Einfluss auf den Stoffwechsel bzw. Nährstoffbedarf. Dies wird einerseits bedingt durch die unspezifischen Effekte der extrakorporalen Zirkulation per se (Ausdruck der Bioinkompatibilität, Induktion einer inflammatorischen Reaktion), andererseits durch therapiespezifische Faktoren (▶ Übersicht). Insbesondere die vielfach eingesetzten kontinuierlichen Verfahren haben wegen der heute empfohlenen hohen Flüssigkeitsumsatzmengen relevante Auswirkungen auf Stoffwechsel und Nährstoffbedarf.

Metabolische Effekte von Nierenersatzverfahren

— **Intermittierende Hämodialyse**
  – Verlust wasserlöslicher Faktoren
    – Aminosäuren, wasserlösliche Vitamine, L-Carnitin etc.
  – Aktivierung des Protein-Katabolismus
    – Verlust von Aminosäuren, Verlust von Proteinen/Blut
    – Freisetzung von Zytokinen (TNF- etc.)
  – Hemmung der Proteinsynthese
  – Erhöhung der ROS-Produktion
    – Verlust von Antioxidantien
    – Stimulation der ROS-Produktion durch Bioinkompatibilität

— **Kontinuierliche Nierenersatzverfahren (CRRT)**
  – Wärmeverlust
  – Exzessive Zufuhr von Substraten (Laktat, Citrat, Glukose)
  – Verlust von Nährstoffen (Aminosäuren, Vitamine, Selen etc.)
  – Verlust von Albumin
  – Elimination von Peptiden (Hormonen, Zytokinen)
  – Verlust von Elektrolyten (Phosphat, Magnesium)
  – Metabolische Folgen der Bioinkompatibilität:
    – Induktion einer Entzündungsreaktion, Aktivierung des Proteinkatabolismus, Bildung von ROS

Nährstoffbedarf

Der Nährstoffbedarf wird nicht nur durch die akute Niereninsuffizienz und die Nierenersatztherapie bestimmt, sondern auch durch die Art und den Schweregrad der Grundkrankheit bzw. assoziierte Komplikationen. Berücksichtigt muss werden, dass Patienten mit ANV eine metabolisch extrem heterogene Krankheitsgruppe mit sehr unterschiedlichem Nährstoffbedarf darstellen, der sich auch im Krankheitsverlauf beim einzelnen Patienten grundlegend ändern kann. Mehr noch als bei anderen Patientengruppen muss die Ernährungstherapie von Patienten mit ANV individualisiert auf den einzelnen Patienten abgestimmt sein.

Nährstoffbedarf bei Patienten mit ANV*

- **Energiezufuhr**
  - 20–25 (max. 30) kcal/kg/Tag
  - Glukose <3 – max. 5 g/kg/Tag
  - Fett 0,8–1,2 (max.1,5) g/kg/Tag
- **Aminosäuren/Protein**
  - Konservative Therapie 0,6–1,2 g/kg/Tag
  - + RRT 1,2–1,5 g/kg/Tag
  - + Hyperkatabolismus (max. 1,7) g/kg/Tag
- **Vitamine (Kombinationspräparate entsprechend RDA)**
  - Wasserlösliche 2-mal RDA/Tag (Cave: Vitamin C <250 mg/Tag)
  - Fettlösliche 1- bis 2-mal RDA/Tag (höher für Vitamin D, E).
- **Spurenelemente (Kombinationspräparate entsprechend RDA)**
  - 1-mal RDA/Tag (Selen 200–500 µg/Tag)
- **Elektrolyte (Bedarf muss individuell ermittelt werden)**

(Cave!: Hypokaliämie und/oder Hypophosphatämie nach Ernährungsbeginn)
RRT = Nierenersatztherapie, RDA = recommended dietary allowances
*) Beachte: Dies sind Richtwerte; der Bedarf kann zwischen Patienten und auch während des Krankheitsverlaufes sehr unterschiedlich sein!

Ernährungstherapie

Die Praxis der Ernährungstherapie von Patienten mit AKI folgt den gleichen Prinzipien wie bei anderen kritisch kranken Patientengruppen. In den frühen AKI-Stadien RIFLE I und R (AKIN I und II) müssen Maßnahmen im Vordergrund stehen, um eine weitere Progression der Niereninsuffizienz zu verhindern. Dies muss auch metabolische und ernährungstherapeutische Faktoren wie eine ausgeglichene Elektrolytbilanz, die Vermeidung einer Volumenüberladung und einer Hyperglykämie sowie die Prävention einer Mangelernährung beinhalten. Spezifische Interventionen sind dabei nicht erforderlich. Im weiter fortgeschrittenen Stadium RIFLE F (bzw. AKIN III) ist meist eine Nierenersatztherapie erforderlich, um die systemischen Auswirkungen der akuten Urämie zu minimieren, die Volumen- und Elektrolytbilanz zu optimieren und hämodynamische sowie respiratorische Funktionen zu unterstützen. In diesem Stadium müssen die metabolischen Konsequenzen des ANV und der Art und der Intensität der vorgenommenen Nierenersatztherapie berücksichtigt werden. Wie auch bei anderen Indikationen ist in den letzten Jahren eine Diskussion um die möglichen günstigen Effekte von speziellen Nährsubstraten (Immunonutrition, Pharmakonutrition) bei ANV entbrannt. Zum heutigen Zeitpunkt liegen allerdings keine Studien vor, die in dieser Patientengruppe relevante Vorteile einer derartigen Therapie gezeigt hätten. Betont sollte allerdings werden, dass eine künstliche Ernährung, sowohl enteral als parenteral, immer vollständig sein muss.

Enterale Ernährung

Wenn auch die meisten Studien zur künstlichen Ernährung bei Patienten mit ANV mit der parenteralen Ernährung vorgenommen werden, so kann kein Zweifel darüber bestehen, dass auch bei dieser Patientengruppe die enterale Ernährung die optimale Ernährungstherapie darstellt und wenn möglich, eingesetzt werden sollte. Neben den gut belegten günstigen Auswirkungen einer enteralen Ernährung, könnte diese bei Patienten mit ANV möglicherweise spezifische vorteilhafte Effekte (z. B. Verbesserung der renalen Perfusion) bedingen. Ein Nierenversagen führt zu einer weiteren Beeinträchtigung der beim Kritisch kranken häufig gestörten gastrointestinalen Motilität. Zur Steigerung der Toleranz gegenüber einer enteralen Ernährung ist bei Patienten mit ANV eine (frühzeitige) Gabe von Prokinetika zu empfehlen, die sowohl die Magenentleerung als auch intestinale Motilität verbessern. Falls Prokinetika nicht ausreichen, um die gastrointestinale Toleranz zu verbessert, sollte die Anlegung einer jejunalen Sonde erwogen werden, was heute auch ohne Endoskopie bei Patienten ohne Oberbauchatonie sicher und rasch möglich ist. Die enterale Ernährung sollte mit niedriger Rate (ca. 30 % der Zielinfusionsrate) begonnen und langsam gesteigert werden, um die gastrointestinale Toleranz sicherstellen zu können und metabolische Komplikationen zu vermeiden. Auch wenn eine quantitativ ausreichende enterale Ernährung nicht möglich ist, sollte eine minimale-enterale (»Zottenernährung«) vorgenommen werden (ca. 15 % des Nährstoffbedarfes per Sonde).

■ **Enterale Diätpräparate**

Für Patienten mit ANV wird heute die Verwendung von hochmolekularen Standarddiäten (»nährstoffdefiniert«) wie auch für andere Intensivpatienten, empfohlen. Spezielle, an den urämischen Stoffwechsel adaptierte, Diäten sind für CNV-Patienten und HD-Patienten entwickelt worden und können auch bei Akutkranken, niereninsuffizienten Patienten eingesetzt werden. Diese können zwar die metabolische Situation verbessern, haben aber keine outcomerelevanten Effekte (Fiaccadori et al. 2004).

Parenterale Ernährung

Wenn eine (quantitativ ausreichende) enterale Ernährung nicht möglich oder wünschenswert ist und auch durch den Einsatz von Prokinetika bzw. durch eine jejunale Sonde nicht sichergestellt werden kann, dann sollte eine supplementierende oder totale parenterale Ernährung vorgenommen werden. Auch wenn heute meist ein späterer Beginn einer parenteralen Ernährung empfohlen wird, sollte doch berücksichtigt werden, dass Patienten mit ANV häufig eine vorbestehende Malnutrition aufweisen und mit der Nierenersatztherapie relevante Nährstoffverluste einhergehen. Daher sollte bei diesen Patienten die parenterale Ernährung schon früher (nach 3–5 Tagen) eingesetzt werden. Auch die parenterale Ernährung sollte mit niedriger Rate (ca. 30 % der Zielinfusionsrate) begonnen und langsam gesteigert werden, um die Verwertung der Nährstoff sicherstellen zu können und metabolische Komplikationen zu verhindern.

■ **Parenterale Nährlösungen**

Für die parenterale Ernährung wird ebenfalls die Verwendung von Standard-Nährlösungen empfohlen. Industriell gefertigte Dreikammerbeutel, die Glukose, eine Fettemulsion und Aminosäuren enthalten, haben sich weltweit durchgesetzt (»All-in-One«-Gesamtnährlösungen). Manche dieser Beutel enthalten auch Elektrolyte. Diesen Basislösungen müssen nach Bedarf Vitamine, Spurenelemente und Elektrolyte zugespritzt werden.

Komplikationen und Überwachung

Nebenwirkungen und Komplikationen einer Ernährungstherapie bei Patienten mit ANV unterscheiden sich nicht grundsätzlich von jenen, die bei anderen Patientengruppen beobachtet werden. Durch die beeinträchtigte Toleranz gegenüber einer Volumen- und Elektrolytzufuhr und die vielfältigen Einschränkungen in der Substratverwertung können beim ANV wesentlich häufiger und rascher metabolische Entgleisungen, wie Elektrolytstörungen, ein extremer Anstieg des BUN, eine Hyperglykämie oder Hypertriglyzeridämie auftreten. Ebenso ist durch die gastrointestinalen Motilitätsstörungen im ANV auch unter einer enteralen Ernährung mit einer erhöhten Komplikationsrate zu rechnen. Daher erfordert die Ernährung von Patienten mit ANV eine engmaschigere Überwachung, als dies bei anderen Patientengruppen der Fall ist. Viele dieser Nebenwirkungen oder Komplikationen können vermieden werden, wenn die Ernährung mit einer niedrigen Rate begonnen und langsam aufgebaut wird. Dadurch wird auch die Überwachung und individualisierte Adaptierung der Ernährungstherapie an die Bedürfnisse des Patienten erleichtert.

17.2 Leberinsuffizienz

Mathias Plauth

Eine Leberinsuffizienz kann entweder im Rahmen eines akuten Leberversagens (ALV) mit seinen Unterformen des hyperakuten, akuten oder subakuten Leberversagens (O'Grady et al. 1993), oder aber im Sinne des »acute on chronic liver failure«, beispielsweise als dys-

▼

ropher Schub einer Leberzirrhose oder als akute Dekompensation eines Morbus Wilson auftreten. Von der akuten Leberinsuffizienz im Rahmen eines ALV oder einer schweren Dekompensation bei Leberzirrhose sind aus prognostischen und therapeutischen Gründen die ischämische Hepatitis und die Cholestase im Rahmens des »Systemic Inflammatory Response Syndrome« (SIRS) abzugrenzen. Dagegen nimmt die erst in den letzten Jahren vermehrt beachtete sekundär sklerosierende Cholangitis des kritisch Kranken – auch als »critical illness Cholangiopathie« oder »sclerosing cholangitis in critically ill patients« (SC-CIP) bezeichnet – nicht selten einen verzögerten, aber progredienten und ungünstigen Verlauf wie das subakute Leberversagen (Engler et al. 2003; Gelbmann et al. 2007; Kulaksiz et al. 2008). Das vorliegende Kapitel ist auf die Ernährung des Patienten mit ALV und der Patienten mit Leberzirrhose auf der Intensivstation fokussiert.

17.2.1 Stoffwechsel bei Leberinsuffizienz

Energiestoffwechsel

Die Leber hat alle anderen Gewebe mit oxidierbaren Substraten zu versorgen und daneben auch den eigenen Energiebedarf zu decken. Letzteres geschieht durch Oxidation von a) aus dem Fettgewebe mobilisierten Fettsäuren und Glyzerin und b) aus Erythrozyten und Muskulatur freigesetzten Laktat und Alanin sowie Pyruvat und anderen Ketosäuren. Für die anderen Organe produziert die Leber im wesentlichen zwei oxidierbare Substrate: Glukose und Azetoazetat (Ohyanagi et al. 1995).

Der 24-h-Energiebedarf von Zirrhosepatienten beträgt ähnlich wie bei Gesunden etwa das 1,3fache des Grundumsatzes (Plauth et al. 1997). Bei ALV ist der Ruheenergieumsatz gegenüber gesunden Probanden auf das 1,3Fache erhöht (Schneeweiss et al. 1993; Walsh et al. 2000). Bei Intensivpatienten kann der Energieumsatz individuell sehr schwanken und sollte deshalb mittels indirekter Kalorimetrie gemessen werden. Wenn diese nicht verfügbar ist, lässt sich der Grundumsatz für kreislaufstabile Patienten mit Formeln abschätzen, wie z. B. der von Harris und Benedict:

ℹ️ REE Mann = 66,5 + 13,75 × G + 5,00 × L- 6,76 × A
REE Frau = 655,1 + 9,56 × G + 1,85 × L - 4,67 × A
für REE = Grundumsatz [kcal], G = Gewicht [kg], L = Länge [cm]; A = Alter [Jahre].

Kohlenhydratstoffwechsel

Patienten mit ALV sind durch eine ausgeprägte Hypoglykämieneigung gefährdet (Samson et al. 1967). Diese resultiert aus

— Entleerung der Glykogenspeicher,
— Reduktion bzw. Ausfall der Glukoneogenese durch massiven Leberzellverlust und
— Hyperinsulinämie und Insulinresistenz (Vilstrup et al. 1986).

Die Hyperinsulinämie ist Folge einer gesteigerten Insulinsekretion bei verminderter hepatischer Insulindegradation. Bei der Leberzirrhose besteht zusätzlich sehr häufig eine gestörte Glukosetoleranz mit Insulinresistenz; in bis zu 40 % der Zirrhosepatienten liegt ein manifester Diabetes mellitus vor.

Fettstoffwechsel

Die Verwertung exogener Lipide bei ALV ist nicht systematisch untersucht. In der klinischen Praxis hat sich gezeigt, dass intravenöse Fettemulsionen toleriert werden und als Energiequelle eingesetzt werden können (Forbes et al. 1987; Schütz et al. 2004). Bei Zirrhosekranken ist Fett das bevorzugte oxidative Substrat für den Gesamtorganismus im postabsorptiven Status und die Verwertung von Nahrungsfett ist, gemessen an Plasmaclearance und Oxidation, nicht eingeschränkt. Erhöhte Plasmaspiegel von Triglyzeriden sind meist durch extrahepatische Faktoren wie Alkohol, Sepsis oder Nierenversagen bedingt.

Eiweiß- und Aminosäurenstoffwechsel

Bei ALV führt eine ausgeprägte Katabolie mit Freisetzung von Aminosäuren, vor allem Alanin und Ammonium aus der Splanchnikusregion, zu mehrfach über die Norm erhöhten Plasmaaminosäure-spiegeln und einer Zunahme der Plasmaosmolalität (Record et al. 1976; Clemmesen et al. 2000). Dabei zeigt das Aminosäurenmuster eine relative Abnahme von verzweigtkettigen Aminosäuren (VKAS) und eine relative Zunahme von Tryptophan, den aromatischen (AAS) und den schwefelhaltigen Aminosäuren (Record et al. 1976; Fischer et al. 1976; Rosen et al. 1977). Aus dieser starken Proteinkatabolie und der zusammengebrochenen hepatischen Harnstoffsynthese resultiert die Hyperammonämie, die ihrerseits zu einem Hirnödem durch Astrozytenschwellung führt.

Trotz Insulinresistenz bleibt bei Zirrhosepatienten die Insulinwirkung auf Aminosäurenutilisation und Proteinsynthese weitgehend erhalten und ein erhöhtes Eiweißangebot kann von mangelernährten Zirrhosekranken auch tatsächlich zur Verbesserung von Eiweißstatus und Körperzusammensetzung genutzt werden (Plauth et al. 2004). Auch bei der Zirrhose liegt eine gesteigerte Eiweißkatabolie vor, die zu einer Anflutung von nitrogenen Substanzen mit Hyperammonämie und Verstärkung der Aminosäurenimbalanz führt. Diese ist durch eine Verminderung der überwiegend in der Muskulatur metabolisierten VKAS und eine Erhöhung der – bevorzugt hepatisch metabolisierten – AAS sowie von Methionin und Tryptophan gekennzeichnet und resultiert aus Umgehung der Leber durch die Kollateralkreisläufe (Fischer et al. 1976).

Bei Patienten mit stabiler Zirrhose besteht ein gegenüber Normalpersonen erhöhter Eiweißbedarf von 1,2 g/kg/Tag (Kondrup u. Müller 1997). In Therapiestudien wurden Patienten mit Leberzirrhose und milder Enzephalopathie bis zu 1,8 g/kg/Tag Eiweiß und Patienten mit alkoholischer Hepatitis oder Zirrhose mit oder ohne geringgradige Enzephalopathie bis zu 1,6 g/kg/Tag Eiweiß ohne nachteilige Wirkungen gegeben (Kearns et al. 1992; Plauth et al. 1997). Die lange praktizierte Eiweißkarenz zur Behandlung der hepatischen Enzephalopathie bei Zirrhosekranken hat keine Vorteile gegenüber einer normalen Eiweißzufuhr (Córdoba et al. 2004).

Mineralstoff-Haushalt

Bei ausgedehnten Leberzellnekrosen kann es zur Hypermagnesiämie und Hyperkaliämie, aber auch Hypokaliämie, Hypophosphatämie und Verdünnungshyponatriämie kommen. Eine Hypophosphatämie findet sich bei fortgeschrittener Zirrhose und Mangelernährung, insbesondere bei Alkoholabusus, häufig und kann bei Einleitung der Ernährungstherapie zu einer Aggravierung der Hypophosphatämie mit Ausbildung des »Refeeding-Syndroms« führen.

Spurenelemente und Vitamine

Veränderungen des Spurenelement- und Vitaminstatus bei ALV sind nicht systematisch untersucht. Bei Leberzirrhose liegen häufig Defizite für Zink, Selen, die wasserlöslichen Vitamine B_1, B_6, B_{12}, Folsäure und die fettlöslichen Vitamine A, D, E und K vor. Bedeutsam ist vor allem der B_1-Mangel, der zur Wernicke-Enzephalopathie und unter parenteraler Ernährung zu Laktatazidosen führen kann (Sechi u. Serra 2007).

17.2.2 Ernährungszustand

Akute Lebererkrankungen haben primär ähnliche metabolische Folgen wie jede andere Erkrankung, die zu einer Akutphasereaktion führt. Die Auswirkungen auf den Ernährungszustand hängen von Erkrankungsdauer und eventuell vorbestehender chronischer Lebererkrankung ab. Bei chronisch Leberkranken liegt meistens eine Mischform der Mangelernährung im Sinne einer Protein-Energie-Malnutrition in mehr als 60 % im Stadium Child-Pugh C vor (Plauth et al. 1997). Bedeutsam ist das meist unterschätzte Eiweißdefizit u. a. durch den damit verbundenen Verlust von (Atem-) Muskelfunktion und kardiorespiratorischer Leistungsfähigkeit (Andersen et al. 1998; Dharancy et al. 2008; Peng et al. 2007).

17.2.3 Ernährungstherapie bei akutem Leberversagen

Bei ALV sind drei Ziele durch die Ernährungstherapie zu erreichen.
1. Sicherstellung der unverzichtbaren basalen Glukosemenge für glukoseabhängige Gewebe wie ZNS und Erythrozyten; dem entspricht die klinische Zielsetzung Therapie bzw. Prophylaxe der Hypoglykämie.
2. Bereitstellung von Fettsäuren zur Energiegewinnung der Hepatozyten selbst und zur Ketogenese.

3. Bereitstellung von Protein bzw. Aminosäuren zur Korrektur der Aminosäuren-
    imbalanz und Optimierung der Eiweißsynthese.

Enterale Ernährung

Wegen ihres günstigen Effekts auf das Infektionsrisiko wird inzwischen die enterale
Ernährung bei ALV wie auch bei kritischer Krankheit anderer Ätiologie der parente-
ralen Ernährung vorgezogen (Schütz et al. 2004). In der klinischen Praxis wird sie
meist über eine endoskopisch platzierte Jejunalsonde vorgenommen. Mit dieser
Strategie führen europäische High-volume-Zentren die große Mehrheit ihrer ALV
Patienten ohne zusätzliche parenterale Ernährung. Hinsichtlich der Zusammensetzung der Nahrung können keine durch Daten belegbare Präferenzen benannt werden.
Der Einsatz von polymeren Standardnahrungen ist gängige Praxis, der Einsatz von
Nahrungen mit erhöhtem Anteil von VKAS zur Korrektur der Aminosäurenimbalanz
erscheint plausibel (Record et al. 1976; Fischer et al.1976; Rosen et al. 1977). Folgt man
der Sicht, dass das systemische Entzündungssyndrom und das Multiorganversagen
auch bei ALV entscheidende Outcome-Determinanten sind (Murphy et al. 1999),
ist der Einsatz einer fettmodifizierten enteralen Nahrung mit erhöhtem Gehalt an
Eikosapentaensäure, γ-Linolensäure und Antioxidanzien zu erwägen; diese Nahrung
senkt bei ARDS-Patienten Ressourcenverbrauch, Morbidität und Sterblichkeit (Gadek
et al. 1999; Singer et al. 2006; Pontes-Arruda et al. 2006). Auch bei enteraler Ernährung
bleibt ein adäquates metabolisches Monitoring unverzichtbar.

Parenterale Ernährung – Glukose

Glukoseaustauschstoffe haben auch deshalb keinen Platz in der Infusions- und Ernährungstherapie bei ALV, weil sie vor ihrer Oxidation in der Leber zu Glukose umgewandelt werden müssen (Bolder et al. 2007). Eine Glukosezufuhr von 2,9 g/kg/Tag
entspricht der basalen hepatischen Glukoseabgabe (Wolfe et al. 1979), also der Glukosemenge, die die Leber physiologischerweise im postabsorptiven Zustand an den
Organismus zu Aufrechterhaltung der Gewebefunktionen abgibt und die bei völligem
Ausfall der Hepatozytenfunktion zu ersetzen wäre. In der Praxis werden zur Prävention der Hypoglykämie 2,0–3,0 g/kg/Tag und zur bedarfsdeckenden Ernährung 3,0–
3,5 g/kg/Tag als sinnvolle Zufuhrrate akzeptiert (Bolder et al. 2007; Plauth u. Schütz
2007). Das metabolische Monitoring der Glukoseverwertung ist wichtig, um wie bei
anderen kritisch Kranken euglykämische Blutglukosewerte zu erreichen. Gegebenenfalls ist die Glukosezufuhr zu reduzieren; eine Insulingabe sollte – außer bei Typ-I-
Diabetikern – die Rate von 4–6 IU/h nicht überschreiten.

Parenterale Ernährung – Fett

Die Fettinfusion bei Leberinsuffizienz ist zwar teilweise noch als Kontraindikation
deklariert, aber die gute Toleranz der intravenösen Fettinfusion ist in der klinischen
Praxis belegt (Forbes et al. 1987; Fan u. Poon 2001). Aufgrund der raschen Krankheits-

verlaufs kommen i. v. Fettemulsionen bei hyperakutem Leberversagen praktisch nicht zum Einsatz. Bei akutem und insbesondere subakutem Leberversagen werden mehrheitlich MCT/LCT-Emulsionen eingesetzt (Schütz et al. 2004). Zu den neueren Fettemulsionen (Olivenöl und/oder Omega-3-Fettsäuren) liegen noch keine Berichte vor. Bei ALV unklarer Ätiologie, insbesondere bei Vorliegen einer mikrovesikulären Steatose muss eine Störung der mitochondrialen Fettoxidation in Betracht gezogen werden (Mahler et al. 1997; Schafer u. Sorrell 1997; in diesem Fall könnte die exogene Fettzufuhr zu einer Verschlechterung der Stoffwechsellage führen.

Bei stabilen Zirrhosepatienten (Druml et al. 1995) sowie bei Patienten mit Sepsis und Leberinsuffizienz (Druml et al. 1998) sind weder Plasma-Clearance noch Oxidation von infundiertem Fett eingeschränkt. Tritt jedoch ein akutes Nierenversagen hinzu, ist die verzögerte Elimination von sowohl LCT als auch MCT/LCT-Emulsionen zu beachten (Druml et al. 1992). Glukose und Fett wurden in Studien als energieliefernde Substrate in einem kalorischen Verhältnis von 40–50:50–60 (F:G) eingesetzt. Die Lipidverwertung kann anhand der Plasmatriglyzeridspiegel monitorisiert werden (Ziel: <400 mg/dL) (Schütz et al. 2004; Adolph et al. 2007).

Parenterale Ernährung – Aminosäuren

Zum Einsatz von Aminosäuren bei hyperakutem LV herrscht eine große Unsicherheit, weil eine Hyperaminoazidämie vorliegt (Clemmesen et al. 2000), die an der Entstehung des prognostisch hochrelevanten Hirnödems beteiligt sein kann. Bei akutem und subakutem Leberversagen wurden Aminosäurenlösungen von zwei Drittel der im Jahr 1999 befragten europäischen Zentren eingesetzt (Schütz et al. 2004). Dabei kommen sowohl Standard- als auch leberadaptierte Aminosäurenlösungen in Dosierungen von 0,5–1,5 g/kg/Tag zum Einsatz (Schütz et al. 2004). Leberadaptierte Lösungen mit erhöhtem (35–45 %) Gehalt an VKAS und reduziertem Gehalt von AAS, Methionin und Tryptophan wurden zur Behandlung der hepatischen Enzephalopathie im Rahmen einer »acute on chronic« Situation eingeführt (Fischer et al. 1976; Holm et al. 1978). Sie tragen der Aminosäurenimbalanz bei Leberzirrhose Rechnung. Zum metabolischen Monitoring werden bei ALV Plasma-Ammoniumspiegel bestimmt (Grenzwert ≤100 μmol/l).

17.2.4 Intensivpatienten mit Fettleber bzw. Fettleberhepatitis

Fettleber

Im Vordergrund stehen Reduktion bzw. Vermeidung von gesicherten Risikofaktoren, wie einem Überangebot von Kohlenhydraten oder vollständigem Fasten. Empfehlenswert sind daher eine Alkoholentwöhnung bei bedarfsdeckender Energie- und Eiweißzufuhr bzw. bei nichtalkoholischer Genese und Adipositas eine moderat energiereduzierte Ernährung. Bei langfristiger parenteraler Ernährung kritisch Kranker mit vorbestehender Fettleber ist unbedingt eine hyperkalorische Ernährung zu vermeiden, um eine weitere, nutritiv bedingte Leberschädigung zu verhindern.

Alkoholhepatitis

Patienten mit Alkoholhepatitis sind häufig hypermetabol und sollten daher hochkalorisch (Nichteiweißenergie: 25–30 kcal/kg/Tag) unter Verwendung von Fett (35–50 % der Energiezufuhr) ernährt werden. Die parenterale Therapie ist eine wirksame therapeutische Option, wenn die enterale Ernährung kontraindiziert ist oder nicht toleriert wird (Fan u. Poon 2001; Plauth et al. 2006). Im direkten Vergleich mit einer vierwöchigen Prednisolontherapie als etablierter medikamentöser Standardtherapie einer schweren Alkoholhepatitis zeichnete sich die enterale Sondenernährung durch eine niedrigere Sterblichkeit, insbesondere in Folge von Infektionen bei den Patienten aus, die die ersten vier Behandlungswochen überlebten (Cabré et al. 2000). Die Behandlung mit Antioxidanzien zeigte keinen Zugewinn gegenüber Prednisolon (Mezey et al. 2004; Phillips et al. 2006; Stewart et al. 2007).

17.2.5 Intensivpatienten mit Leberzirrhose

Die metabolische Basis und die Expertenempfehlungen zur Ernährung von Patienten mit Leberzirrhose sind in den Leitlinien der DGEM (Plauth et al. 2003; Plauth u. Schütz 2007 (► www.dgem.de), der DGVS (Plauth et al. 1999) und der ESPEN (Plauth et al. 1997; Plauth et al. 2006; Plauth et al. 2009) (► www.espen.org) ausführlich dargelegt. In der klinischen Praxis ist zu beachten, dass bei Patienten mit Leberzirrhose (a) häufig eine schwere Mangelernährung mit sofortigem Handlungsbedarf vorliegt, (b) Eiweißmangel und Hypermetabolismus eine schlechte Prognose anzeigen, (c) Nahrungskarenz schon nach 12 Stunden zu einem Hungerstoffwechsel mit Proteinkatabolie führt, wodurch Hyperammonämie und Enzephalopathie begünstigt werden und (d) häufig eine Inappetenz und die Unfähigkeit zu einer spontanen bedarfsdeckenden Nahrungsaufnahme bestehen.

Mangelernährte Zirrhosepatienten erreichen durch orale Ernährung ad libitum meist keine Bedarfsdeckung und sollten eine zusätzliche enterale Ernährungstherapie erhalten. Bei kritisch Kranken führt die kontinuierliche enterale Ernährung über eine jejunal platzierte Sonde am verlässlichsten zum Ziel, da Motilitätsstörungen den Magen häufiger und nachhaltiger betreffen als den Dünndarm. Mehrlumen-Sonden (z. B. TreLumina^R, Fresenius) erlauben die gleichzeitige gastrale Entlastung bei Fortführung der jejunalen Ernährung mit einer polymeren Standardnahrung hoher Energiedichte (> 1,5 kcal/ml/Tag). Eine Eiweißzufuhr bis zu 1,8 g/kg/Tag wurde ohne nachteilige Auswirkungen hinsichtlich einer hepatischen Enzephalopathie toleriert (Kearns et al. 1992). Bei manifester hepatischer Enzephalopathie ist der Einsatz einer enteralen Nahrung mit hohem VKAS Anteil (Fresubin^R hepa, 1,3 kcal/ml) sinnvoll. Wiederholt wurde die Befürchtung geäußert, durch Sondeneinsatz eine Varizenblutung auszulösen; in den Studien mit Sondenernährung fand sich aber keine erhöhte Blutungsevidenz (Cabré et al. 2006). Wie bei anderen kritisch Kranken sollte auch bei Patienten mit Leberzirrhose eine langfristig ausschließlich parenterale Ernährung vermieden und zügig eine enterale Ernährung angestrebt werden.

Enzephalopathie bei Leberzirrhose

Schon die adäquate Ernährung per se wirkt der hepatischen Enzephalopathie entgegen. Stellt die Enzephalopathie das wesentliche Problem dar, müssen andere auslösende Faktoren wie Infektion, Blutung, Elektrolytimbalanz, Azotämie, Medikamente (z. B. Benzodiazepine, Diuretika) sorgfältig ausgeschlossen werden, bevor eine Einweißintoleranz angenommen wird. Nur in diesem sehr seltenen Fall ist eine Eiweißrestriktion vorzunehmen, die jedoch nach 48 Stunden durch den Aufbau einer normalen Eiweißzufuhr abgelöst werden sollte. Bei gesicherter Eiweißintoleranz kann durch Supplementierung mit VKAS risikofrei eine adäquate Stickstoffzufuhr erreicht werden. Für die überwiegende Mehrzahl der Patienten mit Zirrhose und Enzephalopathie ist eine Eiweißrestriktion nicht notwendig und sogar von Nachteil (Córdoba et al. 2004).

Präkomatöse und komatöse Patienten (Enzephalopathie III–IV) werden aufgrund der gestörten Vitalreflexe (Husten, Schlucken) vorzugsweise parenteral mit einem Regime ernährt, das 25 kcal/kg/Tag Nichteiweißenergie in Form von Glukose und Fett (35–50 % der Kalorienzufuhr) zuführt, während eine adäquate Stickstoffzufuhr durch Gabe von 1,0 g/kg/Tag einer VKAS-angereicherten Aminosäurenlösung erreicht wird. In einer Metaanalyse konnte gezeigt werden, dass VKAS die Aufwachrate von Patienten mit Enzephalopathie verbessern, nicht jedoch die kurzfristige Sterblichkeit (Naylor et al. 1989). Dabei ist zu bedenken, dass ein Behandlungseffekt auf die hepatische Enzephalopathie nur schwer nachweisbar ist, wenn gleichzeitig Komplikationen der Zirrhose, wie gastrointestinale Blutungen, Sepsis oder Nierenversagen vorliegen, die das klinische Ergebnis dominieren.

Ernährung bei GI-Blutungen

Angesichts entleerter hepatischer Glykogenspeicher darf der Zirrhosepatient mit einer stattgehabten GI-Blutung gleich welcher Quelle keinesfalls nahrungskarent gehalten werden. Die Nahrungskarenz würde lediglich den schon vorhandenen katabolen Stress erhöhen und so den Weg in die Enzephalopathie und Verschlechterung der Leberfunktion beschleunigen. Wenn eine enterale Ernährung beispielsweise aus endoskopisch interventionellen Gründen zunächst unterbleiben muss, dann ist der unverzügliche Beginn einer periphervenösen hypokalorischen Ernährung immer besser als das Ausbleiben einer zentralvenösen vollen parenteralen Ernährung (Plauth et al. 2009).

Hämoglobin enthält kein Isoleuzin, weshalb Blut als Eiweiß minderer biologischer Wertigkeit angesehen werden muss (Olde Damink et al. 1999). In dieser Tatsache liegt die Ursache für das klinisch wohlbekannte Phänomen, dass eine obere GI-Blutung ein hohes Potenzial zur Auslösung einer Enzephalopathie hat. Diese für eine optimale Eiweißsynthese unvorteilhafte Situation kann durch Isoleuzin Infusion beseitigt werden (Olde Damink et al. 2007). Allerdings ist bislang kein entsprechendes Präparat zugelassen, sodass für die klinische Praxis auf leberadaptierte Aminosäurenlösungen mit ihrem erhöhten VKAS-Anteil zurückgegriffen werden muss.

Perioperative Ernährung bei chronisch Leberkranken

Bei stabiler Zirrhose ist eine routinemäßige präoperative parenterale Ernährung nicht erforderlich. Bei Zirrhosepatienten sollte eine Ernährungstherapie unmittelbar postoperativ begonnen werden; sie kann als parenterale Ernährung mit Standard Aminosäurelösungen vorgenommen werden (Garrison et al. 1984; Kanematsu et al. 1988; Fan et al. 1994). Wahrscheinlich ist die frühe enterale Ernährung ebenso wirksam wie die frühe parenterale Ernährung.

Lebertransplantation

Detaillierte Ausführungen zu diesem Thema finden sich in den entsprechenden Leitlinien (Plauth et al. 2006; Plauth et al. 2009). Nach der Lebertransplantation benötigen die Patienten ein Ernährungsregime, das sich nicht grundsätzlich von dem nach großen abdominalen Eingriffen unterscheidet. Eine frühe enterale Ernährung reduziert sowohl die postoperative Morbidität als auch die Kosten. Tierexperimentelle Daten belegen eine bessere Transplantatfunktion, wenn der hirntote Spender bis zur Organentnahme voll bilanziert ernährt wurde.

Merksätze zur Ernährung des Zirrhosekranken auf der Intensivstation
- Häufig schwere Mangelernährung mit sofortigem Behandlungsbedarf
- Eiweißmangel und Hypermetabolismus: signum mali ominis
- Adäquate Energiezufuhr sichern (Nicht-Eiweiß-Energie 25 kcal/kg/Tag)
- Indirekte Kalorimetrie einsetzen, falls verfügbar
- Genügend Eiweiß geben (1,2–1,5 g/kg/Tag), VKAS reiche Aminosäuren-lösungen nach GI-Blutung und bei HE III/IV einsetzen
- Fett (mit reduziertem Anteil an n-6-Fettsäuren) als Brennstoff einsetzen.
- Enterale Ernährung einsetzen (Sonde; Trinknahrung)
- Parenterale Ernährung, wenn enterale nicht ausreicht
- Vitamin B_1 vor Glukosegabe substituieren; auch andere Vitamine und Spuren-elemente substituieren
- Cave!: Refeeding Syndrom

17.3 Pankreasinsuffizienz

Philip Hardt

Eine Beeinträchtigung der exokrinen Pankreasfunktion und damit einhergehende Probleme bei der enteralen Ernährung werden in der Intensivmedizin nicht nur bei zugrunde liegenden Pankreatitiden, sondern häufig auch im Rahmen von anderen Erkrankungen beobachtet. Die Prävalenz einer meist vorübergehenden Pankreasinsuffizienz (PEI) wird bei Patienten mit schweren Traumata mit ca. 55 % angegeben (Senkal et al. 2008), unter Hämodialyse wird bei 40–48 % eine PEI beobachtet (Ventrucci et al. 2000), aber auch im Rahmen einer Sepsis kommt es in Abhängigkeit von der Schwere zu einer zunehmenden Einschränkung der Pankreasfunktion (Tribl et al. 2000). Während es nur verhältnismäßig wenige Studien gibt, die die Pankreasfunktion selbst überprüft haben (s. oben), steht eine Vielzahl von Publikationen zur Verfügung, die über eine Erhöhung der Pankreasfermente im Serum in bis zu 13–80 % der Patienten berichten (Pezzilli et al. 1997; Manjuck et al. 2005; Liu et al. 2001; Denz et al. 2007; Nanas et al. 2007; Vitale et al. 1987; Weaver et al. 1985). Es ist zu vermuten, dass auch in diesen Fällen eine Pankreasbeteiligung vorliegt, die mit einer mehr oder weniger ausgeprägten Funktionsstörung einhergeht.

Die Pathophysiologie der Pankreasschädigung im Rahmen von intensivmedizinischer Betreuung ist nicht vollständig aufgeklärt, eine wesentliche Ursache dürfte aber in einer vorübergehenden Hypoperfusion des Organs liegen (Gullo et al 1996; Nys et al. 2007; Pezzilli et al. 2002). Darüber hinaus kann die Bildung von Sludge oder kleinen Konkrementen zu einer obstruktiven Pankreatitis führen (Hardt et al. 2009).

Die Behandlung einer Pankreatitis folgt auch bei Intensivpatienten den üblichen medizinischen Maßgaben (Volumensubstitution, Beseitigung erkennbarer Ursachen, Schmerztherapie). Bezüglich der Details sei auf die Leitlinien zur Behandlung der Pankreatitis verwiesen (z. B. Leitlinie Chronische Pankreatitis der DGVS, Behandlung des akuten Schubes [Mössner et al. 1998]; S3-Consensus guidelines [Hoffmeister et al. 2012])). Generell verdient aber das Problem der mit der Pankreasschädigung einhergehenden exokrinen Insuffizienz bei allen Patienten unter intensivmedizinischer Behandlung spezielle Aufmerksamkeit, insbesondere im Zusammenhang mit der enteralen Ernährung. Auf die Vorteile, die Indikation und die Durchführung dieser Ernährungsform wird an anderer Stelle ausführlich eingegangen. In diesem Kapitel soll auf die Besonderheiten einer Ernährungstherapie bei PEI Berücksichtigung näher eingegangen werden.

17.3.1 Diagnose der exokrinen Pankreasinsuffizienz unter intensivmedizinischer Behandlung

Unter den Bedingungen einer intensivmedizinischen Behandlung können im Wesentlichen drei Verfahren durchgeführt werden: Die Messung der fäkalen Elastase-1-Konzentration und eine qualitative oder besser quantitative Bestimmung der Fettausscheidung. Während die quantitative Bestimmung der Fettausscheidung das genaueste Verfahren zur Erfassung einer Steatorrhoe und damit einer relevanten Funktionsstörung darstellt, birgt es leider einige organisatorische Probleme, die eine Nutzung der Methode im Rahmen der intensivmedizinischen Behandlung unter Umständen einschränken: Zur Analyse der quantitativen Fettausscheidung ist es erforderlich, das 24-h-Stuhlgewicht zu bestimmen und aus einer repräsentativen Stuhlprobe die qualitative Fettausscheidung in Prozent zu messen (für die Nah-Infrarot-Spektroskopie [NIRA] ist eine Stuhlprobe von ca. 100 ml erforderlich). Die Bestimmung der fäkalen Elastase-1-Konzentration ist wesentlich einfacher: Hierfür wird nur eine Stuhlprobe im mg-Bereich benötigt. Es ist allerdings zu berücksichtigen, dass es bei wässrigen Stühlen durch Verdünnung zu falschniedrigen Werten kommen kann. Dieses Problem ist durch eine Standardisierung des Stuhl-Wassergehaltes zu lösen, wenn geeignete Laborausstattung vorhanden ist (Lyophilisierung) (Fischer et al. 2001). In der Regel genügt aber die Probenentnahme aus einer nichtflüssigen Stuhlportion für die klinische Fragestellung. Je geringer die Elastase-1-Konzentrationen im Stuhl sind, desto höher ist die Wahrscheinlichkeit, dass auch eine Steatorrhoe vorliegt (Cavalot et al. 2006). Bei Werten unter 100 µg/g ist mit einer pathologischen Fettausscheidung in ca. 60 % der Fälle zu rechnen(Hardt et al. 2003)., Alle anderen Verfahren zur Messung der exokrinen Pankreasfunktion (direkte Sondentests, Atemtestvarianten mit 13C-markierten Triglyceriden) eignen sich nicht zum Einsatz bei Intensivpatienten.

17.3.2 Ernährung intensivmedizinischer Patienten mit exokriner Pankreasinsuffizienz

Die Auswahl der Ernährungsform richtet sich nach den Umständen der Erkrankungen und Organbeeinträchtigungen die bei dem betroffenen Patienten vorliegen. Auch der erforderliche Energie- und Flüssigkeitsbedarf wird anhand der Umstände individuell bestimmt. Hierzu sei auf andere Kapitel dieses Buches verwiesen (▶ Kap. 11–13). Generell wird eine enterale Ernährung als günstig erachtet, wenn diese sich realisieren lässt. Bei fehlenden Dünndarmaffektionen kann im Prinzip über eine Duodenal- oder Jejunalsonde in jedem Fall eine niedermolekulare Kost auch bei eingeschränkter exokriner Pankreasfunktion eingesetzt werden. Für hochmolekulare Standardkost oder hochmolekulare krankheitsspezifische Kostformen ist zu berücksichtigen, dass diese bei eingeschränkter Pankreasfunktion u. U. nicht in ausreichendem Maße resorbiert werden können und es zu entsprechenden Mängelzuständen und Diarrhoen kommen kann. In dieser Situation bietet es sich an, der Sondenkost Pankreasenzyme zuzusetzen. Dies kann bei wachen Patienten durch orale Einnahme von Kapseln erfolgen. Bei beatmeten und sondenernährten Patienten ist es möglich,Pankreatinpulver in z. B. 0,2 % NaCl aufzulösen. Die Applikation der flüssigen Enzyme kann bei Vorandensein über ein zweites Sondenlumen erfolgen, sodass die Vermischung der Nährlösung mit den Enzymen im Darmlumen stattfindet. Alternativ können die Flüssigenzyme mit der Nährlösung unmittelbar vor der Applikation in das Sondenlumen vermischt werden. Zur adäquaten Dosierung von Pankreasenzymen bei verschiedenen gängigen Nährlösungen ist eine Laborarbeit durchgeführt worden, die die Lipolyse unter verschiedenen Dosierungen untersucht hat. 1 g Pankreatinpulver wurde dabei in 100 ml 0,2 %iger NaCl-Lösung aufgelöst und den verschiedenen kommerziellen Sondennahrungen zugesetzt. Die Flüssigenzyme wurden bis 3,5 Stunden nach der Zubereitung eingesetzt. 1250–2500 U-Lipase waren in allen Fällen ausreichend, um bei 10 ml der Sondennahrung eine komplette Lipolyse zu erreichen (Hauenschild et al. 2008). Um eine Zerstörung der Enzyme durch die Magensäure zu verhindern, ist eine konsequente Säuresuppression erforderlich, wie sie bei Intensivpatienten ohnehin in der Regel sinnvoll ist. Es existieren aktuell lediglich wenige Einzelfallbeobachtungen, bei denen Flüssigenzyme eingesetzt worden sind. Bei einer Patientin unserer Klinik wird wegen Kurzdarmsyndrom mit Pankreasinsuffizienz seit Jahren eine Durchmischung der Sondennahrung mit Pankreatinpulver erfolgreich praktiziert ohne dass Nebenwirkungen beobachtet worden sind (Hardt et al. 1999). In jedem Fall ist zu beachten, dass die kommerziell zur Verfügung stehenden Enzympräparate derzeit für diesen Zweck nicht zugelassen sind. Sollte sich zukünftig eine breitere Nutzung flüssiger Enzyme durchsetzten, stehen den Herstellern allerdings zum Teil schon entsprechende Patente zur Verfügung.

Der Erfolg einer Enzymsubstitutionstherapie kann in aller Regel klinisch beurteilt werden: Der Gewichtsverlauf und die Stuhlkonsistenz geben ausreichend Auskunft, zur Versorgung mit Vitaminen und Spurenelementen können entsprechende Spiegelbestimmungen bei Langzeittherapie sinnvoll sein. In unklaren Fällen kann darüber hinaus zur Kontrolle der Therapie eine qualitative oder quantitative Kontrolle der Fettausscheidung durchgeführt werden (Durchführung s. oben).

Zu den verschiedenen theoretischen Vorteilen einer gezielten»Immunonutrition« sei auf ► Kap. 13 verwiesen. Aktuell kann eine solche Therapie noch nicht als gesichert empfohlen werden.

Ernährung bei akuter Pankreatitis

Die Ernährung intensivmedizinischer Patienten mit akuter Pankreatitis bzw. akutem Pankreatitisschub muss neben einer etwaigen Pankreasinsuffizienz noch andere Gesichtspunkte berücksichtigen. Hier galt über viele Jahre die Überlegung, dass eine orale oder gastrale Ernährung theoretisch die Pankreassekretion stimulieren sollte, was im Rahmen der akuten Entzündung als ungünstig erachtet wurde. Diesbezüglich hat sich ein Paradigmenwechsel vollzogen. In den jüngeren Arbeiten wurden vermehrt die Vorteile einer enteralen Ernährung im Hinblick auf die Darmintegrität etc., aber auch die geringeren Kosten als wichtiger eingestuft als die theoretischen Nachteile. Die aktuellen Leitlinien der European Society for Parenteral and Enteral Nutrition von 2006 und

2009 empfehlen, dass eine enterale Ernährung angestrebt werden sollte, wann immer diese von Patienten toleriert wird. Die Empfehlungen raten primär zu der Nutzung einer gastralen Sonde, bei Problemen sollte eine tiefere Sondenlage angestrebt werden. Es wird aber auch darauf hingewiesen, dass gerade während eines schweren Schubs die Patienten vorübergehend nicht in der Lage sind, den recht hohen Energie- und Flüssigkeitsbedarf mit oraler oder enteraler Zufuhr zu decken. Deswegen sollten regelmäßige Evaluierungen der Ernährungssituation und bedarfsweise ergänzende parenterale Ernährung durchgeführt werden (Meier et al. 2006; Gianotti et al. 2009) In der Praxis dürfte bei schweren Pankreatitisschüben zunächst eine angepasste intravenöse Volumengabe und bei Versagen der enteralen Ernährung auch eine adäquate parenterale Ernährung angestrebt werden. So früh wie möglich sollte dann eine Umstellung auf enterale Kost, vorzugsweise über eine Duodenal- oder Jejunalsonde erfolgen. In der neuen S3-Leitlinie der DGVS zur Chronischen Pankreatitis (Hoffmeister et al. 2012), wird im akuten Schub zunächst eine adäquate, rasche Flüssigkeitssubstitution empfohlen. Eine Magensonde zur Drainage sollte bei Ileus oder Subileus gelegt werden. Es wird darauf hingewiesen, dass eine Nahrungskarenz zu Beginn der Erkrankung erforderlich sein kann, dass aber eine frühestmögliche enterale Ernährung über Magen- oder besser Jejunalsonde angestrebt werden soll. Von einer »Immunonutrition« wird abgeraten (Hoffmeister et al. 2012). In einer großen Studie führte die Nutzung einer Probiotikapräparation zu einer Übersterblichkeit im Therapiearm bei schwerer akuter Pankreatitis (Beselink et al. 2008). Aus diesem Grund sollten auch Probiotika keine Anwendung finden.

17.3.3 Zusammenfassung

— Mit dem Vorliegen einer relevanten exokrinen Pankreasinsuffizienz ist bei intensivmedizinisch betreuten Patienten in bis zu 50 % der Fälle zu rechnen.
— Eine Einschränkung der Pankreasfunktion wird unabhängig von einer zugrunde liegenden Pankreaserkrankung auch bei anderen Krankheitsbildern wie schweren Traumata und bei Sepsis beobachtet.
— Für die Diagnose einer Funktionsstörung kommt aus pragmatischen Gesichtspunkten in erster Linie die Bestimmung der fäkalen Elastase-1-Konzentration in Frage.
— Bei Verfügbarkeit entsprechender Labormethoden kann darüber hinaus die Bestimmung der qualitativen oder quantitativen Fettausscheidung erfolgen.
— Die Therapie der Insuffizienz besteht in der nahrungsadaptierten Gabe von Pankreasenzympräparaten mit der Ernährung, sofern eine enterale Ernährung möglich ist.
— Zugelassen sind derzeit nur oral applizierbare Enzympräparate, die aber nur bei wachen Patienten ohne Schluckstörung eingesetzt werden können.

Im Rahmen eines »off label use« können durch Auflösung von Pankreatinpulver Flüssigenzyme hergestellt werden, welche nach bisheriger Kenntnis bis 3,5 Stunden stabil sind und die entweder über ein zweites Sondenlumen parallel zur Sondenkost appliziert werden, oder mit der Kost unmittelbar vor Applikation gemischt werden können.

Eine »Immunonutrition« ist derzeit nur im Rahmen von Studien zu empfehlen.

So früh wie möglich sollte eine enterale Ernährung – in der Regel über eine Sonde – angestrebt werden. Eine Ernährungsbilanz sollte regelmäßig erfolgen; solange keine ausreichende enterale Ernährung möglich ist, sollte eine supplementierende parenterale Nährstoffzufuhr durchgeführt werden.

17.4 Lungeninsuffizienz

Axel R. Heller, Marcelo Gama de Abreu

Mit geschätzten über 150.000 Fällen weltweit pro Jahr und einer insgesamt noch immer hohen Mortalität ist das akute Lungenversagen (acute respiratory distress syndrom, ARDS) ein komplexes Syndrom mit fast ausschließlich symptomatischen Behandlungsoptionen (Phua et al. 2009). Neuere Strategien mit kausaler Zielrichtung richten sich hierbei auf Immun- oder Pharmakonutrition mit dem Ziel, überaktivierte inflammatorische Kaskaden und oxidativen Stress einzudämmen (Hamilton u. Trobaugh 2011). Nach der ARDS Erstbeschreibung 1967 (Ashbaugh et al. 1967) wurde 1994 eine einheitliche Definition eingeführt (Bernard et al. 1994) und 2012 anhand zeitgemäßer Therapieverfahren neu geordnet und verfeinert (Ranieri et al. 2012). Hierbei hat man eine Vielzahl von symptomatischen und zunehmend invasiven, auch extrakorporalen Verfahren in die Behandlung integriert (Hecker et al. 2012). In quantitativ weitaus größerem Ausmaß stellen chronisch obstruktive Atemwegserkrankungen eine Bürde in der Gesundheitsversorgung dar (Rabe et al. 2007) und können in ein akutes Lungenversagen einmünden. In beiden Fällen spielt die Ernährung eine outcomerelevante Rolle (Hamilton et al. 2011; Westbo et al. 2011).

17.4.1 Komplikationen von Über- oder Unterernährung bei Lungeninsuffizienz

Das Hauptziel einer angepassten Ernährung, insbesondere bei respiratorisch kompromittierten Intensivpatienten ist es, sowohl eine Über- als auch eine Unterernährung zu vermeiden. Hier sind es die pathophysiologischen Mechanismen der Lungeninsuffizienz selbst, die erhöhte Komplikationsraten durch Fehlernährung nach sich ziehen (Krzak et al. 2011). Dabei kann die Mangelernährung insbesondere bei Patienten mit

Lungenversagen zu einer weiteren Minderung sowohl der Kraft der Atmungsmuskulatur als auch des Atemantriebes führen und damit unter Umständen ein Weaning (Phase der Entwöhnung des beatmeten Patienten vom Beatmungsgerät) erschweren bzw. unmöglich machen. Hinzu kommen Immunsuppression, verschlechterte Wundheilung und die Erhöhung des Risikos für nosokomiale Infektionen. Obwohl das Risiko bei der Mangelernährung besonders hervorgehoben wird, hat auch die Überernährung eine erhebliche negative Bedeutung. So kann auch eine hyperalimentationsgetriggerte Hyperkapnie zum einen die Durchführung einer protektiven Beatmung mit niedrigeren Tidalvolumina und inspiratorischen Plateaudrücken erschweren und zum anderen das Weaning vom Respirator verzögern. Hinzu kommt eine überernährungsbedingte Stresshyperglykämie, die als solche auch die Wundheilung verzögert und die Wahrscheinlichkeit von Infektionen erhöht.

17.4.2 Nutzen der Ernährung bei Lungeninsuffizienz

Die Bedeutung der Ernährung bei Patienten mit akutem Lungenschaden sollte trotz der im Vordergrund stehenden Beatmungsstrategien etc. nicht unterschätzt werden. Da der akute Lungenschaden charakterisiert ist durch eine Überinflammation in Kombination mit Hyperkatabolismus, treten hier zwangsläufig Ernährungsdefizite auf. Damit ist Ernährungsunterstützung notwendig, um sowohl die kumulativen kalorischen Defizite aufzufangen, als auch eine Malnutrition und den Verlust von »lean body mass«, aber insbesondere auch den Verlust an Atemmuskulatur zu verhindern. In der klinischen Praxis wird der pulmonal kritisch Kranke aus vielfältigen Gründen oft nicht adäquat ernährt. Zur Verbesserung dieser Situation müssen die individuellen Ziele der Energie- und Proteinversorgung zunächst definiert und dann in die Praxis umgesetzt werden. Eine inadäquate Energieversorgung führt zu vermehrtem Auftreten von Komplikationen wie Ausweitung des Lungenschadens oder Infektionen, Nierenversagen und Steigerung der Mortalität (Faisy et al. 2009). Umgekehrt senkt eine protein- und energieoptimierte Ernährungstherapie bei beatmeten Patienten die Mortalität bis zu 50 % (Weijs et al. 2012). Dabei zeigt sich aber auch, dass eine ausschließliche Fokussierung auf die Energieziele nicht mit einer Reduktion der Mortalität verbunden ist, sondern gleichzeitig sowohl Energie- als auch Protein-Ernährungsziele berücksichtigt werden müssen (Weijs et al. 2012). Weiterhin haben einige Studien in den vergangenen Jahren gezeigt, dass die Einhaltung von Praxis-Guidelines und Ernährungsalgorithmen, insbesondere auch bei Patienten mit Lungenversagen oder unter Beatmung, sowohl das Ausmaß der Hyperglykämie sowie die Dauer der mechanischen Beatmung oder auch die Mortalität günstig beeinflussen können (Barr et al. 2004; Doig et al. 2008). Damit wird die Ernährung bei kritisch kranken Patienten, insbesondere bei Hochrisikopatienten mit akutem Lungenversagen, zu einem zentralen Anliegen für die Qualität der Intensivtherapie.

17.4.3 Akut exazerbierte chronische respiratorische Insuffizienz

Patienten mit einer chronisch obstruktiven Lungenerkrankung (chronic obstructive pulmonary disease, COPD) weisen in vielen Fällen eine Mangelernährung auf. Vielfach zeigen sie einen deutlichen Gewichtsverlust innerhalb der letzten 3–6 Monate vor einer Exazerbation. Bei stark eingeschränkter Lungenfunktion mit einer Einsekundenkapazität (forced expiratory volume in 1 second, FEV1) <50 %, ist insbesondere beim Emphysemtyp, ein Verlust von »lean body mass« häufig zu beobachten. Dabei ist das Zusammentreffen von Kachexie und einer FEV1<50 % mit einer medianen Überlebenszeit von etwa 4 Jahren deutlich reduziert (Rabe et al. 2007). Weiterhin ist ein Body-Maß-Index von <20 kg/m² oder ein kürzlich aufgetretener starker Gewichtsverlust und Muskelatrophie ein unabhängiger Prädiktor für die Mortalität (Vestbo et al. 2006). Die Mangelernährung ist bei diesen Patienten ebenso ein Prädiktor für die Prognose nach akuter Exazerbation sowie für die Notwendigkeit fortgesetzter Beatmung und für die Anzahl der folgenden Wiederaufnahmen im Rahmen von Exazerbationen. Eine gezielte Ernährungstherapie ist dabei nicht nur geeignet ein stabiles Körpergewicht zu erhalten, sondern kann auch Lungenfunktion und Leistungsfähigkeit über ihre anabole Wirkung verbessern und die Überlebensrate damit steigern (Ferreira et al. 2000).

17.4.4 Energiebedarf bei Patienten mit Exazerbation chronisch obstruktiver Lungenerkrankungen

Mehr als die Hälfte aller Patienten mit COPD hat einen erhöhten Grundumsatz, insbesondere bei kataboler Stoffwechsellage. Da hier keine klinischen Studien vorliegen, erscheint die Übernahme der allgemeinen Empfehlung im Kalorienbedarf von 20–25 kg/Tag insbesondere in der Weaningphase sinnvoll, wenn keine Bedarfsanpassung durch indirekte Kalorimetrie möglich ist. Dabei ist bei beatmeten COPD-Patienten ein Kohlenhydratanteil von 50–70 % und von Fett von 30–50 % vorzusehen. Um die Menge des endexpiratorisch anfallenden CO_2 im akzeptablen Rahmen zu halten, wird empfohlen, die Glukoseinfusion auf 4 g/kg/Tag zu begrenzen (Askanazi et al. 1980). Die Verwendung spezieller enteraler Formeln mit hohem Fettanteil und reduziertem Kohlenhydratanteil scheint bei diesen Patienten nicht gerechtfertigt zu sein, da der vermehrte CO_2-Anfall eher mit der Hyperalimentation begründet wird und nicht durch das Kohlenhydrat/Fett-Verhältnis der Ernährung bestimmt ist (Creutzberg et al. 2000).

17.4.5 Proteinbedarf bei Patienten mit chronischer respiratorischer Insuffizienz

Bei Patienten mit COPD-Exazerbation wird insbesondere unter Beatmung eine erhöhte Eiweißzufuhr empfohlen. Dabei zeigte sich, dass unter Proteinanreicherung der Ernährung und augmentierenden Beatmungsformen sowohl Minutenvolumen als auch Sauerstoffangebot verbessert waren (Grau et al. 2011). Obgleich das Muster der Aminosäuren bei mangelernährten COPD- Patienten verändert ist, steht ein wissenschaftlicher Nachweis dafür aus, dass spezielle Aminosäurekombinationen Vorteile haben. Die empfohlenen Tagesdosen von Protein liegen bei 1–1,5 g/kg/Tag bei hyperkatabolen Patienten und bei bis zu 1,8 g/kg/Tag in besonders schwerwiegenden Fällen. Der Bedarf an Mikronährstoffen von Patienten mit chronisch respiratorischer Insuffizienz besteht vor allem auch für die physiologische Funktion der Atemmuskulatur. Insbesondere in der Entwöhnungsphase vom Beatmungsgerät müssen hinreichend Phosphor, Magnesium, Kalzium, Eisen, Zink und Kalium verfügbar sein, sodass Normalwerte anzustreben sind. Weiterhin haben Selen, Vitamine A, C und E zusätzlich antioxidative und damit protektive Wirkung. Im Fall von Vitamin E kann auch von einer günstigen antiinflammatorischen Wirkung ausgegangen werden (Grau et al. 2011). Obwohl neuere Untersuchungen die Tolerierung höherer gastraler Residualvolumina (500 ml/4 h) nahelegen, sollten diese bei Patienten mit eingeschränkter pulmonaler Reserve nicht ausgeschöpft werden (→ 250 ml/4 h), da der Vermeidung von Aspirationen hier ein hoher Stellenwert zukommt. Eine Färbung der Ernährungslösung zur Detektion von Mikroaspirationen sollte ebenfalls nicht mehr durchgeführt werden.

17.4.6 Nutritive Implikationen der Pathophysiologie des akuten Lungenversagens

Das ARDS ist charakterisiert durch eine unkontrollierte und dauerhafte Produktion von Sauerstoffradikalen, proinflammatorischer Zytokine und von Arachidonsäurederivaten, die Inflammation, Ödem und alveolären Gewebeschaden nach sich ziehen (Breil et al. 1996). Folge hiervon sind der verschlechterte Gasaustausch und die Verminderung der globalen pulmonalen Compliance. Die Genese des ARDS ist vielgestaltig und reicht von Pneumonie oder Aspiration über indirekte Ursachen wie Sepsis oder Trauma bis hin zum transfusionsbedingten Lungenödem, die sich innerhalb von 72 Stunden zu ihrem Vollbild entwickeln. Die Lungenmorphologie ändert sich während des ARDS in drei Phasen, die sich jedoch auch zeitlich überlappen. Dabei wird eine exsudative Phase zu Beginn der inflammatorischen Antwort abgegrenzt von einer Reparaturphase (proliferative Phase), an die sich die Erholungsphase (fibrotischer Umbau) anschließt. In der akuten (exsudativen) Phase besteht eine Imbalance zwichen pro- und antiinflammatorischen Kaskadensystemen, die sich in einer Gewebeschädigung des Alveolarepithels sowie des Gefäßendothels niederschlagen. Das Ergebnis ist eine gesteigerte Permeabilität der alveolarkapillären Barriere mit Influx und Akkumulation von proteinreicher Flüssigkeit und Entzündungszellen im Alveolaraum. Hinzu kommen eine verminderte Surfactant-Produktion und Inaktivierung des noch existierenden Surfactants. Folge hiervon ist die Reduktion der globalen Lungendehnbarkeit (Compliance), die die Gesamtfunktion des Organs weiter verschlechtert. Nach der akuten Phase zeigen einige Patienten einen unkomplizierten Verlauf und erholen sich vom ARDS. Andere hingegen entwickeln innerhalb von 5–7 Tagen einen fibrotischen Verlauf. Dabei wird der Alveolarraum mit Mesenchymzellen und proliferierenden Fibroblasten unorganisiert gefüllt. Dieser Umbau führt durch Fibrose zur weiter verminderter Lungendehnbarkeit, verschlechtertem Gasaustausch und vermehrter Atemarbeit. Der Rückgang des ARDS bedingt die Klärung der Alveole von proteinreichem Inhalt sowie von Entzündungszellen. In der Folge normalisiert sich die Alveolararchitektur langsam und Gasaustausch und Lungencompliance verbessern sich wieder. Patienten, die das ARDS überleben, können innerhalb von 6–12 Monaten wieder eine normale Lungenfunktion ggf. mit Belastungseinschränkung erlangen Herridge et al. 2011).

7.4.7 Ernährungstherapie bei akuter respiratorischer Insuffizienz (ARDS)

Wie beim kritisch Kranken im Allgemeinen, muss auch beim ARDS eine bedarfsadaptierte Ernährung erreicht werden. Zwar ist einerseits die Hyperalimentation zu vermeiden, andererseits sollte selbst in der katabolen Phase zumindest 50–65 % des errechneten Energiebedarfs gegeben werden (Grau et al. 2011). Darüber hinaus besteht der Anspruch einerseits ein strenges Blutzuckerregime zu führen, gleichzeitig soll aber auch eine Energieaufnahme zwischen 11 und 16 kcal/kg/Tag aus Glukose erzielt werden. Insbesondere nach der EPaniC-Studie (Casaer et al. 2011) ist auch hier fraglich, inwiefern eine frühe parenterale Unterstützung tatsächlich outcomerelevant ist, oder ob in den ersten Tagen auf eine extensive Glukosezufuhr verzichtet werden sollte. Ähnlich gilt dies für die Proteinzufuhr. Diese sollte zwischen 1–1,2 g/kg/Tag liegen. Frühere Untersuchungen von al-Saady an 20 beatmeten aber klinisch stabilen Patienten (al-Saady et al. 1989) legten nahe, dass eine hoch dosierte Fetternährung mit niedrigem Kohlenhydratanteil die Beatmungszeit verkürzen kann. Dabei konnte gezeigt werden, dass die Kontrollgruppe einen 4 %igen Anstieg der $PaCO_2$ aufwies, während die Hochdosisfettgruppe eine Reduktion von 16 % im $PaCO_2$ hatte. Ebenso war die Beatmungszeit der Hochdosisfettgruppe reduziert. Daher galt die Ernährung pulmonal kompromittierter Patienten mit fettreichen Spezialformulierungen, wegen des mutmaßlich resultierenden geringeren CO_2-Anfalls lange Zeit als Mittel der Wahl.

Neuere Studien konnten aber klar zeigen, dass nicht die Kohlenhydratzufuhr per se, sondern vielmehr das kalorische Überangebot die CO_2 Produktion treiben (Talpers et al.1992). Selbst bei Konstanthaltung der Ernährungszusammensetzung hing die CO_2-Produktion mehr vom Gesamtkalorienangebot als vom Anteil der Kohlenhydrate ab. Daher raten die ASPEN-Guidelines eine Hyperalimentation sowie hoch angereicherten Fettdiäten zu vermeiden (McClave et al. 2009). Da Patienten mit ARDS oder anderen pulmonalen Problemen auf der Intensivstation häufig Hyperkapnien aufweisen, sollten diese Patienten regelmäßig auf Zeichen der Über- oder Unterernährung gescreent werden. Dabei ist insbesondere auch zu berücksichtigen, dass in der Phase des Weaning vom Respirator unvorhergesehene Änderungen im Säure-Basen-Haushalt auftreten können, die ihre Ursache in einer inadäquaten Ernährung (McClave et al. 2009; Turner et al. 2011) oder Elektrolytstörungen, insbesondere auch einer Hypophosphatämie haben können (Ciccolella 2005) und die die Entwöhnung vom Respirator zusätzlich erschweren.

Energiebedarf im akuten Lungenversagen

Die Bestimmung des exakten Energiebedarfs bei akutem Lungenversagen bleibt eine stetige Herausforderung, da einerseits die zugrunde liegenden Ursachen, wie Sepsis, Trauma, chirurgische Eingriffe etc. den Energiebedarf signifikant beeinflussen und damit eine genaue Abschätzung des Energiebedarfes erschweren (Ciccolella 2005). Obwohl die indirekte Kalorimetrie als Goldstandard für die Bestimmung des Energiebedarfs betrachtet wird, hat sie in der klinischen Routineversorgung aufgrund fehlender Verfügbarkeit bzw. der aufwendigen Durchführung kaum Bedeutung. Selbst bei Verfügbarkeit können technische Faktoren, wie eine inspiratorische Sauerstofffraktion (FiO_2) > 60 %, PEEP > 12 cm H_2O und Hyper- oder Hypoventilation, den pCO_2 modifizieren und eine hinreichend genaue Messung unmöglich machen. Insgesamt erscheint der Ansatz eines Ernährungsziels von 18–25 kcal/kg/Tag pragmatisch und angemessen. Dabei sollte auch die im Rahmen der Propofolsedierung infundierte (Omega-6!) Fettmenge berücksichtigt werden, die z. B. beim 80-kg-Patienten und einer Propofoldosierung von 4 mg/kg/h je nach gewählter Propofolkonzentration 346 bzw. 691 kcal zusätzlich ausmacht und damit bereits einen relevanten Teil des Tageskalorienbedarfs deckt.

Route und Beginn der Ernährungstherapie

Für die Route und den Beginn der Ernährungstherapie ergibt sich für Patienten mit akuter respiratorischer Insuffizienz und Beatmung keine über die allgemeine Leitlinie bei kritisch Kranken hinausgehende Empfehlung. Ziel ist auch bei diesen Patienten der enterale Kostaufbau oder postpylorische Sondenernährung. Ebenso ist das Timing von großer Bedeutung, weil frühzeitige enterale Ernährung den metabolischen Stress der Erkrankung, sowie die systemische Inflammationsreaktion günstig beeinflusst (McClave et al. 2009). Die Ernährung sollte entsprechend möglichst früh, innerhalb der ersten 24 bis 48 Stunden, gestartet werden. Insgesamt zeigt eine 30–45° Oberkörperhochlagerung unter enteraler Ernährung reduzierte Pneumonieraten und sollte soweit möglich umgesetzt werden (Heyland et al. 2003). Wird eine Bauchlagerung im Rahmen der ARDS- Therapie erforderlich, sinkt die enterale Ernährungstoleranz mit erhöhter Inzidenz von Erbrechen und sollte mit postpylorischer Sondenlage und Prokinetika unterstützt werden (Reignier et al. 2004).

Pharmakonutrition beim akuten Atemnotsyndrom und Lungenversagen

In den letzten Jahren sind Untersuchungen mit Omega-3-Fettsäuren (Eicosapentaensäure – EPA und Docosahexaensäure - DHA) beim ARDS intensiv durchgeführt worden. Hierbei sollen die Omega-3-Fettsäuren eine unkontrollierte Entzündungsreaktion durch ihre antihyperinflammatorischen Wirkungen modulieren und in der Folge den Progress des Lungenschadens dämpfen (Breil et al. 1996; Heller 2008). Drei diesbezügliche klinische Studien zeigten klare Vorteile im Hinblick auf Verkürzung der Beatmungsdauer und Reduktion der Mortalität (Gadek et al. 1999; Pacht et al. 2003; Singer et al. 2006) Metaanalysen über die drei Studien zeigten Mortalitätsreduktion, Verkürzung der Beatmungsdauer sowie eine 83 %ige Reduktion des Risikos für neues Organversagen (Pontes-Arruda 2008). Bei genauer Betrachtung ist in diesen Untersuchungen die Basistherapie der Patienten jedoch nicht konsistent kontrolliert oder berichtet worden. Zudem sind die Kontrollgruppen, mit hohem Fettanteil bei niedrigem Kohlenhydratanteil ernährt worden. Die Fettsäurequelle der Vergleichslösung waren Omgea-6-Fettsäuren. Bei der Interpretation der Datenlage ist somit unklar, ob der hohe Anteil von Omega-6-Fettsäuren in der Kontrollgruppe hier ein schlechteres Ergebnis gebracht hat, oder ob die positiven Omega-3- Wirkungen den Unterschied hervorgerufen haben. Eine größere ARDS-Network-Studie (Omega Eden-Trial) (Rice et al. 2011) mit eigenen methodischen Schwächen (Cook u.Heyland 2011) konnte diese Ergebnisse nicht bestätigen. Zudem hat das Timing der Ernährung eine große Bedeutung für das Studienergebnis. Obgleich eine frühe enterale Ernährung stets das Ziel der Therapie, insbesondere beatmet kritisch Kranker war, stellt das Omega Eden-Trial (Rice et al. 2011) und genauso die EPaNIC-Studie (Casaer et al. 2011) trotz ihrer eigenen methodischen Schwächen den Nutzen einer frühen Ernährung insbesondere auch mit Immunnutrientien in Frage. Hieraus ergibt sich eine Reduktion des Empfehlungsgrades (Singer et al. 2009). Um hier Klarheit zu schaffen, sind gut konzipierte Studien erforderlich, die neben dem Timing der Ernährung – ebenso wie mit einer angemessenen Kontrollgruppe bei vergleichbarer Beatmungstherapie – klare Aufschlüsse über den Stellenwert von früher enteraler Ernährung und Omega-3-Fettsäuren, speziell beim ARDS geben. Dabei muss insbesondere auch ein intravenös-pharmakologisches nicht in erster Linie nutritiv angelegtes Omega-3 Konzept auf seinen Nutzen hin geprüft werden (Breil et al. 1996; Singer et al. 2009).

Timing der Ernährungstherapie

Ähnlich wie beim kritisch Kranken im Allgemeinen ist trotz kontroverser Datenlage auch beim ARDS eine frühe enterale Ernährung anzustreben. Sobald Patienten bei ausreichender Volumentherapie hämodynamisch stabilisiert sind, d. h. nur noch moderate Dosierungen von Noradrenalin verwendet werde, sollte eine enterale Ernährung innerhalb von 24–48 Stunden begonnen werden, mit dem Ziel der Bedarfsdeckung innerhalb von 72 Stunden. Aufgrund der Pathophysiologie der Entzündungsreaktion beim ARDS könnte eine immunmodulierende intravenöse Intervention mit anti-hyperinflammatorischen Omega-3-Fettsäuren zum frühestmöglichen Zeitpunkt günstige Effekte haben(Breil et al. 1996; Heller 2008; Singer et al. 2009). Klinische Daten für das Lungenversagen im Speziellen existieren jedoch nicht. Für den Weg der Ernährung gastral oder jejunal gelten die gleichen Empfehlungen wie bei sonstigen Intensivpatienten.

Empfehlungen für die Ernährung bei respiratorischer Insuffizienz

- Eine enterale Ernährung mit Oberkörperhochlagerung sollte bevorzugt werden, wenn der Gastrointestinaltrakt intakt ist
- Nach Behandlung der Schocksituation sollte eine frühe enterale Ernährung initiiert werden (Start innerhalb von 24 bis 48 Stunden, Steigerung auf Bedarfsdeckung innerhalb der nächsten 48 bis 72 Stunden)
- Die enterale Ernährung sollte unterbrochen oder zumindest reduziert werden, wenn die Patienten vermehrten Vasopressorbedarf aufweisen (Schock)
- Gastrale oder jejunale Ernährung sind möglich. Dabei sollte insbesondere die jejunale Ernährung bei Patienten gewählt werden, die ein hohes Risiko für Aspiration oder Intoleranz einer gastralen Ernährung haben
- Erwägung von Prokinetika bei Patienten mit vermindertem intestinalem Transport (Bauchlage), Antioxidantien und Spurenelemente
- Bei Patienten mit Lungenversagen sollte die Flüssigkeitsbilanz berücksichtigt werden (flüssigkeitsreduzierte Lösungen)
- Bei Patienten mit normaler Nierenfunktion sollte Phosphat offensiv ersetzt werden

---

17.4.8 Zusammenfassung

Ernährung ist eine kritische Größe bei der Behandlung von Patienten mit respiratorischer Insuffizienz. Dabei ist die frühe enterale Ernährung unter Verwendung von gastralen oder jejunalen Sonden, abhängig von der Toleranz des Patienten empfohlen. Obwohl die indirekte Kalorimetrie der Goldstandard für die Bestimmung des Energiebedarfs bei Patienten mit ARDS ist, existiert eine Reihe von Schwierigkeiten, die für die Praxis eine Kalkulation von 18–25 kcal/kg/Tag nahelegen. Immunnutrition mit enteralen Omega-3-Fettsäuren, Gamma-Linolensäure und Antioxidantien kann, durchgeführt werden. Nach aktueller Studienlage könnte insbesondere ein Verzicht auf Omega-6-Fettsäuren unter Ersatz mit Omega-3-Fettsäuren, mittelkettigen Fettsäuren oder Olivenöl, ggf. auch intravenös, hier eine zukünftige Zielrichtung sein. Bei chronisch respiratorischer Insuffizienz wird ein Gesamtkalorienbedarf entsprechend des Grundumsatzes angesetzt. Die empfohlene Proteinzufuhr bei Patienten mit schwerer chronischer respiratorischer Insuffizienz liegt bei 1–1,8 g/kg/Tag. Dabei sollte besonders auf Kalium, Phosphor, Magnesium und Antioxidantien bei schwerer chronischer respiratorischer Insuffizienz geachtet werden. Für die Verwendung von Glutamin, Vitaminen oder Antioxidantien gibt es keine spezifischen Empfehlungen, die über diejenigen für sonstige schwerkranke Patienten hinausgehen.

Literatur

▪ Niereninsuffizienz

Cano N, Fiaccadori E, Tesinsky P et al. (2006) ESPEN Guidelines on Enteral Nutrition: Adult renal failure. Clin Nutr 25: 295–310

Druml W (1999) Metabolic aspects of continuous renal replacement therapies. Kidney Int Suppl 56–61

Druml W (2004) Acute renal failure is not a «cute" renal failure! Intensive Care Med 30:1886–1890

Druml W (2005) Nutritional management of acute renal failure. J Ren Nutr 15: 63–70

Fiaccadori E, Maggiore U, Giacosa R et al. (2004) Enteral nutrition in patients with acute renal failure. Kidney Int; 65: 999–1008

Fiaccadori E, Cremaschi E, Regolisti G (2011) Nutritional assessment and delivery in renal replacement therapy patients. Semin Dial 24: 169–175

Martindale RG, McClave SA, Vanek VW et al. (2009) Guidelines for the provision and assessment of nutrition support therapy in the adult critically ill patient: Society of Critical Care Medicine and American Society for Parenteral and Enteral Nutrition: Executive Summary. Crit Care Med 37: 1757–1761

Singer P, Berger MM, Van den Berghe G et al. (2009) ESPEN Guidelines on Parenteral Nutrition: intensive care. Clin Nutr28: 387–400

▪ Leberinsuffizienz

Adolph M, Heller A, Koch T, Koletzko B, Kreymann KG, Krohn K, Pscheidl E, Senkal M (2007) Leitline Parenterale Ernährung der DGEM: Lipidemulsionen. Aktuel Ernaehr Med 32 (Supplement 1): S22–S29

Andersen H, Borre 0, Jakobsen J, Anderson PH, Vilstrup H (1998) Decreased muscle strength in patients with alcoholic liver cirrhosis in relation to nutritional status, alcohol abstinence, liver function, and neuropathy. Hepatology 27:1200–1206

Bolder U, Ebener C, Hauner H, Jauch KW, Kreymann G, Ockenga J, Träger K (2007) Leitline Parenterale Ernährung der DGEM: Kohlenhydrate. Aktuel Ernaehr Med 32 (Supplement1):S18–S21

Cabré E, Plauth M, Riggio O, Assis-Camilo M, Pirlich M, Kondrup J. (2007) Reply to Dr. Andus' letter Clin Nutr 26:273–274

Cabré E, Rodriguez-Iglesias P, Caballeria J, Quer JC, Sanchez-Lombrana JL, Pares A, Papo M, Planas R, Gassull M (2000) on behalf of the Spanish Group for the Study of Alcoholic Hepatitis. Short- and long-term outcome with severe alcohol-induced hepatitis treated with steroids or enteral nutrition: a multicenter randomized trial. Hepatology 32:36–42

Clemmesen JO, Kondrup J, Ott P (2000) Splanchnic and leg exchange of amino acids and ammonia in acute liver failure. Gastroenterology 118:1131–1139

Córdoba J, López-Hellín J, Planas M, Sabín P, Sanpedro F, Castro F, Esteban R (2004) Guardia J. Normal protein for episodic hepatic encephalopathy: results of a randomized trial. J Hepatol 41: 38–43

Dharancy S, Lemyze M, Boleslawski E, Neviere R, Declerck N, Canva V, Wallaert B, Mathurin P, Pruvot FR (2008) Impact of impaired aerobic capacity on liver transplant candidates. Transplantation 86:1077–1083

Druml W, Fischer M, Pidlich J, Lenz K (1995) Fat elimination in chronic hepatic failure: long-chain vs medium-chain triglycerides. Am J Clin Nutr 61:812–817

Druml W, Fischer M, Ratheiser K (1998) Use of intravenous lipids in critically ill patients with sepsis without and with hepatic failure. J Parent Enter Nutr 22:217–223

Druml W, Fischer M, Schneeweiss B, Lenz K, Widhalm K (1992) Fat elimination in acute renal failure: long chain vs. medium-chain triglycerides. Am J Clin Nutr 55:468–472

Engler S, Elsing C, Flechtenmacher C, Theilmann L, Stremmel W, Stiehl A (2003) progressive sclerosing cholangitis after septic shock: a new variant of vanishing bile duct disorders. Gut 52:688–693

Fan S-T, Lo C-M, Lai ECS, Chu K-M, Liu C-L, Wong J (1994) Perioperative nutritional support in patients undergoing hepatectomy for hepatocellular carcinoma. N Engl J Med 331:1547–1552

Fan S-T, Poon RT-P (2001) Liver disease and parenteral nutrition. In Rombeau JL, Rolandelli RH (Hrsg). Clinical nutrition – parenteral nutrition. Saunders: Philadelphia 392–406

Fischer JE, Rosen HM, Ebeid AM, James JH, Keane JM, Soeters PB (1976) The effect of normalization of plasma amino acids on hepatic encephalopathy in man. Surgery 80: 77–91

Forbes A, Wicks C, Marshall W, Johnson P, Forsey P, Williams R (1987) Nutritional support in fulminant hepatic failure: the safety of lipid solutions. Gut 28:1347–1349

Gadek JE, DeMichele SJ, Karlstad MD, Pacht ER, Donahoe M, Alberston TE, VanHoozen C, Wennberg A, Nelson JL, Noursalehi M and the Enteral Nutrition in ARDS Group (1999) Effect of enteral feeding with eicosapentaenoic acid, gamma-linolenic acid, and antioxidants in patients with acute respiratory distress syndrome. Crit Care Med 27:1409–1420

Garrison RN, Cryer HM, Howard DA, Polk HC (1984) Clarification of risk factors for abdominal operations in patients with hepatic cirrhosis. Ann Surg 199:648–655

Gelbmann CM, Rümmele P, Wimmer M, Hofstädter F, Göhlmann B, Endlicher E, Kullmann F, Langgartner J, Schölmerich J (2007) Ischemic-like cholangiopathy with sclerosing choangitis in critically ill patients. Am J Gastro 102:1221–9

Holm E, Striebel JP, Meisinger E, Haux P, Langhans W, Becker HD (1978) Aminosäurengemische zur parenteralen Ernährung bei Leberinsuffizienz. Infusionstherapie 5:274–292

Kanematsu T, Koyanagi N, Matsumata T, Kitano S, Takenaka K, Sugimachi K (1988) Lack of preventive effect of branched-chain amino acid solution on postoperative hepatic encephalopathy in patients with cirrhosis: a randomized, prospective trial. Surgery 104:482–488

Kearns PJ, Young H, Garcia G, Blaschke T, O'Hanlon G, Rinki M et al. (1992) Accelerated improvement of alcoholic liver disease with enteral nutrition. Gastroenterology 102:200–20

Kondrup J, Müller MJ (1997) Energy and protein requirements of patients with chronic liver disease. J Hepatol 27:239–247

Kulaksiz H, Heuberger D, Engler S, Stiehl A (2008) Poor outcome in progressive sclerosing cholangitis after septic shock. Endoscopy 40:214–218

Mahler H, Pasi A, Kramer JM et al. (1997) Fulminant liver failure in association with the emetic toxin of Bacillus cereus. N Engl J Med 336:1142–1148

Mezey E, Potter JJ, Rennie-Tankersley L, Caballeria J, Pares A (2004) A randomized placebo controlled trial of vitamin E for alcoholic hepatitis. J Hepatol 40:40–46

Murphy N, Wendon J (1999) Fulminant hepatic failure: treatment. In: McDonald J, Burroughs A, Feagan B (eds.). Evidence based gastroenterology and hepatology. BMJ books: London 491–511

Naylor CD, O'Rourke K, Detsky AS, Baker JP (1989) Parenteral nutrition with branched chain amino acids in Hepatic encephalophathy: a meta-analysis. Gastroenterology 97:1033–1042

O'Grady JG, Schalm S, Williams R (1993) Acute liver failure: redefining the syndromes. Lancet 342:273–275

Ohyanagi H, Nomura H, Nishimatsu S, Usami M, Kasahara H (1995) The liver and nutrient metabolism. In: Payne-James J, Grimble G, Silk DBA (eds) Artificial nutrition and support in clinical practice. Edward Arnold: London 59–71

Olde Damink SWM, Dejong CHC, Deutz NEP, van Berlo C, Soeters PB (1999) Upper gastrointestinal bleeding: an ammoniagenic and catabolic event due to the total absence of isoleucine in the haemoglobin molecule Medical Hypotheses 52:515–519

Olde Damink SWM, Jalan R, Deutz NEP, de Jong CHC, Redhead DN, Hynd P, Hayes PC, Soeters PB (2007) Isoleucine infusion during »simulated« upper gastrointestinal bleeding improves liver and muscle protein synthesis in cirrhotic patients. Hepatology 45:560–568

Peng S, Plank LD, McCall JL, Gillanders LK, McIlroy K, Gane EJ. Body composition, muscle function, and energy expenditure in patients with liver cirrhosis: a comprehensive study. Am J Clin Nutr 2007, 85: 1257–1266

Phillips M, Curtis H, Portmann B, Donaldson N, Bomford A, O'Grady J (2006) Antioxidants versus corticosteroids in the treatment of severe alcoholic hepatitis – a randomized clinical trial. J Hepatol 44:784–790

Plauth M, Cabré E, Campillo B, Kondrup J, Marchesini G, Schütz T, Shenkin A, Wendon J (2009) ESPEN Guidelines Parenteral Nutrition. Liver Disease. Clin Nutr 28:436–444

Plauth M, Cabré E, Riggio O, Assis-Camilo M, Pirlich M, Kondrup J, Ferenci P, Holm E, vom Dahl S, Müller MJ, Nolte W (2006) ESPEN Guidelines on Enteral Nutrition: Liver disease. Clin Nutr 2006, 25:285–294

Plauth M, Ferenci P, Holm E, vom Dahl S, Kondrup J, Müller MJ, Nolte W (2003) DGEM-Leitline Enterale Ernährung: Hepatologie. Aktuel Ernaehr Med 28 (Supplement1):87–92

Plauth M, Merli M, Kondrup J, Ferenci P, Weimann A, Müller MJ (1997) ESPEN guidelines for nutrition in liver disease and transplantation. Clin Nutrition 16:43–55

Plauth M, Schütz T, Buckendahl DP et al. (2004) Weight gain after transjugular intrahepatic portosystemic shunt is associated with improvement in body composition in malnourished patients with cirrhosis and hypermetabolism. J Hepatol 40:228–233

Plauth M, Schütz TE (2007) Leitline Parenterale Ernährung der DGEM: Hepatologie. Aktuel Ernaehr Med 32 (Supplement1):97–105

Plauth M, Weimann A, Holm E, Müller MJ (1999) Leitlinien der GASL zur Ernährung bei Leber-
krankheiten und Lebertransplantation. Z Gastroenterol 37:301–312

Pontes-Arruda A, Aragão AM, Albuquerque JD (2006) Effects of enteral feeding with eicosapentaenoic acid, gamma-linolenic acid, and antioxidants in mechanically ventilated patients
with severe sepsis and septic shock. Crit Care Med 34:2325–33

Record CO, Buxton B, Chase RA, Curzon G, Murray-Lyon IM, Williams R (1976) Plasma and brain
amino acids in fulminant hepatic failure and their relationship to hepatic encephalopathy.
Eur J Clin Invest 6: 387–394

Rosen HM, Yoshimura N, Hodgman JM, Fisher JE (1977) Plasma amino acid patterns in hepatic
encephalopathy of differing etiology. Gastroenterology 72:483–487

Samson R, Trey C, Timme A (1967) Saunders S. Fulminating hepatitis with recurrent hypoglycemia
and hemorrhage. Gastroenterology 53:291–300

Schafer DF, Sorrell MF (1997) Power failure, liver failure. N Engl J Med 336:1173–1174

Schneeweiss B, Pammer J, Ratheiser K, Schneider B, Madl C, Kramer L, et al. (1993) Energy
metabolism in acute hepatic failure. Gastroenterology 105:1515–1521

Schütz T, Bechstein WO, Neuhaus P, Lochs H, Plauth M (2004) Clinical practice of nutrition in acute
liver failure - A European survey. Clin Nutr 23: 975–982

Sechi G, Serra A (2007) Wernicke's encephalopathy: new clinical settings and recent advances in
diagnosis and management. Lancet Neurol 6:442–455

Singer P, Theilla M, Fisher H, Gibstein L, Grozovski E, Cohen J (2006) Benefit of an enteral diet
enriched with eicosapentaenoic acid and gamma-linolenic acid in ventilated patients with
acute lung injury. Crit Care Med 34:1033–1038

Stewart S, Prince M, Bassendine M, Hudson M, James O, Jones D, Record C, Day CP (2007)
A randomized trial of antioxidant therapy alone or with corticosteroids in acute alcoholic
hepatitis. J Hepatol 47:277–283

Vilstrup H, Iversen J, Tygstrup N (1986) Glucoregulation in acute liver failure. Eur J Clin Invest
16:193–197

Walsh TS, Wigmore SJ, Hopton P, Richardson R, Lee A (2000) Energy expenditure in acetamino-
phen-induced fulminant hepatic failure. Crit Care Med 28: 649–654

Wolfe RR, Allsop JR, Burke JF (1979) Glucose metabolism in man: responses to intravenous glucose
infusion. Metabolism 28:210–220

■ Pankreasinsuffizienz

Beselink MG et al. (2008) Lancet Feb 23;371(9613):651–659

Cavalot F, Bonomo K, Fiora E et al. (2006) Does pancreatic elastase-1 in stools predict steatorrhea
in type 1 diabetes? Diabetes Care. 29: 719–721

Denz C, Siegel L, Lehmann KJ, et al. (2007) Is hyperlipasemia in critically ill patients of clinical
importance? An observational CT study. Intensive Care Med 33: 1633–1636

Fischer B, Hoh S, Wehler M et al. (2001) Faecal elastase-1: lyophilization of stool samples prevents
false low results in diarrhoea. Scand J Gastroenterol. 36: 771–774

Gianotti L, Meier R, Lobo DN, Bassi C, Dejong CH, Ockenga J, Irtun O, MacFie J (2009) ESPEN . ESPEN
Guidelines on Parenteral Nutrition: pancreas. Clin Nutr. 28:428-435

Gullo L, Cavicchi L, Tomassetti P et al. (1996) Effects of ischemia on the human pancreas. Gastroenterology 111: 1033–1038

Hardt PD, Hauenschild A, Jaeger C et al. (2003) High prevalence of steatorrhea in 101 diabetic patients likely to suffer from exocrine pancreatic insufficiency according to low fecal elastase 1 concentrations: a prospective multicenter study. Dig Dis Sci 48: 1688–1692

Hardt PD, Helfrich C, Klauke T, Klör HU (1999) Liquid pancreatic enzyme therapy for a patient with short bowel syndrome and chronic pancreatitis in a complicated case of crohn's disease. Eur J Med Res: 345–346

Hardt PD, Mayer K, Ewald N (2009) Exocrine pancreatic involvement in critically ill patients. Curr Opin Clin Nutr Metab Care 12: 168–174.

Hauenschild A, Ewald N, Klauke T et al. (2008) Effect of liquid pancreatic enzymes on the assimilation of fat in different liquid formula diets. JPEN J Parenter Enteral Nutr 32: 98–100

Hoffmeister A, Mayerle J, Beglinger C et al. (2012) S3-Consensus-guidelines on definition, etiology, diagnosis and medical, endoscopic and surgical management of chronic pancreatitis German Society of Digestive and Metabolic Diseases (DGVS). Chronic Pancreatitis German Society of Digestive and Metabolic Diseases (DGVS). Nov; 50 (11): 1176–1224

Liu KJ, Atten MJ, Lichtor T et al. (2001) Serum amylase and lipase elevation is associated with intracranial events. Am Surg 67: 215–219; discussion 219–220

Manjuck J, Zein J, Carpati C, Astiz M. (2005) Clinical significance of increased lipase levels on admission to the ICU. Chest 127: 246–250

Meier R, Ockenga J, Pertkiewicz M, Pap A, Milinic N, Macfie J (2006) DGEM (German Society for Nutritional Medicine), Löser C, Keim V; ESPEN. ESPEN Guidelines on EnteralNutrition: pancreas. Clin Nutr 25: 275–284

Mössner J, Keim V, Niederau C et al. (1998) Leitlinien zur Therapie der Chronischen Pankreatitis. Z Gastroenterol 36: 359–367

Nanas S, Angelopoulos E, Tsikriki S, et al. (2007) Propofol-induced hyperamylasaemia in a general intensive care unit. Anaesth Intensive Care 35: 920–923

Nys M, Venneman I, Deby-Dupont G et al. (2007) Pancreatic cellular injury after cardiac surgery with cardiopulmonary bypass: frequency, time course and risk factors. Shock 27: 474–481

Pezzilli R, Billi P, Barakat B, et al. (1997) Serum pancreatic enzymes in patients with coma due to head injury or acute stroke. Int J Clin Lab Res 27: 244–246

Pezzilli R, Morselli-Labate AM, Romboli E et al. (2002) Pancreatic involvement during the early phase of shock. JOP 3: 139–143.

Senkal M, Ceylan B, Deska T, et al. (2008) Exocrine pancreas dysfunction in severely traumatised patients and early enteral nutrition. Ulus Travma Acil Cerrahi Derg 14: 34–39

Tribl B, Madl C, Mazal PR, et al. (2000) Exocrine pancreatic function in critically ill patients: septic shock versus nonseptic patients. Crit Care Med 28: 1393–1398

Ventrucci M, Cipolla A, Middonno M, et al. (2000) Impaired fecal elastase excretion in uremic pancreopathy. Dig Dis Sci 45: 2265–2269

Vitale GC, Larson GM, Davidson PR et al. (1987) Analysis of hyperamylasemia in patients with severe head injury. J Surg Res 43: 226–233

Weaver DW, Busuito MJ, Bouwman DL, Wilson RF (1985) Interpretation of serum amylase levels in the critically ill patient. Crit Care Med 13: 532–533

■ **Lungeninsuffizienz**

al-Saady NM, Blackmore CM, Bennett ED (1989) High fat, low carbohydrate, enteral feeding lowers PaCO2 and reduces the period of ventilation in artificially ventilated patients. Intensive Care Med 15: 290–295

Ashbaugh DG, Bigelow DB, Petty TL, Levine BE (2005) Ashbaugh DG, Bigelow DB, Petty TL, Levine BE. Acute respiratory distress in adults. The Lancet, Saturday 12 August 1967. Crit Care Resusc 7: 60–61

Askanazi J, Rosenbaum SH, Hyman AI, Silverberg PA, Milic-Emili J, Kinney JM (1980) Respiratory changes induced by the large glucose loads of total parenteral nutrition. JAMA 243: 1444–1447

Barr J, Hecht M, Flavin KE, Khorana A, Gould MK (2004) Outcomes in critically ill patients before and after the implementation of an evidence-based nutritional management protocol. Chest 125: 1446–1457

Bernard GR, Artigas A, Brigham KL, Carlet J, Falke K, Hudson L, Lamy M, Legall JR, Morris A, Spragg R (1994) The American-European Consensus Conference on ARDS. Definitions, mechanisms, relevant outcomes, and clinical trial coordination. Am J Respir Crit Care Med 149: 818–824

Breil I, Koch T, Heller A, Schlotzer E, Grunert A, van AK, Neuhof H (1996) Alteration of n-3 fatty acid composition in lung tissue after short-term infusion of fish oil emulsion attenuates inflammatory vascular reaction. Crit Care Med 24: 1893–1902

Casaer MP, Mesotten D, Hermans G, Wouters PJ, Schetz M, Meyfroidt G, Van CS, Ingels C, Meersseman P, Muller J, Vlasselaers D, Debaveye Y, Desmet L, Dubois J, Van AA, Vanderheyden S, Wilmer A, Van den BG (2011) Early versus late parenteral nutrition in critically ill adults. N Engl J Med 365: 506–517

Ciccolella D (2005) Enteral Nutrition in Acute Pulmonary Disease. In: Rolandelli RH (Hrsg) Clinical Nutrition - Enteral and tube feeding. 4 edn. Elsevier, Atlanta GA, pp 414–423

Cook DJ, Heyland DK (2011) Pharmaconutrition in acute lung injury. JAMA 306: 1599–1600

Creutzberg EC, Schols AM, Weling-Scheepers CA, Buurman WA, Wouters EF (2000) Characterization of nonresponse to high caloric oral nutritional therapy in depleted patients with chronic obstructive pulmonary disease. Am J Respir Crit Care Med 161: 745–-752

Doig GS, Simpson F, Finfer S, Delaney A, Davies AR, Mitchell I, Dobb G (2008) Effect of evidence-based feeding guidelines on mortality of critically ill adults: a cluster randomized controlled trial. JAMA 300: 2731–2741

Faisy C, Lerolle N, Dachraoui F, Savard JF, Abboud I, Tadie JM, Fagon JY (2009) Impact of energy deficit calculated by a predictive method on outcome in medical patients requiring prolonged acute mechanical ventilation. Br J Nutr 101: 1079–1087

Ferreira IM, Brooks D, Lacasse Y, Goldstein RS (2000) Nutritional support for individuals with COPD a meta-analysis. Chest 117: 672–678

Gadek JE, DeMichele SJ, Karlstad MD, Pacht ER, Donahoe M, Albertson TE, Van HC, Wennberg AK Nelson JL, Noursalehi M (1999) Effect of enteral feeding with eicosapentaenoic acid, gamma-linolenic acid, and antioxidants in patients with acute respiratory distress syndrome. Enteral Nutrition in ARDS Study Group. Crit Care Med 27: 1409–1420

Grau CT, Lopez MJ, Vila GB (2011) [Guidelines for specialized nutritional and metabolic support in the critically-ill patient. Update. Consensus of the Spanish Society of Intensive Care Medicine and Coronary Units-Spanish Society of Parenteral and Enteral Nutrition (SEMICYUC-SENPE) respiratory failure]. Med Intensiva 35 Suppl 1:38-41: 38–41

Hamilton LA, Trobaugh KA (2011) Acute respiratory distress syndrome: use of specialized nutrients in pediatric patients and infants. Nutr Clin Pract 26: 26–30

Hecker M, Weigand MA, Mayer K (2012) Acute respiratory distress syndrome. Internist (Berl) 53: 557–566

Heller AR (2008) Pharmaconutrition with omega-3 fatty acids: status quo and further perspectives. Mini Rev Med Chem 8: 107–115

Herridge MS, Tansey CM, Matte A, Tomlinson G, az-Granados N, Cooper A, Guest CB, Mazer CD, Mehta S, Stewart TE, Kudlow P, Cook D, Slutsky AS, Cheung AM (2011) Functional disability 5 years after acute respiratory distress syndrome. N Engl J Med 364: 1293–1304

Heyland DK, Dhaliwal R, Drover JW, Gramlich L, Dodek P (2003) Canadian clinical practice guidelines for nutrition support in mechanically ventilated, critically ill adult patients. JPEN J Parenter Enteral Nutr 27: 355–373

Krzak A, Pleva M, Napolitano LM (2011) Nutrition therapy for ALI and ARDS. Crit Care Clin 27: 647–659

McClave SA, Martindale RG, Vanek VW, McCarthy M, Roberts P, Taylor B, Ochoa JB, Napolitano L, Cresci G (2009) Guidelines for the Provision and Assessment of Nutrition Support Therapy in the Adult Critically Ill Patient: Society of Critical Care Medicine (SCCM) and American Society for Parenteral and Enteral Nutrition (A.S.P.E.N.). JPEN J Parenter Enteral Nutr 33: 277–316

Pacht ER, DeMichele SJ, Nelson JL, Hart J, Wennberg AK, Gadek JE (2003) Enteral nutrition with eicosapentaenoic acid, gamma-linolenic acid, and antioxidants reduces alveolar inflammatory mediators and protein influx in patients with acute respiratory distress syndrome. Crit Care Med 31: 491–500

Phua J, Badia JR, Adhikari NK, Friedrich JO, Fowler RA, Singh JM, Scales DC, Stather DR, Li A, Jones A, Gattas DJ, Hallett D, Tomlinson G, Stewart TE, Ferguson ND (2009) Has mortality from acute respiratory distress syndrome decreased over time? A systematic review. Am J Respir Crit Care Med 179: 220–227

Pontes-Arruda A, Demichele S, Seth A, Singer P (2008) The use of an inflammation-modulating diet in patients with acute lung injury or acute respiratory distress syndrome: a meta-analysis of outcome data. JPEN J Parenter Enteral Nutr 32: 596–605

Rabe KF, Hurd S, Anzueto A, Barnes PJ, Buist SA, Calverley P, Fukuchi Y, Jenkins C, Rodriguez-Roisin R, van WC, Zielinski J (2007) Global strategy for the diagnosis, management, and prevention of chronic obstructive pulmonary disease: GOLD executive summary. Am J Respir Crit Care Med 176: 532–555

Ranieri VM, Rubenfeld GD, Thompson BT, Ferguson ND, Caldwell E, Fan E, Camporota L, Slutsky AS (2012) Acute respiratory distress syndrome: the Berlin Definition. JAMA %20;307: 2526–2533

Reignier J, Thenoz-Jost N, Fiancette M, Legendre E, Lebert C, Bontemps F, Clementi E, Martin-Lefevre L (2004) Early enteral nutrition in mechanically ventilated patients in the prone position. Crit Care Med 32: 94–99

Rice TW, Wheeler AP, Thompson BT, deBoisblanc BP, Steingrub J, Rock P (2011) Enteral omega-3 fatty acid, gamma-linolenic acid, and antioxidant supplementation in acute lung injury. JAMA 306: 1574–1581

Singer P, Berger MM, Van den BG, Biolo G, Calder P, Forbes A, Griffiths R, Kreyman G, Leverve X, Pichard C, ESPEN (2009) ESPEN Guidelines on Parenteral Nutrition: intensive care. Clin Nutr 28: 387–400

Singer P, Theilla M, Fisher H, Gibstein L, Grozovski E, Cohen J (2006) Benefit of an enteral diet enriched with eicosapentaenoic acid and gamma-linolenic acid in ventilated patients with acute lung injury. Crit Care Med 34: 1033–1038

Talpers SS, Romberger DJ, Bunce SB, Pingleton SK (1992) Nutritionally associated increased carbon dioxide production. Excess total calories vs high proportion of carbohydrate calories. Chest 102: 551–555

Turner KL, Moore FA, Martindale R (2011) Nutrition support for the acute lung injury/adult respiratory distress syndrome patient: a review. Nutr Clin Pract 26: 14–25

Vestbo J, Prescott E, Almdal T, Dahl M, Nordestgaard BG, Andersen T, Sorensen TI, Lange P (2006) Body mass, fat-free body mass, and prognosis in patients with chronic obstructive pulmonary disease from a random population sample: findings from the Copenhagen City Heart Study. Am J Respir Crit Care Med 173:79-83

Weijs PJ, Stapel SN, de Groot SD, Driessen RH, de JE, Girbes AR, Strack van Schijndel RJ, Beishuizen A (2012) Optimal protein and energy nutrition decreases mortality in mechanically ventilated, critically ill patients: a prospective observational cohort study. JPEN J Parenter Enteral Nutr 36: 60–68

Ernährungstherapie bei schweren Verbrennungen

Mette M. Berger

Bei schweren Verbrennungen handelt es sich um verheerende traumatische Gewebsschädigungen. Der Zustandsverlauf wird vollkommen von einer komplexen und verlängerten Wiederbelebung beeinflusst, einschließlich einer für Überleben und Rehabilitation notwendigen Intensivtherapie. Der Schweregrad der Verletzung und der Therapieerfolg hängen von drei Faktoren ab: dem Prozentsatz der verbrannten Körperoberfläche (TBSA, »total body surface area burned«), dem Vorliegen eines Inhalationstraumas und dem Patientenalter (Ryan et al. 1998). Anhand der von der Verbrennung betroffenen Körperoberfläche wird das Ausmaß der Brandverletzung klassifiziert als leicht bis mittelgradig (<20 % TBSA), schwer (20–60 % TBSA) und schwerst (>60 % TBSA).

18.1   Merkmale von Patienten mit schweren Verbrennungen

Kritisch kranke Patienten mit schweren Verbrennungen weisen einige besondere Merkmale auf, die sie von anderen Traumapatienten unterscheiden:

- Die Zerstörung der Hautbarriere führt zu einem signifikanten Verlust an Flüssigkeiten, Proteinen, Vitaminen und Spurenelementen. Dadurch werden die Patienten weiteren Thermalverlusten ausgesetzt.
- Die Ausdehnung der zu reparierenden Gewebeoberfläche ist enorm. Im Allgemeinen sind mehrere Hydrotherapiebehandlungen sowie multiple chirurgische Eingriffe (mit entsprechenden Nüchternphasen) erforderlich.
- Durch die Hautzerstörung entsteht massiver oxidativer Stress mit einer starken Erhöhung der Lipidperoxidation, die wiederum zur Organdysfunktion beiträgt. Die damit einhergehende massive Entzündungsreaktion hält noch wochenlang nach der Verletzung an.
- Der Gefäßzugang ist aufgrund der begrenzten gesunden Hautoberfläche beeinträchtigt.
- Die endokrinen und metabolischen Veränderungen sind extrem und lang anhaltend bei kritisch kranken Patienten und variieren im Laufe der Zeit.
- Die Immundepression (humoral und zellulär) beginnt innerhalb von Stunden nach der Verletzung und dauert wochen- bis monatelang an. Die Zerstörung der Hautbarriere erhöht das Infektionsrisiko zusätzlich.
- Die Patienten benötigen im Allgemeinen für längere Zeit intensivmedizinische Behandlung (0,7–1,3 Tage pro prozentualem Anteil verbrannter TBSA).

Es hat sich gezeigt, dass die Behandlung in spezialisierten Verbrennungskliniken nicht nur die Überlebenschancen und die Lebensqualität erhöht, sondern auch kosteneffektiv ist. Die Ernährungstherapie stellt einen Grundstein der Patientenversorgung dar.

◼ **Tab. 18.1** Eingriffe, die die hypermetabolische Reaktion bei schweren Verbrennungen verringern. (Berger et al. 2007; Williams et al. 2009; _ENREF_14)

Eingriff	Zeitpunkt
Frühe enterale Ernährung	Innerhalb von 2–12 Stunden nach Verletzung (so früh wie möglich)
Frühe intravenöse Spurenelement-substitution	Innerhalb von 2–12 Stunden nach Verletzung
Pflege in warmer Umgebung (25–30°C)	Ab Aufnahme
Frühe tangentiale Exzision vollständig verbrannten Gewebes	Beginn innerhalb von 2–4 Tagen nach Verletzung
Betablocker (Propranolol)	Ende der ersten Woche
Insulintherapie	Ab Aufnahme

18.2 Nährstoffbedarf

Einige Patienten mit leichten Verbrennungen <20 % BSA erleiden ein Inhalationstrauma und werden daher auf der Intensivstation behandelt. Sie können wie jeder andere kritisch kranke Patient behandelt werden, d. h. durch enterale, auf eine standardmäßige Energiezufuhr (30 kcal/kg/Tag) abgezielte Ernährung. Bei schweren Verbrennungen unterscheidet sich die Situation maßgeblich.

18.2.1 Energie

Die Brandverletzung setzt fast sofort eine Vielzahl von Mediatoren frei, beginnend mit Histamin, das ein frühes massives Kapillarleck verursacht. Die massive und lang anhaltende Freisetzung von Zytokinen löst eine hypermetabolische und hyperkatabole Reaktion aus, die bis zum Hautverschluss anhält. Die extremsten Veränderungen werden in den ersten 2–3 Wochen nach der Verletzung beobachtet, mit anschließender progredienter Intensitätsabnahme. Trotzdem dauern die Veränderungen bis mehrere Monate nach der Verletzung an (Jeschke et al. 2007).

Die bei schweren Verbrennungen gemessene hypermetabolische Reaktion, einhergehend mit den Beobachtungen von akuter massiver Mangelernährung, generierte die Entwicklung des Hyperalimentationskonzepts, das bis in die späten 80er Jahre vorherrschte. Die Curreri-Formel ist ein typisches Beispiel für dieses Übermaß, das zahlreiche Komplikationen wie Hyperglykämie, Fettleber, septische Komplikationen, Atembeschwerden bei Beatmungsentwöhnung und Tod verursacht hat. Der einzig positive Aspekt dabei war, dass schädliche Effekte der Überernährung untersucht werden konnten. Diese alten Formeln gehören der Vergangenheit an und sollten definitiv in der klinischen Praxis verboten werden, da sie eine automatische Überernährung verursachen.

Die moderne Versorgung ◘ Tab. 18.1 hat das Ausmaß der hypermetabolischen Reaktionen abgeschwächt, die durch indirekte Kalorimetrie in den 70er Jahren gemessen wurden: Damals konnte der erhöhte REE (»resting energy expenditure«) 200–240 % des vorhergesagten Ruheenergiebedarfs erreichen.

Es bleibt jedoch sehr schwierig, die metabolische Rate vorherzusagen, da sie in Abhängigkeit von Zeit, Fieber und Ernährung variiert. Wiederholte indirekte Kalorimetrie ist daher der Goldstandard bei der Versorgung von Patienten mit schweren Verbrennungen. Aber diese Methode ist nicht überall anwendbar. Steht sie nicht zur Verfügung, sollte die Toronto-Formel verwendet werden (Allard et al. 1990). Diese Gleichung wurde in einer kanadischen Verbrennungsklinik anhand der Analyse multipler Regressionen von mehreren kalorimetrischen Messungen an Verbrennungspatienten entwickelt. Allard hat festgestellt, dass der gemessene Energieverbrauch (MEE) am besten durch folgende Formel errechnet werden kann:

$$\text{Energiebedarf (kcal)} = -4343 + (10,5 \times \%\text{TBSA}) + (0,23 \times \text{CI}) + (0,84 \times \text{EBEE})$$
$$+ (114 \times \text{Temp (°C)}) - (4,5 \times \text{Tage nach Verbrennung})$$

(CI = Kalorienzufuhr des Vortages; EBEE = geschätzter Grundumsatz aus der Harris-Benedict-Gleichung).

◘ Abb. 18.1 zeigt die Ergebnisse der Toronto-Vorhersage im Vergleich zur indirekten Kalorimetrie (40-min-Messungen) bei zwei Patienten mit massiven Verbrennungen: Zwar stimmen die Werte (schwarze Dreiecke) nicht exakt mit der Kalorimetrie überein, stellen aber einen vernünftigen Kompromiss dar.

Alle anderen Formeln führen unweigerlich zu Überernährung. Diese Formel zeigt auch, wie stark die nach der Verletzung verstrichene Zeit zur Verminderung des erhöhten Energiebedarfs beiträgt. In einer Serie von 250 überlebenden Verbrennungspatienten führte die Kalorienzufuhr von mehr als 1,2 × REE zu einer erhöhten Fettmasse ohne Veränderungen in der fettfreien Körpermasse (Hart et al. 2002). Dies ist ein klarer Nachteil.

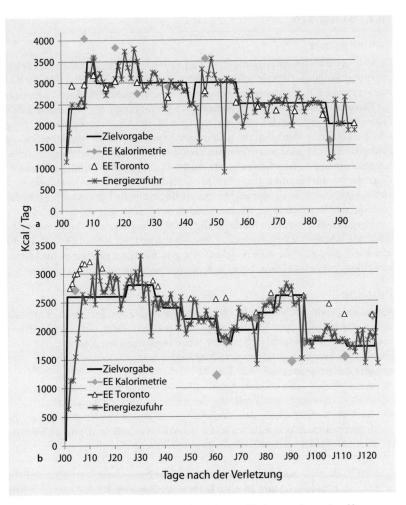

■ **Abb. 18.1a,b** Nachbeobachtung der Ernährung bei zwei Patienten mit massiven Verbrennungen. Sie zeigt die Entwicklung der indirekten Kalorimetrie-Ergebnisse, des mit der Toronto-Formel errechneten Bedarfs und der tatsächlichen Ernährung (vorgeschriebenes Energieziel und echte Applikation). **a** Mann, 28 Jahre, Aufnahmegewicht 75 kg, Verbrennungen 72 % TBSA, **b** Mann, 59 Jahre, Aufnahmegewicht 88 kg, Verbrennungen 90 % TBSA. (*EE* Energieverbrauch)

18.2.2 Substrate

Kohlehydrate

Glukose ist die Hauptenergiequelle für sich schnell reproduzierende Zellen wie Leukozyten und Wunden. Glukose sollte etwa 60 % der gesamten Energieaufnahme ausmachen, um zur Proteinschonung beizutragen (s. unten). Die Fähigkeit des Körpers zur Glukoseoxidation stellt die Begrenzung für die Erhöhung der Glukosedosis dar: Diese Begrenzung liegt bei etwa 4–5 mg/kg/min. Bei einem erwachsenen, 70 kg schweren Mann bedeutet dies 403 g Kohlehydrate pro Tag. Da 5 %ige Glukoselösung häufig verabreicht wird, um Hypernatriämie bei schweren Verbrennungen zu behandeln, wird diese obere Grenze leicht erreicht. Es ist besonders wichtig, die Gesamtdosen der sowohl über die enterale Ernährung als auch über intravenöse Flüssigkeiten verabreichten Glukose zu überwachen, um so die hepatische Liponeogenese und das nachfolgende Risiko einer hepatischen Steatose zu vermeiden.

Blutglukosekontrolle mit Insulin gehört zur täglichen Praxis in Verbrennungskliniken: die Vorgaben sollten dennoch akzeptabel sein und 5–8 mmol/l (90–162 mg/dl) anstreben. Eine akzeptable Glukosekontrolle geht mit einer geringeren Infektionskomplikationsrate und einem besseren Anwachsen des Hauttransplantats einher.

Proteine

Katabolismus wird nach schweren Verbrennungen massiv verstärkt, und ein Muskelverlust von 250–400 g pro Tag stellt einen häufigen Befund dar. Eine Verminderung des Proteinabbaus sollte auf multimodale Weise angegangen werden:
- über die Versorgung mit proteinreicher Ernährung,
- über die Versorgung mit Glutamin,
- über einen höher als üblichen Anteil an Kohlehydraten (60 % der gesamten Energieversorgung unter Beachtung der vorher erwähnten Obergrenzen),
- durch die Verlangsamung des catecholaminvermittelten Hypermetabolismus, indem der nichtselektive Betablocker Propanolol verwendet wird, und schließlich
- durch die baldmöglichste Förderung von körperlicher Aktivität.

Mehrere Studien mit Isotopen haben gezeigt, dass der Proteinbedarf signifikant erhöht ist und sich zwischen 1,5 und 2,5 g/kg/Tag bewegt. Dies stellt 20–25 % des gesamten Energiebedarfs pro Tag dar. Dieser erhöhte Bedarf impliziert, dass standardisierte, industrielle enterale Ernährungslösungen nicht ausreichend Proteine für dieses Krankheitsbild liefern und dass als »mit hohem Stickstoffgehalt« gekennzeichnete Lösungen noch durch Proteinkonzentrate ergänzt werden müssen.

Glutamin, eine bedingt essenzielle Aminosäure, ist von besonderer Wichtigkeit bei Verbrennungen, ob als Vorstufe bereitgestellt (Ornithin-Alpha-Keto-Glutarat, OKG) (Coudray-Lucas et al. 2000) oder als Glutamin (Wischmeyer 2007; Kurmis et al. 2010). Als Vorstufe von Purin- und Pyrimidinbasen und von Glutamat (ferner in Glutathion eingebaut) hat es eine Schlüsselrolle in der Immunabwehr, im Protein-Anabolismus und in der Antioxidanzienabwehr. Innerhalb von 48 Stunden nach der Verletzung wird ein rapider Abbau des Skelettmuskelanteils beobachtet. Mehrere klinische Studien haben den Nutzen einer frühen Substitution dieser Aminosäure gezeigt, mit Rückgang infektiöser Komplikationen und einer verbesserten Wundheilung. Bei Verbrennungen haben sich sowohl der enterale als auch der intravenöse Weg als wirksam erwiesen. Wie bei anderen Krankheitsbildern gibt es eine Minimaldosis und Substitutionsdauer zu beachten: 0,5 g/kg/Tag für mindestens 10 Tage. Eine kurzeitige Gabe hat keine Wirkung.

18.2.3 Lipide

Der Bedarf an Lipiden ist bisher kaum untersucht worden. Die verfügbaren Daten sprechen für einen geringeren Fettanteil, d. h. <20 % der Gesamtenergie. Garrel et al. haben gezeigt, dass eine Gabe von weniger als 15 % der Gesamtenergie in Form von Lipiden mit einem Rückgang an infektiösen Komplikationen, insbesondere Pneumonien, einherging (Garrel et al. 1995). Jene Studie zeigte keinen Nutzen spezieller Fettsäuren wie Omega-3-Fettsäuren. Eine aktuelle amerikanische Studie bestätigt an einer pädiatrischen Verbrennungsgruppe mit kürzerer Verweildauer auf der Intensivstation die Vorteile einer fettarmen Ernährung pro prozentualem Anteil verbrannter TBSA, die mit einer geringeren Sepsishäufigkeit einhergingen (Lee et al. 2011).

Fette stellen eine konzentrierte Energiequelle dar. Ihre begleitende Applikation mit dem Sedativum Propofol sollte in alle Energieberechnungen eingeschlossen werden. Während des Zeitraums intensiven Hypermetabolismus kann ein Fettanteil von bis zu 30–35 % der Gesamtenergiezufuhr die einzige Möglichkeit sein, eine Glukoseüberlastung zu vermeiden.

18.2.4 Spurenelemente

Frühe akute Mangel an Spurenelementen als Folge von großen exsudativen Verlusten sind seit den 70ern immer wieder nachgewiesen worden. Es wurde gezeigt, dass die Substitution der Verluste die klinische Wirkung verbesserte und die Verweildauer auf der Intensivstation verringerte, indem sich die Wundheilung verbesserte und sich die Häufigkeit nosokomialer Pneumonien verringerte.

Drei Spurenelemente sind aus offensichtlichen biologischen Gründen besonders daran beteiligt. Wie in Bilanzstudien gezeigt wurde, bleibt der Verlust bis Wundverschluss bestehen. Kupfer, das für die Neurotransmittersynthese, die neutrophile Funktion und die Kollagensynthese (durch Lysiloxidase) essenziell ist, geht in besonders großen Mengen verloren: Bei einer Verbrennung von 30 % TBSA kann der Patient einen Körpergehalt von 20–40 % innerhalb von 7 Tagen verlieren. Selen wird ebenso

◘ Tab. 18.2 Vorgeschlagene tägliche Spurenelemente-Dosen bei Patienten mit Verbrennungen >20 % TBSA (zusätzlich zum grundlegenden Bedarf verabreicht)

Spurenelement	Dosis/Tag – Weg	Zeitpunkt
Kupfer	4 mg – i.v.	Ab Aufnahme für: 8 Tage (20–40 % TBSA)
Selen	500 µg – i.v.	15 Tage (41–60 % TBSA) oder
Zink	30 mg – i.v.	30 Tage (> 60 % TBSA)
Vitamin C	1 g – i.v. oder enteral	Ab Aufnahme und bis Überweisung an die Intensivstation mit einem Multi-Spurenelement-Präparat
Vitamin B$_1$	100 mg – i. v. oder enteral	
Vitamin E	100 mg – enteral	(auf enteralem Weg)

NB: Für die Applikation der Spurenelementelösung (in 250 ml Kochsalzlösung) ist ein zentraler Venenzugang erforderlich

zu ungefähr 10 % des Körpergehalts eingebüßt. Selen ist essenziell für die Aktivität der Glutathionperoxidase-Enzyme (die primären Antioxidanzien sowohl im extrazellulären wie auch im intrazellulären Bereich). Zink, das an nahezu jedem Stoffwechselvorgang, beim Immunsystem und Wundheilungsprozess beteiligt ist, wird in gleicher Menge, nämlich 10 % des Körpergehalts innerhalb der ersten Woche, verloren.

Die frühe Gabe dieser drei Spurenelemente vgl. ◘ Tab. 18.2 verringert Lipidperoxidation durch die Wiederherstellung der endogenen Antioxidantienabwehr. Die klinischen Komplikationen, die durch die mit diesem akuten Abbau einhergehenden biologischen Veränderungen hervorgerufen werden, können durch die frühe Substitution der Verluste über einen Zeitraum von 8 bis 30 Tagen ab Krankenhausaufnahme, abhängig von der Größe der Verbrennungsfläche, verhindert werden (Berger u. Shenkin 2007). Die vorgeschlagenen, an die Körperoberfläche angepassten Dosen sind für Kinder ungefährlich (Stucki et al. 2010). Brasilianische Daten bestätigen die klinische Wirksamkeit einer solchen Substitution bei Kindern, die Zink mit den Vitaminen C und E kombiniert (Barbosa et al. 2009).

18.2.5 Vitamine

Der Vitaminstatus ist ebenfalls bedenklich verändert, und der Bedarf ist infolge der erhöhten Stoffwechselrate erhöht. Dies trifft besonders auf die Vitamin-B-Gruppe und

Vitamin C zu. Wiederholt sind niedrige Konzentrationen zirkulierender antioxidativer Vitamine, α-Tocopherol und Ascorbinsäure nachgewiesen worden.

Vitamin C ist sogar in hohen pharmakologischen Dosen während der ersten 24 Stunden nach schweren Verbrennungen angewendet worden, um das Kapillarleck einzudämmen und die endotheliale Funktion zu stabilisieren. Tanaka et al. haben gezeigt, dass 66 mg/kg KG pro Stunde (4,6 g pro Stunde bei einem Patienten von 70 kg, d. h. 110 g in 24 Stunden), das für 24 Stunden verabreicht wird, mit einem 30 %igen Rückgang des Flüssigkeitsbedarfs während der initialen Phase einhergeht (Tanaka et al. 2000).

Vitamin-D-Mangel wird bei Verbrennungen nachgewiesen und wird ab dem zweiten Monat nach Verletzung klinisch relevant. Er wird durch die verringerte Synthese in der Haut hervorgerufen (Klein et al. 2004). Eine Substitution sollte in Betracht gezogen werden, insbesondere da die Patienten aufgrund der Bettruhe einen erhöhten Kalziumverlust haben.

18.3 Ernährungsstrategie und Timing

Frühe enterale Ernährung, d. h. innerhalb von 6–12 Stunden nach der Verletzung, gehört zu den initialen Behandlungsmaßnahmen. Verbrennungen führen selten zu einer direkten Verletzung des Darms. Darüber hinaus verringert die sofortige Nutzung der enteralen Ernährung das Auftreten eines Ileus und gastrointestinaler Blutungen, sowie die Sterblichkeit (Lam et al. 2008). Der gastrische Weg sollte als erste Option in Betracht gezogen werden. Bei Verbrennungen von > 40 % TBSA erfordern die zur Behandlung oft notwendigen Hydrotherapien und Operationen jedoch häufig Nüchternphasen, die mittels postpylorischer Ernährung verkürzt werden können. Bei intubierten Patienten ermöglicht sie die Unterbrechung der Ernährung kurz vor dem Eingriff sowie deren Wiederaufnahme sofort nach Ende der OP. Bei extubierten Patienten kann in Absprache mit den Anästhesisten die Nüchternphase auf drei Stunden vor dem Eingriff verkürzt werden.

Es gibt keine Richtlinien bezüglich der Art der Ernährungslösung: Nach unserer Erfahrung sind als »energiereich und proteinreich« ausgewiesene, polymerische Lösungen der beste Weg, wirksam grundlegende Ernährungsbedürfnisse zu befriedigen. Sie werden mit Glutaminergänzungsmitteln ergänzt, um den erforderlichen Proteinbedarf zu decken.

Von Beginn an sollten Ballaststoffe integriert werden. Es gibt keine konkreten Nachweise auf diesem Gebiet, einzig klinische Erfahrungen. Verstopfungen sind ein echtes Problem bei schweren Verbrennungen. Diese sind auf die erhöhten Opioiddosen zurückzuführen, die für die Schmerzkontrolle und die Flüssigkeitsverschiebungen erforderlich sind. Frühe Prävention ist vonnöten. Die Ballaststoffe sind, in Verbindung mit Macrogol oder ähnlichen osmotischen Mitteln, ein einfaches Mittel zur Verhinderung von Verstopfungen. Nach unserer Erfahrung tritt Diarrhö nur selten auf. Ernährungsraten von bis zu 180 ml pro Stunde werden gut vertragen.

18.4 Zusammenfassung

Die Ernährungstherapie hat sich über die letzten zwei Jahrzehnte maßgeblich weiterentwickelt. Der Fortschritt hat dazu beigetragen, den klinischen Nutzen nach schweren Verbrennungen zu verbessern. Wie bei anderen kritischen Versorgungsbedingungen gehört Überernährung der Vergangenheit an. Vielmehr sollten die speziellen Anforderungen des Verbrennungsheilungsprozesses angegangen werden. Sie beginnen mit dem mit Verbrennungsverletzungen einhergehenden intensiven oxidativen Stress, der durch die frühe intravenöse Substitution endogener Antioxidanzien, insbesondere von Spurenelementen, signifikant abgeschwächt werden kann. Es folgt die Aufrechterhaltung der Darmintegrität, die ohne enterale Ernährung bedroht ist. Mit letzterer sollte sofort innerhalb von Stunden nach Einlieferung begonnen werden.

Der Energiebedarf sollte idealerweise mittels wiederholter indirekter Kalorimetrie bestimmt werden. Alternativ erweist sich die Toronto-Formel als gute Richtlinie. Glukose- und Proteinbedarf sind höher als bei Traumapatienten ohne Verbrennungen und gehen einher mit einem speziell erhöhten Glutaminbedarf.

Literatur

Allard JP, Pichard C, Hoshino E, Stechison S, Fareholm L, Peters WJ and Jeejheebhoy KN (1990) »Validation of a new formula for calculating energy requirements of burn patients.« JPEN 14: 115–118

Barbosa E, Faintuch J, Machado Moreira EA, Goncalves da Silva VR, Lopes Pereima MJ, Martins Fagundes RL and Filho DW (2009) »Supplementation of vitamin E, vitamin C, and zinc attenuates oxidative stress in burned children: a randomized, double-blind, placebo-controlled pilot study.« J Burn Care Res 30(5): 859–866

Berger MM, Binnert C, Chiolero RL, Taylor W, Raffoul W, Cayeux MC, Benathan M, Shenkin A and Tappy L (2007) »Trace element supplements after major burns increase burned skin concentrations and modulate local protein metabolism, but not whole body substrate metabolism.« Am J Clin Nutr 85: 1301–1306

Berger MM and Shenkin A (2007) »Trace element requirements in critically ill burned patients.« J Trace Elem Med Biol 21 (suppl 1): 44–48

Coudray-Lucas C, LeBever H, Cynober L, DeBandt JP and Carsin H (2000) »Ornithine a-ketoglutarate improves wound healing in severe burn patients: a prospective randomized double-blind trial versus isonitrogenous controls.« Crit Care Med 28: 1772–1776

Garrel DR, Razi M, Larivière F, Jobin N, Naman N, Emptoz-Bonneton A and Pugeat MM (1995) »Improved clinical status and length of care with low-fat nutrition support in burn patients.« JPEN 19: 482–491

Hart DW, Wolf SE, Herndon DN, Chinkes DL, Lal SO, Obeng MK, Beauford RB and Mlcak RP (2002) »Energy expenditure and caloric balance after burn: Increased feeding leads to fat rather than lean sass accretion.« Ann Surg 235(1): 152–161

Jeschke MG, Przkora R, Suman OE, Finnerty CC, Mlcak RP, Pereira CT, Sanford AP and Herndon DN (2007) »Sex differences in the long-term outcome after a severe thermal injury.« Shock 27(5): 461–465

Klein GL, Holick MF, Langman CB, Celis MM and Herndon DN (2004) »Synthesis of vitamin D in skin after burns.« Lancet 363: 291–292

Kurmis R, Parker A and Greenwood J (2010) »The use of immunonutrition in burn injury care: where are we?« J Burn Care Res 31(5): 677–691

Lam NN, Tien NG and Khoa CM (2008) »Early enteral feeding for burned patients: an effective method which should be encouraged in developing countries.« Burns 34(2): 192–196

Lee JO, Gauglitz GG, Herndon DN, Hawkins HK, Halder SC and Jeschke MG (2011). »Association between dietary fat content and outcomes in pediatric burn patients.« J Surg Res 166(1): e83–e90

Ryan CM, Schoenfeld DA, Thorpe WP, Sheridan RL, Cassem EH and Tompkins RG (1998) »Objective estimates of the probability of death from burn injuries.« New Engl J Med 338: 362–366

Stucki P, Perez MH, Cotting J, Shenkin A and Berger MM (2010) »Substitution of exudative trace elements losses in burned children.« Critical Care 14: 439

Tanaka H, Matsuda T, Miyagantani Y, Yukioka T, Matsuda H and Shimazaki S (2000) »Reduction of resuscitation fluid volumes in severely burned patients using ascorbic acid administration.« Arch Surg 135: 326–331

Williams FN, Jeschke MG, Chinkes DL, Suman OE, Branski LK and Herndon DN (2009) »Modulation of the hypermetabolic response to trauma: temperature, nutrition, and drugs.« J Am Coll Surg 208(4): 489–502

Wischmeyer PE (2007) »Glutamine: mode of action in critical illness.« Crit Care Med 35 (9 Suppl): 541–544

Sepsis

Matthias Hecker, Markus A. Weigand, Katja Weismüller

Als Sepsis wird eine komplexe systemische Entzündungsreaktion auf eine Infektion bezeichnet, welche oft zur Entwicklung eines Multiorganversagens mit hoher Letalität führt. Pathophysiologischer Hintergrund ist oftmals eine dysregulierte Immunantwort auf das eingedrungene Pathogen, was u. a. zu Funktionsstörungen des Metabolismus, der Zellintegrität oder Blutgerinnung führen kann.

19.1   Energiebedarf

Im Verlauf der Sepsis unterliegen Energieumsatz und Stoffwechsel erheblichen Veränderungen, was bei der Etablierung eines geeigneten Ernährungsregimes unbedingt berücksichtigt werden muss. In Analogie zum Metabolismus von Traumapatienten kommt es in den ersten Stunden der Sepsis zur hypodynamen »Ebb-Phase«, welche meist nur kurz andauert und durch einen niedrigen Sauerstoff-/Energieverbrauch, verbunden mit einer Hyperglykämie durch massiv gesteigerte endogene Substratproduktion, gekennzeichnet ist (Hecker et al. 2012). Nach etwa 1 bis 2 Tagen folgt die hyperdyname »Flow-Phase« (Akutphase) mit einer deutlichen Zunahme von Sauerstoffaufnahme und Energieumsatz. Besonders die frühe Flow-Phase ist durch eine katabole Stoffwechselsituation mit negativer Stickstoffbilanz durch den einsetzenden Abbau von Muskelproteinen und gesteigerter Glukoneogenese charakterisiert (Postaggressionsphase) (Hecker et al. 2012). Mit zunehmender Erholung beginnt im Verlauf die anabole Flow-Phase (Rekonstitutionsphase), bei der der Sepsispatient durch exogene Zufuhr verloren gegangene Ressourcen auszugleichen versucht.

> **❯** Vor allem in der hypodynamen Ebb-Phase ist eine Hyperalimentation unbedingt zu vermeiden (geschätzter Kalorienbedarf: 10–20 kcal/kg/Tag). Kommt der Patient in die Postaggressionsphase, hat sich ein Schätzwert von 25 kcal/kg KG/Tag als Obergrenze für die Substratzufuhr bewährt, wohingegen in der Rekonstitutionsphase der Energiebedarf durchaus auch höher liegen kann.

19.2   Beginn der Ernährung und Applikationsform

Unstrittig ist, dass Sepsispatienten mit funktionierendem Gastrointestinaltrakt von einer frühzeitigen enteralen Ernährung, beginnend möglichst innerhalb der ersten 24 Stunden nach Aufnahme, bezüglich Infektionsrate, Krankenhausverweildauer und Mortalität profitieren (Kreymann et al.2006). Durch ein Verhindern der Mukosaatrophie bei enteraler Ernährung kann die Darmintegrität erhalten, und somit eine Translokation von Bakterien und Toxinen aus dem Darmlumen in die Blutbahn minimiert werden. Erreicht der Patient, z. B. aufgrund eines nichtfunktionierenden Gastrointestinaltrakts oder unzureichender gastrointestinaler Toleranz das kalorische Ziel nach etwa fünf Tagen durch enterale Ernährung nicht, sollte eine supplementierende oder totale parenterale Ernährung appliziert werden.

> ❯ Frühenterale Ernährung ist anzustreben (»if the gut works use it«)

19.2.1 Kohlenhydratstoffwechsel

Aufgrund akzelerierter hepatischer Glukoneogenese und zunehmender peripherer Insulinresistenz kommt es bei septischen Patienten fast regelhaft zur Ausbildung einer Hyperglykämie mit dem Ziel, (über-)lebenswichtige Zellen mit hohem Glukoseverbrauch (Gehirn, Nebenniere, Immunzellen) adäquat zu versorgen. Erreicht wird dies durch eine Verdoppelung der hepatischen Glukoseproduktion, bei der v. a. die Aminosäure Alanin (aus der Muskulatur) als Substrat dient. Um den Verbrauch nicht glukoseabhängiger Zellen (Fettgewebe, Muskulatur) weiter zu senken, kommt es ferner zu einer Insulinresistenz peripherer Gewebe, da bei diesen Glukose nur insulinabhängig aufgenommen werden kann. Das Besondere in der Sepsis ist, dass die gesteigerte hepatische Glukoseproduktion weitgehend von exogener Glukosezufuhr abgekoppelt ist und durch diese somit nicht vollständig supprimiert werden kann. Durch periphere Insulinresistenz ist exogen appliziertes Insulin nur in begrenztem Umfang wirksam.

> ❯ In dieser frühen Sepsisphase sollte bei ausgeprägter Hyperglykämie auf exogene Glukosesubstitution verzichtet, oder diese zumindest stark eingeschränkt werden. Moderate intravenöse Insulintherapie kann zur Senkung erhöhter Glukosespiegel (150–180 mg/dl) erwogen werden, wobei Normoglykämie kein Ziel darstellt (Singer et al. 2009; Finfer et al. 2009). Kommt es zum Rückgang der Hyperglykämie bei zunehmend anaboler Stoffwechsellage, ist eine exogene Glukosegabe indiziert, wobei etwa 50–70 % der Nichteiweissenergie als Kohlenhydrate zugeführt werden sollten (≈2–4 g/kg/Tag).

19.2.2 Fettstoffwechsel

Da Glukose als primäre Energiequelle für viele periphere Gewebe (u. a. Muskulatur) unter septischen Bedingungen nur unzureichend zur Verfügung steht, wird der Energiebedarf ersatzweise durch die im Fettgewebe gespeicherten Triglyzeride gedeckt. Unter zunehmenden Katecholamineinfluss kommt es zur gesteigerten Aktivität der Lipoproteinlipase, welche eine Lipolyse der endogenen Depots induziert und somit eine Freisetzung freier Fettsäuren bewirkt. Ähnlich der Hyperglykämie ist die oft bei Sepsispatienten zu beobachtende Hypertrigyzeridämie somit Ausdruck erhöhter Substratbereitstellung. Im Vergleich zu Glukose werden Lipide von septi-

schen Patienten verstärkt oxidiert und stellen möglicherweise physiologische Energieträger dar.

> 30–50 % der Nichteiweißkalorien sollten bei Patienten mit schwerer
> Sepsis in Form von Fett verabreicht werden, wobei eine initiale geringe
> Lipidmenge (bei hoher endogener Mobilisierung)im späteren Verlauf auf
> 1,0–1,5 g/kg/Tag gesteigert werden kann. Analog zu den Glukosespiegeln
> kann sich die Fettzufuhr ferner an der Triglyzeridkonzentration im Blut
> orientieren – bei Werten >300–400 mg/dl sollte eine Dosisreduktion der
> exogenen Lipidzufuhr erwogen werden. Bezüglich der Zusammensetzung
> der Lipidemulsionen wird vom Einsatz ausschließlich langkettiger Trigly-
> ceride mit hohem ω–6–Anteil aufgrund des hohen inflammatorischen
> Potenziales abgeraten – eine Alternative stellen neuere Emulsionen mit
> reduziertem ω–6–Anteil dar.

19.2.3 Proteinstoffwechsel

Besonders in der Akut- und Postaggressionsphase der Sepsis kommt es zu einem
enormen Bedarf an Aminosäuren, welche zur hepatischen Glukoneogenese und Proteinsynthese (z. B. Akutphaseproteine) gebraucht werden. Da der Körper über keine
Aminosäurespeicher verfügt, findet eine ausgeprägte Proteolyse der Muskulatur mit
Freisetzung von Aminosäuren (vorrangig Alanin und Glutamin) statt. Dieser Protein-
katabolismus hat einen Verlust von etwa 0,5–1 kg Muskelmasse/Tag zur Folge.

> Die exogene Proteinzufuhr richtet sich nach metabolischen Erfordernissen
> und klinischem Verlauf. Ist es in der initialen Sepsisphase noch so, dass der
> endogene (Muskel-) Proteinabbau durch exogene Proteingabe nicht beein-
> flusst werden kann, spielt in der anabolen Regenerationsphase eine aus-
> reichende Proteinapplikation eine essenzielle Rolle. Je nach Zustand des
> Patienten wird eine Proteinzufuhr von 1–1,5 g/kg/Tag empfohlen (Singer
> et al. 2009). Für den Einsatz von Proteinlösungen mit einem hohen Anteil
> verzweigtkettiger Aminosäuren gibt es in der Sepsis keine Empfehlung.

19.2.4 Immunonutrition

Unter dem Begriff Immunonutrition versteht man den gezielten Einsatz von Substraten zur Verbesserung der Funktion des Immunsystems. Im Zusammenhang mit der
Sepsis wird v. a. die Supplementation der Ernährung mit Antioxidanzien, Arginin,
Glutamin, ω–3–Fettsäuren und Nukleotiden diskutiert. Aufgrund von Studienergeb-
nissen mit teilweise sogar erhöhtem Letalitätsrisiko muss vom Einsatz immunnutriti-
ver Formeln bei Patienten mit schwerer Sepsis abgeraten werden (Bertolini et al. 2003).

❏ **Tab. 19.1** Ernährung von Sepsispatienten	
Energiebedarf	10–20–30 kcal/kg KG/Tag (je nach Stoffwechsel)
Applikation	frühenteral anstreben
Kohlenhydrate (Glukose)	2–5 g/kg KG/Tag (≈ 50–70 % der NEE)
Fette	0,5–1,5 g/kg KG/Tag (≈ 30–50 % der NEE)
Proteine	1–1,5 g/kg KG/Tag
Immunonutrition	nicht indiziert
KG Körpergewicht, *NEE* Nichteiweißenergie	

Lediglich bei leichten Sepsisformen, gemessen an einem niedrigen APACHE-Score, konnte in einer Studie durch die Gabe von ω–3–Fettsäuren, Arginin und Nukleotiden ein Überlebensvorteil gezeigt werden (Galban et al. 2000). Da allerdings der Schweregrad der Sepsis und dessen Dynamik a priori nicht vorhergesagt werden kann, ist auch der Einsatz von enteraler immunmodulierender Ernährung bei Patienten mit leichter Sepsis nicht zu empfehlen.

❯ Vom Einsatz immunmodulierender Ernährung in der Sepsis wird abgeraten.

19.2.5 Ernährung von Sepsispatienten

❏ Tab. 19.1

Literatur

Hecker M, Felbinger T, Mayer K (2012) Ernährung in der Intensivmedizin. Der Anästhesist 61(6): 553–564

Kreymann KG, Berger MM, Deutz NE et al. (2006) ESPEN guidelines on enteral nutrition: intensive care. Clin Nutr 25(2): 210–223

Singer P, Berger MM, Van den Berghe G et al. (2009) ESPEN guidelines on parenteral nutrition: intensive care. Clin Nutr 28(4): 387–400

Finfer S, Chittock DR, Su SY et al. (2009) Intensive versus conventional glucose control in critically ill patients. N Engl J Med 360(13): 1283–1297

Bertolini G, Iapichino G, Radrizzani D et al. (2003) Early enteral immunonutrition in patients with severe sepsis: results of an interim analysis of a randomized multicentre clinical trial. intensive Care Med 29: 834–840

Galban C, Montejo JC, Mesejo A et al. (2000) An immune-enhancing enteral diet reduces mortality rate and episodes of bacteremia in septic intensive care unit patients. Crit Care Med 28: 643–648